プライマリ・ケアの現場で役立つ

さらに！一発診断

すばやく診断に迫るコツと技

100

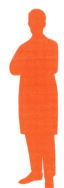

[編著]
宮田靖志 愛知医科大学医学部 地域総合診療医学寄附講座 教授
中川紘明 愛知医科大学病院総合診療科・プライマリケアセンター

文光堂

●編者・著者

○編集・執筆

宮田 靖志
愛知医科大学医学部 地域総合診療医学寄附講座 教授

1988年自治医科大学卒業．愛媛県の診療所・町立病院で総合診療医として地域医療に従事．2000年以降は，札幌医科大学・北海道大学病院・留萌市立病院，名古屋医療センターなどにて，学生・研修医教育に従事し，2016年より現職．現在，大学病院プライマリケア・センター，研修病院総合内科，地方町立病院一般内科にてプライマリ・ケア診療に携わっています．3つの異なるセッティングでのプライマリ・ケア診療をそれぞれ異なる思考モードで実践しながら楽しんでいます．

中川 紘明
愛知医科大学病院総合診療科・プライマリケアセンター

2001年自治医科大学卒業．義務年限終了後も利尻島国保中央病院，市立根室病院など北海道の地域医療に従事し，2015年9月より現職．臨床推論を通じて，1人でも多くの学生・研修医に総合診療，プライマリ・ケアのおもしろさを伝えることができたらと思っています．日々自分を成長させてくれる学生・研修医に感謝です．

○執筆協力

脇田 嘉登
愛知医科大学病院総合診療科・プライマリケアセンター 准教授

（項目20，21，22，49，50，51の6症例を執筆）

はじめに
◉複雑・混沌のプライマリ・ケア外来を一発診断で楽しもう◉

一発診断シリーズ第3弾

　医療は年々複雑性を増してきています．提供する医療の増大・患者背景の多様性の増大・使用薬剤の変化・医療技術の進歩・情報の増大・説明責任の増大などが，複雑性が増している要因といわれています．

　これらに加えて，プライマリ・ケア医の一般外来では初診患者さんと再診患者さんが入り交じるため，それぞれに異なる思考モードで診療することが求められるという複雑さがあります．また，持ち込まれる健康問題が多様であるため，幅広い知識はもちろんのこと，患者さんの心理社会的状況をも考慮しなければならないことが多く，疾患の生物医学的側面だけに単純に対応するという線形思考では済まないことが多いのが通常です．プライマリ・ケアの臨床の最前線での診療は，非常に複雑で，ときに混沌としているといえるでしょう．

　初学者はこのような複雑性・混沌に困惑し，残念なことにプライマリ・ケアの臨床の最前線での診療にネガティブな印象を持つことがあります．しかし，このような複雑性・混沌を体系的に制御できるよう教育を受け，それに対処する能力を身につけて適切に対処することができるようになると，これらの複雑性・混沌を楽しむことさえできるようになっていきます．複雑性や混沌に対処することは"プロフェッショナル"なプライマリ・ケア医の重要な能力といえます．"プロフェッショナル"なプライマリ・ケア医は，この複雑性・混沌に対処するために，日々の診療で知識や技術のみならず，コミュニケーション・感情・価値観・省察を注意深く用いることを習慣化しています．

　これらの能力に加え，特徴的なプライマリ・ケアの診療現場での臨床推論・診断推論も"プロフェショナル"なプライマリ・ケア医にとって非常に重要な能力です．プライマリ・ケア医は，限られた時間と情報の中で決断するという非常に難しい状況におかれています．この複雑・混沌・時間制約の中で，私たちプライマリ・ケア医はしばしば焦りを感じたり，不安を感じたり，またあるときはしっかりと頭を働かせないままに判断を下しそうになったりすることがあります．このような感情・状況が臨床推論・診断推論にどう影響するか，メタ認知を働かせ自身の思考過程を注意深く見守ることは，非常に重要なことです．

　本書はこれでシリーズ第3弾となりました．前著までの総論でこれまで述べてきたようなプライマリ・ケアの最前線での診療における臨床推論・診断推論がどのような思考

プロセスで行われ，その中で一発診断がどのように行われ，どのように役立ち，また，どうすれば一発診断ができるようになるのかを解説してきました．さらには，一発診断過程で生じる診断エラーをどのように回避するのかも，最近広く知られるようになってきた臨床推論・診断推論過程での思考のバイアスを中心とした認知心理を取り上げて解説してきました．これらのことが少しずつ広く浸透してきたのでしょうか，一発診断や診断エラー回避の類書が近年数多く出版されるようになり，一発診断は多くの幅広い医療専門職から支持を得られるようになってきました．

　プライマリ・ケアの臨床の最前線での複雑・混沌の中からうまく患者さんの病像を浮かび上がらせて一発診断するスキルを身につけることに，本書が少しでも貢献できることを願っています．さあ，"さらにさらに"多くの一発診断のケースを皆で共有して診断力を身につけ，プライマリ・ケア診療を楽しみましょう．

2019年5月
　　　　　　複雑・混沌のプライマリ・ケア外来での学生・研修医指導を終えたオフィスにて

宮田　靖志

● CONTENTS ●

はじめに 〜複雑・混沌のプライマリ・ケア外来を一発診断で楽しもう〜 ———— 宮田靖志　iii

1　全身症状からの一発診断

1. 熱が出て，体にぶつぶつが出てきたんです… ——— 2
2. 足が腫れてきたんです… ——— 4
3. 熱があって食事も摂らず，寝てばっかりいるんです… ——— 6
4. 健診で血圧と血糖値が高いといわれたんです… ——— 8
5. 間接ビリルビンが上昇している…？ ——— 10
6. 体がだるくて，息が切れるんです… ——— 11
7. 朝起きたら手足に力が入らず，動けないんです… ——— 12
8. 飲み込みにくいんです… ——— 14
9. 体がだるいんです… ——— 16
10. 健診で血清アミラーゼ値が高いっていわれたんです… ——— 17
11. 最近物忘れが多いんです… ——— 18
12. 熱が出て体中に発疹が出てきたんです… ——— 20
13. 体があちこち痛いんです… ——— 22
14. 健診で尿酸値が高いといわれたんです… ——— 24
15. 食欲がなくて，歩くと息苦しいんです… ——— 26
16. 部活中に息苦しくなるんです… ——— 28
17. 入院してから貧血が進んでいる…!? ——— 29
18. 最近物忘れが多くて，怒りっぽいんです… ——— 30
19. 今朝から右手と右側の口の周りがしびれているんです… ——— 32
20. 足がむくんで，しびれて，息が苦しいんです… ——— 34
21. 薬を飲んでも血圧が下がらないんです… ——— 36
22. 健診で心雑音を指摘されたんです… ——— 38

2　頭頸部領域での一発診断

23. 1日中頭が痛いんです… ——— 40
24. ズキンと頭が痛いんです… ——— 42
25. 熱が出て，喉も痛くなってきたんです… ——— 44
26. 頭の中でバーンと音がしたんです… ——— 46
27. 頭と胸が痛いんです… ——— 47
28. 喉が痛くて口が開けられないんです… ——— 48
29. めまいがして，頭も痛いんです… ——— 50
30. 寝返りをしたらめまいがするんです… ——— 52
31. 昨日からずっとめまいが続いているんです… ——— 54
32. 喉が痛いんです… ——— 56

33	今朝から耳がこもる感じがするんです…	58
34	連日頭が割れるような激しい頭痛が起こるんです…	60
35	飲み込みにくいんです…	62
36	口に中に白いぶつぶつがあるんです…	64
37	舌の皮がむけているんです…	65
38	変な味がするんです…	66

3　胸部領域での一発診断

39	食物がつかえるんです…	68
40	胸の真ん中辺りが痛いんです…	69
41	胸と背中が痛いんです…	70
42	咳が止まらないんです…	72
43	部活中に咳が出て，息苦しくなるんです…	74
44	突然胸が痛くなったんです…	76
45	風邪を引いて，熱が下がらないんです…	78
46	入院中に胸が痛くなったんです…	80
47	右胸と右背中が痛いんです…	82
48	突然背中が痛くなったんです…	84
49	健診で心電図異常を指摘されたんです…	86
50	散歩中に胸が痛くなったんです…	88
51	今朝から胸が痛いんです…	90
52	息苦しいんです…	92

4　腹部・腰部領域での一発診断

53	臍に何かできたんです…	93
54	深呼吸をすると右上のお腹が痛いんです…	94
55	突然お腹が痛くなったんです…	95
56	下痢がなかなか治らないんです…	96
57	右の下腹が痛いんです…	98
58	お腹が痛くて吐いてしまうんです…	100
59	みぞおちと横っ腹が痛いんです…	102
60	左の下腹と左の太ももが痛いんです…	104
61	3日前から右の下腹が痛いんです…	106
62	下腹が痛いんです…	108
63	お腹が張って，痛みもあるんです…	110
64	腰が痛いんです…	111
65	右の腰が痛いんです…	112
66	急に左陰嚢が痛くなったんです…	114
67	左の下腹が痛いんです…	116
68	突然，赤黒い便が出たんです…	118

69	お腹を痛がって，ぼーっとしているんです…	120
70	突然右の下腹が痛くなったんです…	122
71	昨日からずっと右上のお腹が痛いんです…	124
72	お腹と足の付け根が痛いんです…	126
73	お尻から足にかけてしびれるんです…	128
74	右の下腹が刺すように痛いんです…	130
75	ずっと前から右のわき腹が痛いんです…	132
76	腰が痛くて，両下肢がしびれているんです…	134
77	右上のお腹が痛いんです…	136
78	右上のお腹と右背中が痛いんです…	138

5 四肢領域での一発診断

79	踵が痛いんです…	140
80	関節が腫れるのを繰り返しているんですが，痛風でしょうか…？	142
81	手足が熱く，焼けるように痛いんです…	144
82	足が腫れてきたんです…	146
83	知らないうちにあざができたんです…	148
84	手がふるえて止まらないんです…	150
85	足の指の付け根が痛いんです…	152
86	文字がうまく書けないんです…	154
87	足が腫れているんです…	156
88	手首が痛いんです…	158
89	右腕が腫れてきたんです…	160
90	左手に力が入らないんです…	162
91	半年前から足がむくんで，重だるいんです…	164
92	足裏の指の付け根が痛いんです…	166
93	手首が痛いんです…	168
94	両足がしびれているんです…	170
95	腕がかゆいんです…	172

6 皮膚領域での一発診断

96	脇の下が腫れて痛いんです…	173
97	顔にぶつぶつが出てきたんです…	174
98	背中に白い斑点ができたんです…	176
99	運動中にチクチクする発疹が出たんです…	178
100	虫が体中を這っているんです…	180

◉ 参考文献 — 182

◉ 索引 — 201

1　全身症状からの一発診断
2　頭頸部領域での一発診断
3　胸部領域での一発診断
4　腹部・腰部領域での一発診断
5　四肢領域での一発診断
6　皮膚領域での一発診断

1　熱が出て，体にぶつぶつが出てきたんです…

50歳代男性　頻度 ★★★

1　全身症状からの一発診断

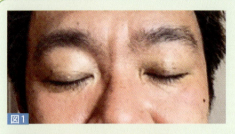
図1

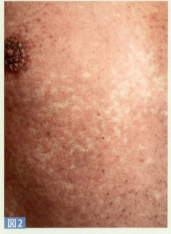
図2

症状 数日前からの発熱と皮疹を訴えて受診した50歳の男性．精神科に通院中．上気道，下気道症状はなく，麻疹を含め，シックコンタクトはない．

所見 体温38.2℃，血圧136/80 mmHg，脈拍数72回/分（整），呼吸数14回/分，SpO$_2$ 98%．口腔内に異常なし．圧痛のない頸部リンパ節腫脹を認める．顔面，体幹の皮疹を示す（図1，図2）．血液検査では白血球12,000/μL（好酸球2.5%），ヘモグロビン14.4 g/dL，血小板10.2万/μL，AST 98 U/L，ALT 120 U/L，ALP 186 U/L，LDH 464 U/L，γ-GTP 78 U/L．診断は？

解説 皮疹は播種状紅斑丘疹型で，眼周囲の紅斑は目立っておらず，発熱，リンパ節腫脹，白血球上昇，肝機能障害を認めていることから，薬剤性過敏症症候群（drug-induced hypersensitivity syndrome：DIHS）を疑った．内服薬を確認したところ，4週間前からラモトリギンが開始となっていたことから確診した．

- DIHSは，特定の薬剤を長期に内服することで発症する重症薬疹のひとつである（表1）．
- 7項目からなる診断基準に基づいて診断する（表2）．
- 原因薬剤を開始して2～6週間後に発症することが多い（平均34.5日）[1～3]．
- 皮疹は紅斑丘疹型と紅皮型が多い[2]．
- 顔面浮腫のため，眼周囲の紅斑は目立たなくなる（眼囲蒼白）ことが多い[1]．
- 粘膜疹はみられないか，あっても軽微である．
- 臓器障害は肝臓が最も多く（60～80%），腎臓（10～30%），肺（5～25%）の順である[1]．
- 好酸球増多（50～90%），異型リンパ球（30～70%），肝・胆道系酵素の上昇（80%），HHV-6の再活性化（40～60%）がみられる[1]．
- リンパ節腫脹（30～60%）がみられ，時に圧痛を認める[1]．
- 発症2～4週後にウイルスの再活性化（EBウイルス，サイトメガロウイルス，特にHHV-6）が生じ，症状の再燃，経過の遷延の原因となる[1,2]．
- 薬剤リンパ球刺激試験（DLST）は発症初期にはほとんど陰性で，発症5～8週間後で陽性率が高い[4]．

表1 DIHSの主な原因薬剤

抗けいれん薬	カルバマゼピン・フェニトイン・フェノバルビタール・ラモトリギン・ゾニサミド
痛風治療薬	アロプリノール
抗不整脈薬	メキシレチン
抗菌薬	ミノサイクリン・バンコマイシン・ST合剤
サルファ剤	サラゾスルファピリジン
その他	ジアフェニルスルホン (DDS)

(文献1より引用)

表2 DIHSの診断基準

①限られた医薬品投与後に遅発性に生じ，急速に拡大する紅斑．しばしば紅皮症に移行する．
②原因医薬品中止後も2週間以上遷延する．
③38℃以上の発熱
④肝機能障害
⑤血液学的異常：a)・b)・c)のうち1つ以上
　a) 白血球増多 (11,000/mm^3 以上)
　b) 異型リンパ球の出現 (5%以上)
　c) 好酸球増多 (1,500/mm^3 以上)
⑥リンパ節腫脹
⑦HHV-6の再活性化

典型的DIHS：①〜⑦のすべてを満たす．
非典型DIHS：①〜⑤のすべてを満たす．ただし④に関しては，その他の重篤な臓器障害をもって代えることができる．

(文献5より引用)

- 原因となる薬物を中止し，ステロイドの投与を行うことで数週〜数ヶ月で回復する．ただし，原因薬剤を中止しても症状が増悪・遷延することがある[1]．

鑑別疾患 眼囲蒼白をきたす疾患[6]

①中毒性表皮壊死症 (toxic epidermal necrolysis：TEN)
・原因薬剤を開始後1週間以内に発症する．粘膜疹を認める．

②麻疹
・カタル症状，口腔粘膜にコプリック斑を認める．

ピットフォール
- 数ヶ月〜数年後に自己免疫疾患 (バセドウ病，1型糖尿病，自己免疫性溶血性貧血など) を発症することがある[1]．
- 内服開始後数ヶ月経ってから発症することもあるので，原因のはっきりしない皮疹をみたら，DIHSを疑ってみる[2]．

一発診断　薬剤性過敏症症候群 (DIHS)

ワンポイントアドバイス：特定の薬剤内服開始2〜6週間後に発熱・リンパ節腫脹を伴う播種状紅斑丘疹と眼囲蒼白をみたらDIHSを疑い，他疾患を除外する．

2　足が腫れてきたんです…

1　全身症状からの一発診断

50歳代女性　頻度 ★★★

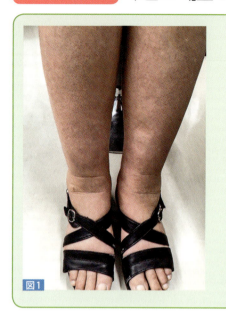
図1

症状 1ヶ月前からの労作時の息切れ，両下腿のむくみを訴えて受診した58歳の女性．近医で利尿薬を処方されたが改善はないという．血液・尿検査，胸部X線写真，心電図では異常はなく，心不全，腎不全，肝障害ではないといわれている．喫煙・飲酒歴はない．

所見 体温36.6℃，血圧154/70 mmHg，脈拍数108回/分 (整)，呼吸数12回/分，SpO_2 98 %，体重56 kg (利尿薬を開始する前に1ヶ月で3 kgの減少あり)．頸静脈怒張なし，甲状腺が軽度腫大している．呼吸音：清，心音：正常，肝触知せず．両下腿に圧痕性浮腫を認める (図1)．圧痛なし．診断は？

解説 1ヶ月前からの両下腿の圧痕性浮腫・労作時の息切れ・体重減少のある中年女性で，心不全の徴候はなく，食欲良好，体重減少，頻脈傾向，甲状腺腫大から甲状腺機能亢進症を疑った．TSH＜0.004 μIU/mL，FT3 12.0 pg/mL，FT4 3.0 ng/mL，TRAb 3.8 IU/Lであったためバセドウ病と確診した．

- 甲状腺機能亢進症では，心不全の徴候がないにもかかわらず，手・下肢・足首・仙骨部に圧痕性浮腫を数％で認めることがある (非特異的な下腿浮腫)[1〜3]．
- 末梢血管抵抗の減少による水分貯留がいわれているが，機序ははっきりしていない[1,2]．
- 初期症状としてみられることがある[2]．
- 甲状腺機能亢進症の治療を開始すると浮腫は改善する[1,2]．
- 甲状腺機能亢進症でみられる浮腫は以下のとおり．
  ①心不全によらない下腿浮腫 (非特異的な下腿浮腫) (本症例)
  ②心不全による浮腫[3,4]
  ・高心拍出状態に心房細動や洞性頻脈を合併した場合に発症する．
  ・基礎心疾患のない患者にみられた場合を甲状腺心という．
  ③限局性粘液水腫[3,5]
  ・下腿前面・足背部にみられる，限局性の色素沈着を伴う非圧痕性浮腫．
  ・線維芽細胞が刺激され酸性ムコ多糖類の合成が高まり，それが皮膚に浸潤・沈着することで起こる．
  ・足首，肘，膝，上背部，頸部にもみられる．
  ・バセドウ病患者の5％，バセドウ病眼症のある患者の15％でみられる．
  ・TRAbが高値の症例でよくみられる．
  ・通常無症状であるが，かゆみや痛みを伴うこともある．

・皮膚が分厚くなり，みかんの皮のような外観となる．
④甲状腺眼症による眼瞼浮腫[6,7]
・甲状腺眼症はTSH受容体を抗原とする自己免疫疾患のひとつ．
・女性に多い．
・若年者よりも高齢男性のほうが重症化しやすい．
・喫煙は甲状腺眼症の悪化のリスク因子である (オッズ比7.7)．
・甲状腺眼症の大部分は甲状腺機能が亢進した場合であるが，甲状腺機能低下・正常でも発症しうる．
・眼瞼腫脹，上眼瞼後退，眼球突出，複視 (眼球運動障害) などをきたす．

ピットフォール 甲状腺機能亢進症・低下症の両方で下腿浮腫は起こりうる．

一発診断 甲状腺機能亢進症 (バセドウ病)

ワンポイントアドバイス 食欲良好で，体重減少・頻脈を伴う下腿浮腫をみたら，甲状腺機能亢進症を疑う．

3 熱があって食事も摂らず，寝てばかりいるんです…

1　全身症状からの一発診断

70歳代男性　頻度 ★★★

症状 数日前から嘔気・嘔吐，下痢があり，食事が摂れず，昨日から熱が出てきたため家族に連れられて受診した74歳の男性．パーキンソン病で通院中．

所見 JCSⅡ-20，体温39.2℃，血圧110/62 mmHg，脈拍数116回/分(整)，呼吸数18回/分，SpO_2 97%，発汗著明で，流涎，振戦，筋硬直を認める．血液検査では，白血球25,000/μL，CRP 4.6 mg/L，CK 2,240 IU/L．診断は？

解説 高熱，筋硬直，意識障害，頻脈，発汗に加え，流涎，振戦，白血球上昇，CK上昇がみられることから悪性症候群を疑った．追加の問診で，嘔吐のため抗パーキンソン病薬が内服できていなかったことが判明したため確診した．

- 悪性症候群は，発熱，筋硬直，精神状態の変化，自律神経症状を四徴とする，抗精神病薬の副作用のひとつをいう[1]．
- ドパミン受容体の働きが急激に低下することで発症する[1,2]．
- 抗精神病薬以外の向精神薬（三環系抗うつ薬・抗認知症薬など），制吐薬（ドンペリドン・メトクロプラミド）の内服，もしくは抗パーキンソン病治療薬（Lドパ・ドパミン作動薬）の変更・減量・中止でも起こりうる．
- 原因薬剤の開始，用量変更，中止後の24時間以内に16%，1週間以内に66%，30日以内に96%が発症する[3]．
- 高用量への増量，高用量内服中での変更，中止は危険因子となる[1]．
- 抗精神病薬の内服患者の0.02～3%でみられる[1]．
- あらゆる年齢に起こる[1]．
- 男性に多い（女性の2倍）[1]．
- 典型的には精神状態の変化に次いで，筋硬直，発熱，自律神経症状の順で出現する（70%）[1]．
- 精神状態の変化は82%でみられる[1]．
- 38℃以上の発熱が典型的で（87%），40℃を超えることもある（40%）[1]．
- 自律神経症状として頻脈（88%），血圧変動（61～77%），頻呼吸（73%），不整脈，発汗，尿失禁などがみられる[1]．
- 振戦，ジストニア，後弓反張，開口障害，流涎，構音障害，嚥下困難などがみられることがある[1]．
- 腱反射亢進，ミオクローヌスはまれである[4]．
- 白血球上昇，CK上昇が高率にみられる（90%以上）[4]．
- 典型的には横紋筋融解と筋硬直により，CKは1,000 IU/L以上に上昇し，重症度と相関する[1]．
- 高ミオグロビン血症，ミオグロビン尿を認める[1]．
- 合併症として，急性腎不全，代謝性アシドーシス，心筋梗塞，肺炎，肺塞栓，呼吸不全，深部静脈血栓症，播種性血管内凝固症候群（DIC）などがある[1]．
- 原因薬剤を中止，もしくは抗パーキンソン病治療薬を減量・中止していた場合は再開する[1,2]．
- 十分な補液，電解質補正，クーリング，呼吸・循環動態の管理，で全身管理を行う[1]．

表1 セロトニン症候群と悪性症候群の比較

		セロトニン症候群	悪性症候群
原因薬剤		セロトニン作動薬	ドパミン拮抗薬
		ドパミン作動薬	ドパミン作動薬の中止
経過	薬剤の開始，用量変更，中止後から症状発現までの時間	数分〜数時間以内	数日〜数週間
	症状改善までの時間	24時間以内が多い	平均7〜11日
症状	発熱（38℃以上）	45%	>90%
	精神状態の変化	50%	>90%
	自律神経症状	50〜90%	>90%
	筋硬直	50%	>90%
	白血球上昇	11%	>90%
	CK上昇	15%	>90%
	AST/ALT上昇	8%	>75%
	代謝性アシドーシス	9%	多い
	腱反射亢進	非常に多い	まれ
	ミオクローヌス	非常に多い	まれ

（文献4より引用）

- 筋弛緩薬であるダントロレンが第一選択薬であり，ドパミン作動薬（ブロモクリプチン・アマンタジン）の併用が有効である[1,2]．
- 興奮状態が強い場合は，ベンゾジアゼピン系抗不安薬（クロナゼパム・ロラゼパム）を用いる[1]．
- 効果が乏しい場合は，電気痙攣療法が有効のときもある[2]．
- 2週間以内に改善する（平均7〜11日）[1]．
- 死亡率は5〜20%[1]．

鑑別疾患 高熱＋頻脈＋発汗をきたす疾患

①セロトニン症候群

- 抗うつ薬などの副作用でみられる脳内のセロトニン活性の亢進による精神状態の変化，自律神経機能の亢進，神経・筋の興奮を特徴とするものである[5]．
- ミオクローヌス・腱反射亢進が特徴的である（表1）．

ピットフォール 急性精神病患者では，交感神経系の活動が過剰に亢進することでCK濃度が上昇するといわれており，横紋筋融解がなくても1,000 IU/L以上の高CK血症を認めることがあるので，CK高値の解釈に注意する[1,6]．

一発診断：悪性症候群

ワンポイントアドバイス 向精神薬使用中の患者に発熱，筋硬直，精神状態の変化，自律神経症状を認めたら悪性症候群を疑い，内服薬の変更がなかったか確認する．

4　健診で血圧と血糖値が高いといわれたんです…

1　全身症状からの一発診断　　50歳代男性　頻度 ★★★

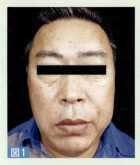
図1

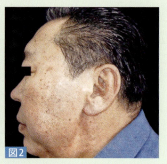
図2

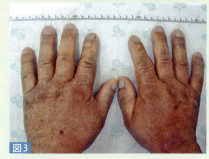
図3

症状 健診で血圧と血糖値が高いと指摘されたため受診した50歳の男性（図1, 図2）．

所見 血圧170/110 mmHg，脈拍数92回/分（整）．血液検査では空腹時血糖116 mg/dL，HbA1c 6.2％．顔貌からある疾患を疑い，手指を見た（図3）．手を触ると汗ばんでいた．さらに追加の問診をしたところ，数年前から靴がきつくなってきているとのことであった．時々頭痛を自覚することもある．診断は？

解説 高血圧・耐糖能異常があり，視診で眉弓部の膨隆，鼻・口唇の肥大，下顎の突出，発汗過多，皮下組織の増殖による手指の肥大が確認され，足の肥大化も予想されたことから先端肥大症を疑った．IGF-1（ソマトメジンC）を測定したところ著増しており，ブドウ糖75 g経口投与では血中GH値が正常域まで抑制されなかったことから確診した．頭部MRI検査を施行したところ下垂体腺腫を認めた．

- 先端肥大症は，成長ホルモン（GH）の過剰により，特有の身体徴候およびさまざまな合併症をきたす疾患をいう．
- 下垂体に生じたGH産生腺腫が原因である（95％以上）[1]．
- 1年間に人口100万人あたり3～6人が発症する[2]．
- 診断時の平均年齢は40～45歳である[2]．
- 症状出現から診断されるまで5.3±4年かかっている[3]．
- 診断基準を表1に示す[4]．
- 初期症状として，手足の容積の増大が最も多い[3]．
- 診断の契機となるのは，手足の容積の増大（靴・手袋・指輪のサイズが合わなくなった），顔貌の変化（家族・友人から顔つきが変わったと指摘された），頭痛，などであり，プライマリ・ケア医により診断されることが多い[2,5]．
- 新聞や雑誌などのメディアを通じて自ら疑って医療機関を受診することもある[6]．
- 以下の2つの質問でスクリーニングをする．いずれかに当てはまった場合は，IGF-1（ソマトメジンC）の測定，ブドウ糖75 g経口投与を行う[7]．
  ①ここ5年間で靴がきつくなったか？

②ここ5年間で指輪がきつくなり交換したか？
- 合併症は以下のとおり[2,8]．高血圧（43％），耐糖能異常（50％以上），糖尿病（10〜15％），睡眠時無呼吸症候群（40〜50％），手根管症候群（20％），関節症（滑膜組織および軟骨の肥大による）（70％），悪性腫瘍（特に大腸癌，胃癌，食道癌，悪性黒色腫，甲状腺癌）
- 診断時すでに75〜80％の患者が巨大腺腫（10 mm以上）である[1]．
- 治療は以下のとおり[9]．
  ①経蝶形骨洞下垂体腫瘍摘出術
   ・第一選択．微小腺腫（10 mm未満），切除可能な巨大腺腫，視野障害のある巨大腺腫の場合．
  ②薬物療法（ソマトスタチンアナログ・ドパミン作動薬・GH受容体拮抗薬）
   ・合併症により手術ができない場合，術後IGF-1（ソマトメジンC）が異常値で，中等度の症状を認める場合．
  ③定位放射線照射
   ・薬物療法の効果が乏しい場合，副作用で使用できない場合．
- 死亡率は一般人口の約2〜4倍で[5,8]，死因の多くは心血管障害である[2]．

表1 先端肥大症の診断基準
＊確実例：ⅠのいずれかおよびⅡを満たすもの Ⅰ 主症候 　1) 手足の容積の増大 　2) 先端巨大症様顔貌（眉弓部の膨隆，鼻・口唇の肥大，下顎の突出など） 　3) 巨大舌 Ⅱ 検査所見 　1) 成長ホルモン（GH）分泌の過剰 　　血中GH値がブドウ糖75g経口投与で正常域まで抑制されない 　2) 血中IGF-1（ソマトメジンC）の高値 　3) MRIまたはCT検査で下垂体腺腫の所見を認める Ⅲ 副症候および参考所見 　1) 発汗過多 　2) 頭痛 　3) 視野障害 　4) 女性における月経異常 　5) 睡眠時無呼吸症候群 　6) 耐糖能異常 　7) 高血圧 　8) 咬合不全 　9) 頭蓋骨および手足の単純X線の異常

（文献4より引用）

ピットフォール

- 血中GHは脈動性分泌で，健常人でも食事，運動，ストレス，睡眠などにより変動するため，IGF-1（ソマトメジンC）で評価するのが良い[1]．
- 先端肥大症に特徴的な身体徴候がなくても，睡眠時無呼吸症候群，コントロール不良の糖尿病，関節症，手根管症候群のうちいくつかみられた場合は，先端肥大症のスクリーニング検査を行うことが勧められている[1]．
- 肥満のない患者の下顎の突出，新規発症の重度のいびきや無呼吸をみたら先端肥大症の可能性を考える[1]．
- 顔貌の変化が軽度の場合，専門医でも約40％しか診断できない（一般内科医では約20％）[10]．
- 下垂体腺腫がない場合は，胸・腹部CT検査で異所性GH放出ホルモン（GHRH）産生腫瘍を検索する．この場合GHRHは著増するため血中濃度を測定する[1]．

一発診断：先端肥大症

ワンポイントアドバイス　手足の容積増大，顔貌の変化を伴う高血圧・高血糖・睡眠時無呼吸の患者をみたら先端肥大症を疑う．

5　間接ビリルビンが上昇している…?

1　全身症状からの一発診断　　20歳代女性　頻度 ★★★

症状　昨日からの39℃の発熱，右腰背部痛，食欲不振を訴えて受診し，急性腎盂腎炎と診断された24歳の女性．

所見　血液検査では白血球 18,000/μL，CRP 3.6 mg/dL，網状赤血球数正常．総ビリルビン 1.8 mg/dL，間接ビリルビン 1.4 mg/dL 以外に，肝・胆道系酵素に異常なし．電解質異常なし．尿検査では尿中白血球 10〜19/HPF，尿中赤血球 10〜19/HPF，尿中ケトン体（1+）．腹部超音波検査では異常なし．身体所見を取り直したが，眼球結膜に黄疸なく，Murphy徴候は陰性であった．

追加の問診　今まで肝機能障害を指摘されたことはない．

ビリルビン値が上昇している原因は？　診断は？

解説　食欲不振の患者にみられた，間接ビリルビン優位の高ビリルビン血症で，溶血の所見がなく，以前に高ビリルビン血症を指摘されたことがないため絶食後高ビリルビン血症を疑った．補液，抗菌薬の投与により全身状態は改善し，入院3日目の血液検査で総ビリルビン 0.6 mg/dL と改善したため確診した．

- 絶食後高ビリルビン血症は，絶食により間接ビリルビン値が上昇し，食事の摂取によりビリルビン値が正常化するものをいう[1, 2]．
- 絶食によるビリルビンの産生亢進，肝臓でのビリルビン代謝障害（ビリルビン抱合活性の低下）などが発症機序として考えられている[2, 3]．
- 絶食後高ビリルビン血症は，Gilbert（ジルベール）症候群，Crigler-Najjar（クリグラー・ナジャール）症候群，溶血性疾患，肝炎後，肝硬変などの器質的疾患だけでなく，健常人でもみられる[2]．
- ビリルビンUDP-グルクロン酸転移酵素（UGT1A1）の遺伝子変異も一因といわれている[2]．
- 低カロリー負荷試験（400 kcal/日を2日間）で前値に比して2倍以上の総ビリルビン値の上昇があれば陽性とするが[3]，確定診断したいとき以外には実際に実施されることは少ない．

鑑別疾患　間接ビリルビンが上昇する疾患

①**Gilbert（ジルベール）症候群**（→第2巻項目24参照）
- 絶食以外に，ストレス，手術，寝不足，運動，月経，感染症などでも間接ビリルビン値が変動する．

②**溶血性貧血**
- 網状赤血球数・AST・LDHが上昇する．

③**無効造血が関与する貧血**
- 骨髄異形成症候群，巨赤芽球性貧血，特発性など．

ピットフォール　通常では高ビリルビン血症をきたさない軽症のGilbert（ジルベール）症候群との鑑別は困難である（が，鑑別診断の必要性は低い）．

一発診断　絶食後高ビリルビン血症

ワンポイントアドバイス　食欲不振の健常人でみられた間接ビリルビン優位の高ビリルビン血症が，食事の摂取で改善したら絶食後高ビリルビン血症．

6 体がだるくて，息が切れるんです…

1 全身症状からの一発診断

40歳代女性　頻度 ★★★

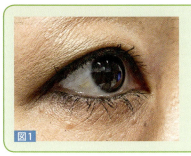
図1

症状 数ヶ月前からの全身倦怠感，労作時の息切れ，動悸を訴えて受診した42歳の女性．定期内服薬なし．症状の日内変動はない．食欲，睡眠は問題なし．抑うつ症状なし．体重減少なし．

所見 眼瞼結膜はやや蒼白．眼球結膜は図1のとおり．この結膜所見は何？　診断は？

解説 数ヶ月前からの全身倦怠感，労作時の息切れ，動悸のある女性で，眼球結膜の視診で青色強膜がみられた．症状に日内変動がなく，定期内服薬がないことから鉄欠乏性貧血を強く疑った．血液検査で，Hb 7.2 g/dL，MCV 64.2 fL，MCH 17.5 pg，MCHC 27.3％，血清フェリチン値10 ng/mL未満，鉄10 μg/dL，TIBC 470 μg/dLであったため鉄欠乏性貧血と診断し，青色強膜はこのためと判断した．

- 鉄欠乏性貧血は，Hb＜12 g/dL，血清フェリチン値＜12 ng/mL，TIBC≧360 μg/dLのときに診断される[1]．
- 青色強膜は，鉄欠乏によるコラーゲンの合成障害により強膜が薄くなり，透過性が高まって，長波長である赤色光は背後にあるぶどう膜のメラニンに吸収されるが，短波長である青色光は吸収されずに反射するために，強膜が青みを帯びてみえることをいう[2]．
- 性差はない[3,4]．
- 青色強膜は，鉄欠乏性貧血の有用な身体所見のひとつである（感度87％・特異度94％・陽性尤度比14.5・陰性尤度比0.14）[4]．
- 非貧血性鉄欠乏（潜在性鉄欠乏）でもみられることがある[5]．
- 鉄剤の投与により，所見は消失する．

鑑別疾患 青色強膜をきたす疾患[3,4]

- Marfan（マルファン）症候群，骨形成不全症，Ehlers-Danlos（エーラス・ダンロス）症候群，重症筋無力症，ステロイドの長期使用など．

ピットフォール

- 鉄欠乏がどのくらいの期間，どの程度であれば出現してくるかはわかっていない[3]．
- 鉄欠乏性貧血以外の貧血でもみられることがある[3]．
- 鉄剤をどれくらいの期間投与したら，所見が消失するかはわかっていない[3]．
- 血清フェリチンが正常化しても，所見が消失しないことがある[3]．

一発診断 鉄欠乏性貧血による青色強膜

ワンポイントアドバイス 日内変動のない倦怠感，労作時の息切れを訴える患者で，青色強膜をみたら鉄欠乏性貧血を疑う．

7　朝起きたら手足に力が入らず，動けないんです…

1　全身症状からの一発診断

20歳代男性　頻度 ★★★

> **症状**　今朝起きたら手足に力が入らず，自力で動けないため救急車を要請した28歳の男性．以前にも同様の症状があったが，数時間で改善したため受診はしていないという．
>
> **所見**　意識清明．血圧128/82 mmHg，脈拍数92回/分（整），呼吸数12回/分．四肢に弛緩性麻痺を認める．深部腱反射は減弱している．血液検査ではK 2.2 mEq/L，CK 440 U/L．動脈血ガス分析ではpH 7.42・PCO_2 39 Torr・HCO_3^- 24 mEq/L．診断は？

解説　意識清明の若年男性にみられた，起床時からの四肢の弛緩性麻痺である．以前から同様の症状を繰り返しており，酸・塩基平衡異常を伴わない低カリウム血症，CKの軽度上昇がみられることから甲状腺中毒性周期性四肢麻痺（thyrotoxic periodic paralysis：TPP）を疑った．TSH 0.004 μIU/mL，FT4 4.4 ng/dL，FT3 9.0 pg/mLで，抗TSH受容体抗体（TRAb）2.8 IU/L，甲状腺刺激抗体（TSAb）210％，といずれも陽性であったため，バセドウ病によるTPPと確診した．血清P濃度は1.6 mg/dL（基準値：2.5〜4.7 mg/dL）と低下していた．また，追加の問診で，前日に暴飲・暴食をしたことが判明した．

- TPPは，甲状腺機能亢進症に続発する低カリウム性周期性四肢麻痺をいう[1]．
- 甲状腺機能亢進症の大部分はバセドウ病である[1]．
- 好発年齢は20〜30歳代である（80％以上）[1]．
- 平均発症年齢は30歳前後である（バセドウ病の平均発症年齢と一致）[2]．
- 大部分が男性である（95％以上）（女性の26倍）[1,2]．
- アジア人に多い[1]．
- 甲状腺機能亢進症のあるアジア人患者の約2％でみられる[1,2]．
- 夏季に多い[1〜3]．
- 夜間から早朝にかけて発症することが多い[1〜3]．
- 誘因（34％）は，高炭水化物食，飲酒，感染（気道感染症，尿路感染症など），過度の運動，ステロイド・$β_2$刺激薬の使用，ストレス，寒冷刺激，月経などである[1,2]．
- 多くは，甲状腺機能亢進症の臨床的特徴がTPP発症の数ヶ月〜数年先行するが，同時発症（43〜60％），またはTPP発症後に出現（11〜17％）することもある[1]．
- 17〜85％は，診断時の甲状腺機能亢進症の症状は軽度である[2]．
- 四肢麻痺が生じる1時間〜3日前に，前駆症状として，筋肉痛，こわばり，筋力低下，筋痙攣を認める[2]．
- 発作は，下肢近位筋の筋力低下から始まり，四肢に広がる[2]．
- 発作の頻度は，数週〜数ヶ月の間隔で起こるが，週に数回起こることもある[1]．
- 発作の持続時間は，典型的には数時間であるが，数分〜数日のこともある（72時間以内には軽快する）[1,4]．
- 意識，膀胱・直腸，顔面，嚥下，呼吸の機能は保たれている[1,2]．

- 2/3で，深部腱反射は減弱～消失する[1,4]．
- 酸・塩基平衡異常を伴わない低カリウム血症がみられる[2]．
- 低カリウム血症は，細胞内へのカリウムの移動により生じる[5]．
- 平均血清カリウム濃度は 2.1 mEq/L である[1]．
- 症状と低カリウム血症の程度は相関する[2]．
- 症状とT3・T4の血中濃度の程度は相関しない[2]．
- 尿中カリウム濃度は正常～低値となる[2,3]．
- 低P血症・低Mg血症を伴うことがある (細胞内への一過性の移動によるため，自然軽快する)[1〜3]．
- 尿中Ca/P比が高値となる (1.7以上) (感度100％・特異度96％)[6]．
- 2/3で，CKは正常か，もしくは軽度上昇する[1]．
- 横紋筋融解症をきたすことがある[1]．
- 心電図では，低カリウム血症に伴うU波，wide QRS complex，PR延長，I度房室ブロック，ST低下などがみられる[1]．
- 治療は以下のとおり[1,2]．
  ①発作の誘因を避ける．
  ②甲状腺機能亢進症の治療を行う．
  ③カリウムを補充する．
    リバウンド高カリウム血症 (発作の改善に伴い，カリウムが細胞内から細胞外へ戻ってくる) に注意する (約40〜60％でみられる)．
  ④カリウムの補充で改善が乏しい場合は，非選択性β遮断薬 (プロプラノロール) (静注もしくは内服) を用いる[1]．
- 予後は良好で，甲状腺機能の正常化とともに発作が起こらなくなる．

鑑別疾患

- TPP以外の症候性周期性四肢麻痺 (原発性アルドステロン症，Bartter症候群など)，重症筋無力症，ギラン・バレー症候群，頸髄病変，甲状腺中毒性ミオパチーなどが挙げられる．
- 家族性低カリウム性周期性四肢麻痺[1〜3,7]
- 遺伝子異常による常染色体優性遺伝 (もしくは孤発性)
- 20歳未満で発症する．
- 尿中Ca/P比の高値はみられない．

ピットフォール 深部腱反射が正常～亢進することがある[1]．

一発診断：甲状腺中毒性周期性四肢麻痺 (TPP)

ワンポイントアドバイス：意識清明な若年男性で，起床時からの近位筋優位の四肢麻痺，低カリウム血症，尿中Ca/P比高値をみたらTPPを疑う．

8 飲み込みにくいんです…

60歳代男性　頻度 ★★★

1　全身症状からの一発診断

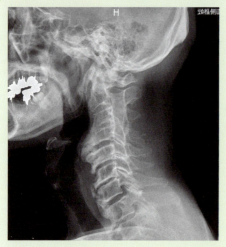

図1　頸椎X線写真

症状 数ヶ月前から徐々に嚥下が困難となり，食事中にむせることが多くなってきたため受診した62歳の男性．高血圧，糖尿病，脂質異常症で通院中．近医で上部消化管内視鏡検査を施行したが異常なし．体重減少なし．喫煙なし．

追加の問診 嚥下時に痛みを伴う．液体よりも固形物が飲み込みにくい．

所見 頸部は甲状腺，頸部リンパ節に異常なし．頸部の可動域制限を認める（特に後屈）．神経学的所見に異常なし．胸部X線写真は肺野に異常なし．大動脈瘤を疑う所見なし．頸椎X線写真を撮影した（図1）．診断は？

解説 頸部の可動域制限のある高齢男性にみられた，嚥下時痛を伴った嚥下困難・食事中のむせである．上部消化管内視鏡検査で異常ないことから，上部消化管疾患は否定的である．頸椎X線写真で第3頸椎部分から第1胸椎部分にかけて椎体前面から前方に突出する異常な骨化がみられ，下咽頭および頸部食道を圧排していることから，びまん性特発性骨増殖症（diffuse idiopathic skeletal hyperostosis：DISH）（Forestier＜フォレスティエ＞病）と診断した．

- DISH（Forestier病）は，椎体前面にある前縦靱帯に骨化・石灰化が起こることで，さまざまな症状をきたす非炎症性疾患をいう[1,2]．
- インスリン様成長因子（IGF-1）の刺激などが病因といわれているが，はっきりしていない[1,2]．
- 危険因子は以下のとおり[2]．
  ・年齢，肥満，脂質異常症，糖尿病，高インスリン血症，高尿酸血症，高血圧，遺伝的要因，脊椎へのストレスなど．
- 男性に多い（女性の約2倍）[1,2]．
- 50歳以上の男性の25％，女性の15％でみられる[2]．
- 胸椎部分に多い（40～80％）が，頸椎，腰仙椎部分にもみられる[1]．
- 胸椎部分では右側に多い（左側は大動脈の拍動により骨化が抑制されるため）[1]．
- 後縦靱帯，黄色靱帯，脊椎以外の靱帯，全身の腱付着部にも骨化・石灰化が起こることがある[1,2]．
- 肘，膝，アキレス腱などの腱付着部に結節（骨化・石灰化）を触れることがある[1]．
- 変形性関節症（osteoarthritis：OA）の変化が生じにくい中手指節関節，肘・肩・足関節にもOA様変化をきたすことがある[2]．
- 大部分の患者は無症状で，他疾患の精査中に偶然見つかることが多い[2]．
- 罹患部位の疼痛（頸部痛・腰背部痛・四肢痛），脊椎の可動域制限（特に胸部の側屈）を認めること

- がある[1].
- 病変が広範囲の場合，前傾姿勢となる[2].
- 食道・気管などの隣接臓器を圧迫すると，嚥下障害，嚥下時痛，嗄声，呼吸困難，stridor，咽喉頭異常感，耳痛などを訴える[1].
- 嚥下障害は，液体よりも固形物で顕著である[3].
- 頸部の伸展で増悪し，前屈で軽減する．
- 病変が進行・増大した場合，脊柱管の狭窄をきたし，神経根症，脊髄症の原因となることがある[2].
- 胸椎では，椎間の狭窄はないか，あっても軽度である[1].
- 頸椎・腰椎では，椎間の狭窄を認めることがある[1].
- 椎体の辺縁硬化像，真空現象（vacuum phenomenon），椎間板の石灰化はみられない[1].
- 椎間関節，仙腸関節に異常を認めない[1].
- 転倒などの軽微な外傷で椎体骨折を生じる[2].
- 大部分の患者は治療を必要としない[2].
- 症状がある場合は，理学療法，運動，薬物療法（アセトアミノフェン，消炎鎮痛薬の内服，ステロイドの局所注射）を行う[1].
- 改善が乏しい場合は，手術を行う[2].
- 誤嚥性肺炎，睡眠時無呼吸症候群，環軸関節亜脱臼，胸郭出口症候群を合併することがある[1].

鑑別疾患 脊椎関節疾患

①強直性脊椎炎[2]
- DISHよりも若年発症
- 炎症所見を認める．
- 椎間関節，仙腸関節に異常を認める．
- HLA-B27陽性

②変形性脊椎症[1,2]
- （晩期になるまで）胸椎にはみられない．

ピットフォール
- （炎症性疾患でみられる）朝のこわばりを認めることがある[1].
- DISHと変形性脊椎症が共存することがある[2].

一発診断 びまん性特発性骨増殖症（DISH）（Forestier病）

ワンポイントアドバイス 生活習慣病のある50歳以上の男性で，椎体前方に異常な骨化が連続して起こり，椎間関節，仙腸関節に異常がなければDISHを疑う．

9　体がだるいんです…

20歳代女性　頻度 ★★★

1　全身症状からの一発診断

症状　数ヶ月前からの全身倦怠感を訴えて受診した22歳の女性．近医で甲状腺ホルモン，副腎機能を含め血液検査を施行したが異常なし．定期内服薬なし．症状の日内変動はない．食欲，睡眠は問題なし．抑うつ症状なし．体重減少なし．

所見　眼瞼結膜に貧血なし．血液検査では，Hb 12.6 g/dL，MCV 92 fL，鉄50 μg/dL，血清フェリチン値10 ng/mL未満．診断は？

解説　若年女性にみられた全身倦怠感である．血液検査で鉄欠乏性貧血は認められないが，血清フェリチン値が10 ng/mL未満と低下しており，非貧血性鉄欠乏（潜在的鉄欠乏）を疑った．鉄剤を投与したところ，症状の改善がみられたため確診した．

- 非貧血性鉄欠乏（潜在的鉄欠乏）は，貧血のない鉄欠乏状態をいう．
- Hb≧12 g/dL，血清フェリチン値＜12 ng/mLのときに診断される．
- 月経のある成人女性の36.2％で潜在的鉄欠乏がみられる（鉄欠乏性貧血は11.9％）[2]．
- 鉄欠乏性貧血と同様の症状がみられる（倦怠感・脱力・頭痛・いらいら感・運動能低下・労作時呼吸困難・めまい・狭心症・むずむず脚症候群・失神，など）[3,4]．
- 日本の若年女性では怒りっぽさ，倦怠感が多いとの報告もある[4]．
- 鉄欠乏性貧血と同様の身体所見がみられる（顔面蒼白・皮膚の乾燥・肌荒れ・青色強膜・萎縮性舌炎・口唇症・スプーン爪・食道ウェブ・脱毛・収縮期雑音・頻脈など）[3,4]．
- 鉄剤の投与により症状が改善する（海外では，血清フェリチン値50 ng/mL未満の症例でも症状が改善したとの報告がある）[6]．

鑑別疾患　鉄欠乏性貧血

- Hb＜12 g/dL，血清フェリチン値＜12 ng/mL，TIBC≧360 μg/dLのときに診断される[1]．
- 正球性貧血でも鉄欠乏性貧血のことがある（40％以上）[7]．血清フェリチン低値で診断する．

ピットフォール

- 月経のある成人女性の倦怠感の原因として，非貧血性鉄欠乏（潜在的鉄欠乏）が認識されていない可能性がある[6]．
- 非貧血性鉄欠乏（潜在的鉄欠乏）を認識することで，非特異的な症状を精神的な問題やストレスのせいにしたり，各種症状に対する不適切な処方をしたりすることを減らすことができる[6]．

一発診断　非貧血性鉄欠乏

ワンポイントアドバイス　月経のある成人女性の説明のつかない倦怠感をみたら，非貧血性鉄欠乏を疑って血清フェリチンを測定する．

10　健診で血清アミラーゼ値が高いっていわれたんです…

1　全身症状からの一発診断　50歳代男性　頻度 ★★☆

症状 健診で血清アミラーゼ高値を指摘されたため受診した56歳の男性．昨年も指摘され，腫瘍マーカーを含む血液検査，腹部超音波検査，全身CT検査を施行されたが異常なし．飲酒歴なし．特に症状はない．

所見 身体所見は異常なし．血液検査では，血清アミラーゼ値580 IU/L，血清クレアチニン値0.86 mg/dL，血清リパーゼ正常．診断は？

解説 特に既往がなく，各種検査で異常がないことから，血清アミラーゼが上昇する器質的疾患は否定的と考えた．尿中アミラーゼ濃度を測定したところ，血中濃度が高値にもかかわらず，尿中濃度は80 IU/Lと低値であるためマクロアミラーゼ血症を疑った．尿中クレアチニンは42.0 mg/dLであり，アミラーゼ・クレアチニンクリアランス比（ACCR）（下記参照）は0.28％と著明に低下していた．電気泳動法によるアミラーゼのアイソザイム分析で幅広い異常バンドがみられたため確診した．

- マクロアミラーゼ血症は，血清アミラーゼが免疫グロブリンと結合して分子量が大きくなり，尿中への排泄が障害されるため高アミラーゼ血症をきたすものをいう[1]．
- 一般人口の約0.4％でみられる[2]．
- 高アミラーゼ血症のうち5.9％を占める[3]．
- 典型的には血清アミラーゼは慢性的に上昇しているが，上昇の程度は変動する[1]．
- 血清アミラーゼが高値であるにもかかわらず，尿中アミラーゼは正常〜低値となる．
- アミラーゼ・クレアチニンクリアランス比（amylase creatinine clearance ratio：ACCR）（24時間蓄尿）（図1）が1％未満となる（正常では3〜4％）[1]．

$$ACCR = \frac{尿中アミラーゼ値 \times 血中クレアチニン値}{血中アミラーゼ値 \times 尿中クレアチニン値} \times 100 \, (\%)$$

図1 ACCRの計算式

- 確定診断は，電気泳動法によるアイソザイム分析で，分離を認めない幅広いバンドの出現を確認する[4]．
- 病的意義はなく，治療の必要はない．

鑑別疾患 ACCRが上昇する疾患
・急性膵炎，中等度腎不全，熱傷，糖尿病性ケトアシドーシス[4]．

ピットフォール セリアック病，HIV感染症，悪性リンパ腫，潰瘍性大腸炎，関節リウマチ，単クローン性ガンマグロブリン血症などがマクロアミラーゼ血症の原因となることがある[4]．

一発診断 マクロアミラーゼ血症

ワンポイントアドバイス 無症状の患者でみられた高アミラーゼ血症で，腎機能が正常で，ACCRが1％未満ならマクロアミラーゼ血症．

11 最近物忘れが多いんです…

70歳代女性　頻度 ★★☆

1　全身症状からの一発診断

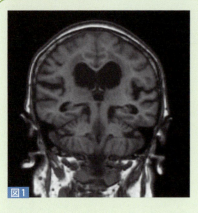
図1

症状 1年前から小刻み歩行になり，最近物忘れが激しく，注意力が散漫で，ぼーっとしていることが多いため家族に連れられて受診した72歳の女性．幻覚はない．高血圧の既往あり．方向転換の際に転びやすいという．

所見 小刻み歩行で，両脚を開き，がに股で，脚を床からあまり上げずに診察室に入ってきた．頸部にジストニアなし．構音障害，嚥下障害，眼球運動障害なし．安静時振戦，寡動，筋固縮なし．ミニメンタルステート検査 (Mini Mental State Examination：MMSE) を行ったところ，見当識は良好であった．serial 7 (100から7を順に引く)，遅延再生 (記憶したものを一定時間後に再生する) はできなかったが，遅延再認 (記憶したものを選択肢の中から選ぶ) は可能であった．ある疾患を疑って，頭部MRI検査を施行した (図1)．診断は？

解説 高齢者にみられた歩行障害，認知障害である．小刻み歩行はみられるが安静時振戦，寡動，筋固縮を認めないことから，パーキンソン病は考えにくい．記憶障害は軽度で，注意力・自発性の低下など前頭葉の機能低下がみられ，遅延再認が可能であることから，アルツハイマー型認知症は考えにくい．歩隔の拡大，がに股，足の挙上低下がみられ，頭蓋内疾患の既往がないことから**特発性正常圧水頭症** (idiopathic normal pressure hydrocephalus：iNPH) を疑った．頭部MRI検査で両側側脳室の拡大，シルビウス裂の拡大，高位円蓋部の脳溝狭小化，脳梁角の狭小化がみられたため確診した (図2)．

- 特発性正常圧水頭症は，くも膜下出血，髄膜炎などの先行疾患がなく，髄液圧が正常であるにもかかわらず，脳室が拡大し，歩行障害，認知障害，排尿障害などを認めるものをいう[1]．
- 脳脊髄液の吸収障害などが病因といわれているが，はっきりしていない[2]．
- 65歳以上の地域住民の1.4〜2.9%がiNPH疑い (以下で述べる三徴のうち1つ以上と，頭部MRI検査で特徴的な所見を認めるもの) といわれている[2]．
- 日本での粗有病率は10万人あたり10.2人である[3]．
- 60歳以上の高齢者に多い[1]．
- 3大症状は，①歩行障害，②認知障害，③排尿障害である (表1)．
- 精神症状としてアパシー (無関心) (70〜86%)，不安 (14〜25%)，興奮 (17〜32%) がみられる[8]．
- 3大症状が揃うのは約50〜60%である[4,8]．
- 歩行障害と認知障害の組み合わせが多い (23%)[4]．
- 頭痛，嘔気・嘔吐，視力低下，乳頭浮腫はみられない[1]．
- 30 mLの髄液を排除して症状が改善するかどうか試みる (脳脊髄液排除試験tap test＜タップテス

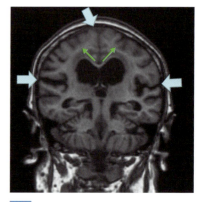
図2

表1 特発性正常圧水頭症の3大症状

① 歩行障害（91%）[4]
- 最も頻度が高く，早期から出現する．
- 歩隔の拡大（開脚歩行），がに股，足の挙上低下（すり足歩行），歩幅の減少が特徴的である[5]．
- 方向転換が困難になり，転びやすい[1]．
- 号令や目印となる線などの外的なきっかけがあっても，歩行は改善しない（パーキンソン病との相違点）[1]．

② 認知障害（80%）[4]
- 数ヶ月から数年かけて進行する[1]．
- 前頭葉の機能低下（思考緩慢，自発低下，語想起の低下，注意力・集中力の低下，遂行実行機能の低下など）が目立つ[6]．
- 記憶障害・見当識障害は軽度である[6]．
- 遅延再生ができなくても，遅延再認は可能であることが多い[7]．
- うつ病に見えるかもしれないが，落ち込んだ思考内容はない[1]．

③ 排尿障害（60%）[4]
- 尿意切迫感から始まり，尿失禁を伴うようになる[1]．

ト＞．感度・特異度はわかっていない）[1]．

- 頭部CT・MRI検査で，①脳室の拡大：Evans index（両側側脳室前角間最大幅/その部位における頭蓋内腔幅）＞0.3，②シルビウス裂の拡大，③高位円蓋部の脳溝狭小化，④脳梁角の急峻化（90度未満），がみられる[4, 9]．
- ①～③を合わせて，くも膜下腔の不均衡な拡大を伴う水頭症と呼ぶ（disproportionately enlarged subarachnoid-space hydrocephalus：DESH）．
- 歩行障害とDESH所見があれば，脳脊髄液検査で正常圧を確認し，シャント術（腰部くも膜下腔・腹腔シャント術＜LPシャント術＞，脳室・腹腔シャント術＜VPシャント術＞）を行う[2]．
- DESH所見がなくても，脳脊髄液検査が正常で，タップテストで症状の改善があれば，シャント術を行う[2]．
- シャント術で歩行障害（特に歩幅）は改善しやすいが，認知障害は改善しにくい[1, 2]．

鑑別疾患 歩行障害がみられる認知症

① レヴィー小体型認知症[1]
- 幻覚，認知障害の変動，レム睡眠行動異常症を確認する．

② 認知症を伴うパーキンソン病[1]
- パーキンソン病で認知障害・認知症がみられるのは晩期であるため，運動症状（振戦，寡動，筋固縮）がすでに目立っている．

③ 進行性核上性麻痺（progressive supranuclear palsy：PSP）[1]
- 核上性眼球運動障害，項部ジストニア，易転倒性，構音障害，嚥下障害の有無を確認する．

ピットフォール
- 歩行障害が唯一の症状のことがある（10～14%）[4, 10]．
- 認知障害，排尿障害が唯一の症状になることはまれである（それぞれ2～6%，0～2%のみ）[1, 4, 10]．
- 50%以上で他の認知症（アルツハイマー型認知症など）を合併しているので注意する[11]．
- DESH所見を認めても，無症状のことがある[12]．

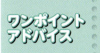 **特発性正常圧水頭症（iNPH）**

ワンポイントアドバイス：60歳以上で，歩行障害，認知障害，排尿障害のうち1つ以上を認め，画像検査でくも膜下腔の不均衡な拡大があれば特発性正常圧水頭症を疑う．

12 熱が出て体中に発疹が出てきたんです…

70歳代男性 **頻度 ★★☆**

1 全身症状からの一発診断

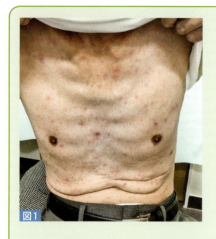

図1

症状 78歳の男性．11月中旬のある日，6日前からの発熱・頭痛のため，5日前に近医を受診し，上気道症状はなかったが感冒の診断で漢方薬を処方された．1日前から体幹を中心に発疹が出現してきたため当院を受診した．定期内服薬なし．海外渡航歴なし．動物接触歴なし．発疹にかゆみや痛みは伴わない．最初に気づいた発疹は左大腿内側だったという．

所見 体温38.8℃，脈拍数86回/分（整）．頸部リンパ節の腫脹・圧痛あり．体幹を中心に淡い小紅斑～丘疹を多数認める（図1，図2）．融合傾向はない．血液検査では，白血球3,000/μL，ヘモグロビン16.2 g/dL，血小板10.3万/μL，AST 30 U/L，ALT 16 U/L，ALP 308 U/L，LDH 317 U/L，γ-GTP 21 U/L，CRP 1.1 mg/dL．凝固系に異常なし．診断は？

解説 秋にみられた，かゆみ・痛みを伴わない斑状丘疹型の皮疹と発熱である．漢方薬の内服開始後の皮疹であるため薬疹も考えられるが，個々の皮疹の形状や発赤の程度が異なっており，その可能性は低い．最初に気づいたという左大腿内側の皮疹を確認したところ，周囲に発赤を伴う黒色痂皮を認めた．明らかに体幹の皮疹とは異なっており，虫の刺し口と考えられた（図2）．追加の問診で，18日前に山歩きをしたことがわかった．比較的徐脈，白血球減少，血小板低下がみられることからツツガムシ病を疑い治療を開始した．受診の翌々日には解熱した．受診当日のツツガムシの各血清型の抗体価（IgM・IgG）はいずれも陰性であったが，2週間後にはKato（カトー）IgM抗体価が40倍，IgG抗体価が320倍と上昇したため確診した．

- ツツガムシ病は，ダニの一種であるツツガムシの幼虫により媒介される，*Orientia tsutsugamushi*による感染症である．
- 約80％の症例が7～11月に発症する[1]．
- 40～60歳代に多く，農業従事者が全患者の約2/3を占める[1]．
- 潜伏期は6～21日である[2]．
- 頭痛，食欲不振，倦怠感から徐々に発症する．もしくは突然の悪寒，発熱で発症する[1]．その後高熱，増悪する頭痛，筋肉痛がみられる[1]．嘔気・嘔吐，下痢（約25％），咳嗽（45％）がみられることがある[1]．
- 発熱後5～8日してから，かゆみのない，斑状もしくは斑状丘疹型の皮疹が出現する（約50％）[1,2]．皮疹は体幹から始まり，四肢に広がる[1,2]．顔面にも皮疹を認めることがある[1]．まれに点状出血を認める[1]．融合傾向はない．
- 刺し口（痂皮）の特徴は表1のとおり．
- 症状の程度は，軽症から多臓器不全までさまざまである[1]．

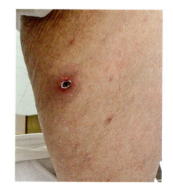

図2 左大腿内側の黒色痂皮（虫の刺し口）

- 比較的徐脈，局所もしくは全身の圧痛を伴うリンパ節腫脹（84.7％），脾腫，結膜充血（69.3％）がみられる[1,2,4]．
- 白血球は正常のことが多いが，上昇・低下することもある[1]．血小板減少，異型リンパ球もみられる[1,5]．肝機能障害，クレアチニン上昇，低ナトリウム血症，CK上昇もみられることがある[1,6]．
- 報告によりばらつきがあるが，蛋白尿，血尿も高率にみられる[6]．
- 胸部X線写真では胸部異常陰影もみられる（65％）：両側の網状陰影（49％），心拡大（29％），心不全（19％）[1]．
- 外注検査が可能な血清型は，Karp（カープ）株，Gilliam（ギリアム）株，Kato（カトー）株の3種類のみである（ほかにIrie/Kawasaki，Hirano/Kuroki，Shimokoshiの3種類がある）．
- シングル血清で50倍以上の抗体価の上昇，2週間以上の間隔をあけたペア血清で4倍以上の抗体価の上昇を認めた場合に診断する[1]．
- 交差反応として，他の血清型の抗体価が上昇することがある[7]．
- 痂皮のPCR法が有用である（感度86％・特異度100％）[8]．
- 第一選択薬はドキシサイクリンで，クロラムフェニコール，アジスロマイシンを用いてもよい[9]．
- βラクタム系抗菌薬は無効である．
- すぐに診断がつく疾患ではないため，疑われた段階で治療を開始する．
- 治療開始後48時間以内に解熱する[9]．
- 適切な治療が行われない場合の死亡率は6％である[3]．
- 急性腎不全，急性呼吸促迫症候群（ARDS）（まれ），髄膜炎，脳炎，耳鳴・難聴，心筋炎，心膜炎，消化管出血などを合併する[1,2]．

表1 ツツガムシ病の刺し口（痂皮）の特徴
- 60〜88％でみられる[1]．
- 体の前面に多い（約8割）[3]．
- 腋窩，鼠径部，首，腰などに多い[2]．
- 丘疹，水疱，潰瘍，痂皮の順で変化していく[3]．
- 症状出現時には痂皮となっている[3]．
- 痂皮の大きさは5〜20 mmで，周囲に紅斑を伴う[3]．

鑑別疾患 薬疹，ウイルスによる皮疹との鑑別には個々の皮疹の性状をみる[10]．リケッチア感染症の場合，個疹は一つ一つ形状や濃度が異なる．薬疹，ウイルスによる皮疹の場合，さまざまなパターンがあるが，個々の皮疹が一様であることが多い．

ピットフォール
- 患者はいつツツガムシに刺されたのかわからないことが多く，刺し口に気づいていない[3]．
- 痂皮を認めないことがある[1,4]．
- 温かく，湿っている部位（腋窩，陰部など）では，痂皮が形成されず，潰瘍のことがあるため，容易に見逃されてしまう[3]．
- 痂皮は，注意深く観察しないと見逃されてしまう[1]．
- 発症10〜14日以内の場合は，抗体価が上昇していないことがある[7]．
- 複数の株に抗体価の上昇を認めることもあるため，血清型からはツツガムシの種を特定しきれないことがある．

一発診断　ツツガムシ病

ワンポイントアドバイス　秋〜冬に山歩きをしてから，高熱，頭痛，筋肉痛，比較的徐脈，リンパ節腫脹，体幹から四肢に広がる痛み・かゆみのない皮疹をみたら，ツツガムシ病を疑って痂皮を探す．

13 体があちこち痛いんです…

20歳代男性　頻度 ★★★

1　全身症状からの一発診断

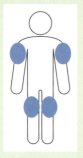

図1　本症例の筋痛部位

症状　1週間前から微熱，倦怠感，1日前から38℃後半の発熱，全身の痛みがみられたため受診した28歳の男性．特記すべき既往歴はない．両腕のだるさ，力の入りにくさもあるという．特に両上腕，両大腿の筋痛を訴えている．軽度の咽頭痛，咳嗽もみられるが，鼻汁，下痢，嘔吐は認めない．胸痛なし，腹痛なし．外傷なし．過度の運動なし．海外渡航歴なし．ペット飼育歴なし．妻，娘と3人暮らし．筋疾患の家族歴なし．

所見　体温37.2℃．両上腕，両大腿に軽度圧痛があり，筋力が軽度低下している（図1）．筋の腫脹はなし．異常感覚・しびれはない．腱反射は正常．血液検査は，白血球4,100/μL（好中球56％・好酸球1％），CRP 2.3 mg/dL，BUN 8.6 mg/dL，Cr 0.7 mg/dL，AST 132 IU/L，ALT 47 IU/L，LDH 327 IU/L，CK 3,670 IU/L，ミオグロビン1,640 ng/mL．電解質に異常なし．尿検査は異常なし．診断は？

解説　特に既往のない若年成人にみられた，急性発症の四肢近位部の筋痛である．AST・LDH・CK・ミオグロビンが上昇しているが，病歴から外傷，過度の運動，薬剤による横紋筋融解症は否定的である．発熱，上気道症状がみられるため，筋痛は何らかのウイルス性疾患による一症状ではないかと考えた．周囲に同様の症状の人がいるかどうか確認したところ，2週間前に3歳の娘が同様の症状を呈していたことがわかった．筋痛をきたすウイルス性疾患として，流行性筋痛症（ボルンホルム病），ウイルス性筋炎が挙げられる．筋痛部位が胸部・上腹部ではないこと，AST・LDH・CK・ミオグロビンが上昇していることからウイルス性筋炎と診断した（流行性筋痛症では筋原性酵素は上昇しない）．安静，補液，消炎鎮痛薬などの対症療法で症状は改善した．

- 感染性筋炎は，ウイルス，細菌，真菌，寄生虫が原因で筋肉に炎症をきたすものをいう．
- ウイルス性が最も多い（特にインフルエンザウイルス）[1]．
- ウイルスの筋組織内への侵入や免疫学的機序による傷害などが原因といわれているが，はっきりしていない[2]．
- 同じウイルスでも筋痛症の場合，筋炎の場合，横紋筋融解症を伴う場合など程度はさまざまである[2]．
- 前駆症状として消化器症状，呼吸器症状がみられる[2]．
- 軽症の場合は背部と四肢近位部に，重症の場合は体幹と四肢まで症状が広範囲となる[2]．
- 筋痛の程度に応じて筋力低下もみられる[2]．
- インフルエンザの場合，腓腹筋に筋症状がみられることが多い[1]．
- 横紋筋融解症を伴う場合は，著明なCK上昇，ミオグロビン尿，急性腎不全，脱水，電解質異常，意識障害，不整脈などがみられる．
- 原因ウイルスを特定できないことも多い．
- ウイルス性の場合は，対症療法を行う．
- 細菌性，真菌性の場合は，原因菌に応じて抗菌薬を使用する．

鑑別疾患 ▶ 発熱を伴う筋痛をきたす疾患

①流行性筋痛症（ボルンホルム病）[3]
・コクサッキーウイルス（特にB群），エコーウイルス，パレコウイルスなどが原因で胸部・上腹部に間欠性・発作性の攣縮性疼痛をきたす．発熱を伴い，痛みは体動・深呼吸で悪化する．筋痛症のため，筋原性酵素の上昇はみられない．

②敗血症
・トキシン，発熱，脱水などの影響により筋痛をきたす[4,5]．特に感染性心内膜炎では，免疫学的機序により筋骨格系の症状（筋痛・関節痛・関節炎・腰痛など）がみられる（27〜44％）[6]．

③血管炎
・神経炎，血尿，皮膚病変（触知可能な紫斑・網状皮斑・潰瘍など）．ANCA陽性．

④副腎不全
・倦怠感，食欲低下，体重減少，色素沈着，ステロイドの自己中断がないか確認する．血中ACTH・コルチゾール値の測定，迅速ACTH負荷試験．

⑤好酸球性（多発）筋炎
・筋組織に好酸球の浸潤をきたす．必ずしも末梢血の好酸球は上昇しない．

⑥多発性筋炎
・あらゆる年齢に起こるが，40〜50歳の女性に多い[7]．
・急性発症することもあるが，数週〜数ヶ月かけて発症するのが一般的である[7]．
・筋痛は25〜50％でみられるが軽度である．近位筋優位の筋力低下の症状（階段を昇る，座った状態から立ち上がる，物を持ち上げる，髪をとかすなどが難しい）が前面に出る（90％以上）[7,8]．

⑦（参考）パレコウイルス3型による筋痛症・筋炎
・小児科領域で2, 3年おきに夏に流行するウイルスとして最近話題となっている[9]．
・急性胃腸炎，急性上気道炎などの原因ウイルスで，新生児では敗血症様症状（発熱・発疹・痙攣・易興奮性・哺乳不良など）や中枢神経症状（髄膜炎・脳炎）をきたすこともある[9,10]．
・成人に感染した場合，30〜40歳代に多くみられ，四肢近位部の筋痛（100％），四肢の筋力低下（95.5％），発熱（86.4％），咽頭炎症状（68.2％），精巣痛（18.2％），痙攣（4.5％）を訴える[10]．

ピットフォール ▶ 発熱を伴わない筋痛の場合は，薬剤性（HMG-CoA還元酵素阻害薬，抗うつ薬，抗不安薬など），甲状腺機能低下症，電解質異常（特に低カリウム血症），線維筋痛症，外傷などを考える[6,11]．

一発診断：ウイルス性筋炎

ワンポイントアドバイス　胃腸症状や気道症状に引き続く発熱を伴う全身の筋痛があり，筋原性酵素の上昇をみたら，ウイルス性筋炎を疑ってシック・コンタクトを確認する．

14 健診で尿酸値が高いといわれたんです…

40歳代男性 | **頻度 ★★★**

1 全身症状からの一発診断

症状 健診で尿酸値高値を指摘されたため受診した42歳の男性．痛風発作をきたしたことはない．特記すべき既往はない．去年も健診で指摘されて内服薬が開始となったが，自己中断している．機会飲酒あり．喫煙なし．

所見 身体所見では痛風結節なし．血液検査では尿酸値9.6 mg/dL．血清クレアチニン値0.7 mg/dL（GFR 96 mL/分/1.73 m^2）．尿蛋白は陰性．診断と対応は？

解説 痛風発作，尿路結石の既往がない中年男性にみられた高尿酸血症である．身体所見で痛風結節がなく，血液検査で慢性腎臓病（GFR≧90）のstage1に分類されることから無症候性高尿酸血症と診断した．尿酸降下薬の適応となる項目（解説参照）をいずれも満たしていないため，尿酸降下薬の内服は不要である．

- 高尿酸血症は，尿酸値6.8 mg/dL以上をいう[1]．
- 尿酸値6.8 mg/dL以上で，体内で尿酸結晶を形成する[1]．
- 痛風は，高尿酸血症による尿酸結晶の慢性的な沈着をいう[1]．
- 高尿酸血症には以下の4つのステージがある[1]．
  ①高尿酸血症はあるが，尿酸結晶の沈着はない．
  ②尿酸結晶の沈着はあるが，痛風発作はない．
  ③尿酸結晶の沈着，痛風発作のいずれもある．
  ④痛風結節，慢性関節炎，X線写真で骨びらんを認める進行した痛風．
- このステージの順で進行していくわけではない[1]．
- 高尿酸血症のほとんどが痛風にはならない（表1）[1〜3]．
- 高尿酸血症と冠動脈疾患，腎障害，高血圧，糖尿病とは相関しない（冠動脈疾患，腎障害は相関するとの報告もある）[1]．
- 痛風と以下の疾患の存在は相関する（カッコ内は痛風のある患者での頻度）[1]．
  ・冠動脈疾患（心筋梗塞の既往：14％）
  ・腎障害（stage 2以上：71％）
  ・高血圧（74％）
  ・糖尿病（26％）
  ・肥満（53％）
  ・脳卒中の既往（10％）
- 尿酸降下薬の適応は以下のとおり[1]．
  ①痛風結節の存在
  ②年2回以上の痛風発作
  ③stage2以上（GFR＜89 mL/分/1.73 m^2）
  ④尿路結石の既往
- 尿酸降下薬を開始した場合，尿酸値6.0 mg/dL以下を目標とする[1]．

表1 尿酸の血中濃度別でみた痛風発作の頻度

	6.0 mg/dL未満	6～6.9 mg/dL	7～7.9 mg/dL	8～8.9 mg/dL	9～9.9 mg/dL	10 mg/dL以上
年間発症率 (%)	0.1	0.1	0.5	0.5	4.9	4.9
5年累積発症率 (%)	0.5	0.6	2.0	4.1	19.8	30.5

(文献2, 3より引用)

- 痛風結節を認める場合や重症の場合は，尿酸値5.0 mg/dL以下を目標とする[1]．
- 高尿酸血症や無症候性の尿酸結晶の沈着 (上記4つのステージのうち①と②) に尿酸降下薬を開始する利点ははっきりしていない[1]．
- 痛風に対しての減量，食事療法の効果ははっきりしていない[1]．
- 高尿酸血症に対する減量の効果には弱いエビデンスがある[1]．

ピットフォール

- 尿酸値6.0 mg/dL以下であれば痛風発作の可能性は低い．ただし，痛風発作時に尿酸値が正常となることがあるので，後日再検する必要がある[1]．
- 高尿酸血症のある患者のうち，どのような患者が痛風をきたすかはわかっていない[1]．
- 尿酸結晶を形成しても，どのような患者が痛風発作をきたすかはわかっていない[1]．

一発診断：無症候性高尿酸血症

ワンポイントアドバイス 一般に，無症候性高尿酸血症に尿酸降下薬は不要である．治療の対象となるのは，痛風結節の存在，年2回以上の痛風発作，stage 2以上の慢性腎臓病，尿路結石の既往，である．

15 食欲がなくて，歩くと息苦しいんです…

60歳代男性　頻度 ★★★

1　全身症状からの一発診断

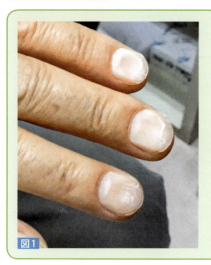

図1

症状 1ヶ月前からの食欲低下，労作時の息切れを訴えて受診した62歳の男性．3ヶ月で体重が3kg減っているという．

所見 眼瞼結膜はやや蒼白．この爪（図1）の所見は？　診断は？

解説 食欲不振，労作時の息切れ，体重減少で受診した高齢男性である．爪は，爪甲がスプーン状に変形（匙状爪）し，爪甲先端が薄く剥がれ（爪甲層状分裂症），爪床部が蒼白している．これらのことから鉄欠乏性貧血を疑った．血液検査でHb 8.4 g/dL, MCV 62.4 fL, MCH 18.2 pg, MCHC 29.0％, 血清フェリチン値10 ng/mL未満, 鉄10 μg/dL, TIBC 480 μg/dLであったため確診した．上部消化管内視鏡検査を施行したところ，胃癌が判明した．

- 鉄欠乏性貧血は，Hb＜12 g/dL, 血清フェリチン値＜12 ng/mL, TIBC≧360 μg/dLのときに診断される[1]．
- 鉄欠乏性貧血でみられる爪の所見は，以下のとおり．
  ① 匙状爪
  ・爪甲の両端と遠位部が上向きに彎曲することでできた凹みに，一滴の水を垂らしてもこぼれない状態をいう[2]．
  ・爪が脆弱化し，指腹に加わった力により爪甲の両端と遠位部が反りかえることで生じる[3]．
  ・鉄欠乏性貧血の5.4％でみられる[3]．
  ・力が加わりやすい指（母指，示指，中指）にみられることが多い．
  ・貧血の重症度と匙状爪の発症は相関しない[3]．
  ・匙状爪は，鉄の補充により4〜6ヶ月で改善する[3]．
  ② 爪甲層状分裂症（いわゆる二枚爪）[4]
  ・爪甲の先端で爪甲表面が薄く剥がれた状態．
  ・爪甲中の水分含量の低下と爪甲先端へ加わった力により生じる．
  ③ 爪床の蒼白
  ・感度59〜60％・特異度66〜93％との報告[5]や，蒼白の程度が高度の場合は陽性尤度比3.51〜4.42との報告もある[6]．

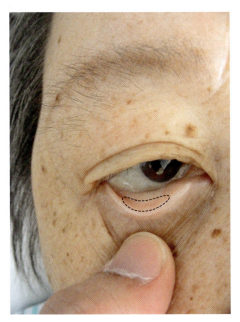

図2 結膜環蒼白・青色強膜
結膜環蒼白は結膜の手前側と奥側の色が同程度に白くなる（正常では手前側のほうが赤い）．青色強膜は強膜が青みを帯びて見える（→項目6参照）．

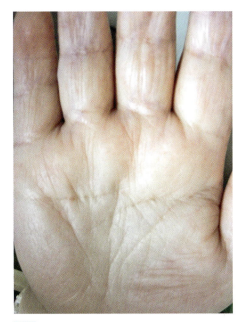

図3 手掌蒼白・手掌皮溝蒼白
手掌皮溝蒼白：手掌の深いしわまで白くなる．

- 鉄欠乏性貧血でみられるその他の身体所見には表1，図2，図3がある[5,7]．

ピットフォール

- 匙状爪は，特発性，遺伝性，外傷性・職業性のほか，約30疾患で報告されている（甲状腺機能亢進・低下症，ヘモクロマトーシス，真性多血症，全身性エリテマトーデス，混合性結合組織病など）[2,3]．
- 爪甲層状分裂症は，除光液の使用，洗剤を使用する水仕事などでも生じる[4]．

表1 鉄欠乏性貧血でみられる爪以外の身体所見

	感度（%）	特異度（%）
結膜環蒼白	10	99
青色強膜	87	94
手掌皮溝蒼白	8	99
手掌蒼白	58〜64	74〜96
顔面蒼白	46	88
舌蒼白	48	87

一発診断 鉄欠乏性貧血による匙状爪・爪甲層状分裂症・爪床の蒼白

ワンポイントアドバイス 手・爪の診察（匙状爪，爪甲の層状分裂，爪床の蒼白，手掌（皮溝）蒼白）で鉄欠乏性貧血を疑うことができる．

16　部活中に息苦しくなるんです…

1　全身症状からの一発診断

10歳代男性　頻度 ★★★

症状 2ヶ月前から部活中に息苦しくなり，動悸もするため受診した16歳の男性．陸上部（長距離）．特記すべき既往はない．症状のため最近競技記録が落ちている．喘鳴の自覚はない．食欲は良好．体重減少なし．

所見 眼瞼結膜に軽度貧血を認める．手・爪の診察に異常なし．診断は？

解説 労作時の呼吸苦，動悸で受診した若年男性である．眼瞼結膜に軽度貧血を認め，陸上部（長距離）に所属していること，運動パフォーマンスが落ちていることからスポーツ貧血を疑った．血液検査でHb 11.4 g/dL，MCV 75.4 fL，MCH 23.4 pg，MCHC 31.0%，血清フェリチン値10 ng/mL未満，鉄42 μg/dLであったため確診した．上部消化管内視鏡検査で異常なく，便潜血は陰性であった．

- スポーツ貧血は，スポーツが原因で起こる貧血をいう．鉄欠乏が主な原因である．
- 発症機序は以下のとおり[1,2]．
  ①鉄需要増加：筋肉量の増加，運動量の増加
  ②鉄摂取不足・吸入低下：栄養摂取不足，競技種目による減量，運動中の消化管機能低下
  ③鉄喪失増加：運動中の腸管虚血による消化管出血，多量の汗からの喪失，運動中の膀胱への衝撃による血尿
  ④溶血による貧血：運動中の足底部への衝撃による赤血球破砕，強い筋肉の収縮による血管内溶血
  ⑤その他：血液希釈による見かけ上の貧血（発汗による水分の喪失や動脈圧上昇による血中からの血漿漏出が生じることで，代償的にレニン，アルドステロン，バソプレシンが遊離されて血漿量が増加する）．
- 持久力を必要とするスポーツ選手（特に長距離ランナー）では，鉄の必要量が70%増加する[3]．
- 一般的な鉄欠乏性貧血の症状のほか，運動パフォーマンス（特に持久力）の低下がみられる[4]．
- スポーツ選手（特に女性の場合），青年，月経過多，貧血の既往，長距離ランナー，菜食主義の場合にスクリーニング採血を行う[1,3]．
- 食事療法と薬物療法（鉄剤の投与）により改善する[2,5]．

鑑別疾患 思春期貧血の原因となるもの[6]

- 発育に伴う鉄需要の増大，ダイエット・偏食，月経，ヘリコバクター・ピロリ感染，慢性疾患（膠原病・甲状腺疾患など），肥満など．

ピットフォール

- 非貧血型鉄欠乏でも症状がみられる[2,3]．
- 消化器疾患，婦人科疾患を見逃さない．

一発診断 スポーツ貧血（アスリート貧血）

ワンポイントアドバイス スポーツ選手にみられた鉄欠乏性貧血で，器質的疾患がなければスポーツ貧血を疑う．

17 入院してから貧血が進んでいる…!?

70歳代男性 頻度 ★★★

1 全身症状からの一発診断

症状 急性肺炎で入院中の78歳の男性．入院後抗菌薬を開始して肺炎の症状は改善傾向だが，入院3日後の採血で急激にヘモグロビン・ヘマトクリットが低下していることに研修医が気づいた．食欲良好で，タール便なし．腹痛なし．

所見 バイタルサインに異常なし．仰臥位から坐位で血圧の低下，脈拍数の上昇はみられない．直腸診で異常なし．入院時の血液検査ではHb 14.3 g/dL, Ht 41.7%, MCV 88.2 fL, MCH 30.2 pg, MCHC 34.3%．入院3日後の血液検査ではHb 9.6 g/dL, Ht 27.6%, MCV 87.3 fL, MCH 30.1 pg, MCHC 34.4%．尿素窒素・AST・ALT・LDH・カリウム値の上昇なし．診断は？

解説 入院患者にみられた急激なヘモグロビン・ヘマトクリットの低下で，急性出血や溶血を疑う病歴・身体所見・検査所見がないことから体位性偽性貧血と診断した．

- 体位性偽性貧血とは，坐位・立位から仰臥位になることで間質液が血管内に移動し，血液が希釈されて見かけ上ヘモグロビン・ヘマトクリットが低下するものをいう．
- 外来では坐位で，入院中は仰臥位で採血することが多いため，入院中によく遭遇する．
- 健常人の約14人に1人はヘモグロビンが2 g/dL以上，ヘマトクリットが6%以上低下するといわれている[1]．
- 本疾患を知っておくことで，高コストで，侵襲的な，不必要な検査や輸血を避けることができる[1,2]．
- 疑った場合は，坐位で再検する．
- ヘモグロビン・ヘマトクリットが低下しても経過観察でよい．

ピットフォール 検査異常に振り回されず，測定条件にも注目する．

一発診断 体位性偽性貧血

ワンポイントアドバイス 入院後に急激なヘモグロビンの低下をきたした，失血・溶血の疑いのない患者をみたら体位性偽性貧血を疑う．

18　最近物忘れが多くて，怒りっぽいんです…

1　全身症状からの一発診断

80歳代男性　頻度 ★★☆

症状 数年前から物忘れが多くなり，怒りっぽくなったため家族に連れられて受診した86歳の男性．特記すべき既往歴はない．財布を誰かに盗られたということがあるという．日常生活動作は比較的保たれている．

所見 血液検査では，肝機能，腎機能，甲状腺，ビタミン系，電解質，梅毒検査を含め異常なし．神経学的所見に異常なし．記憶障害以外の認知機能障害は目立たない．ミニメンタルステート検査 (Mini-Mental State Examination：MMSE) 23点 (総得点30点で23点以下を認知症疑いとする)．認知症の精査のために頭部MRI検査，脳血流SPECT検査を依頼した (図1，図2)．診断は？

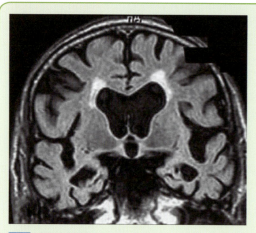

図1　頭部MRI検査
(文献1より転載，足立正氏提供)

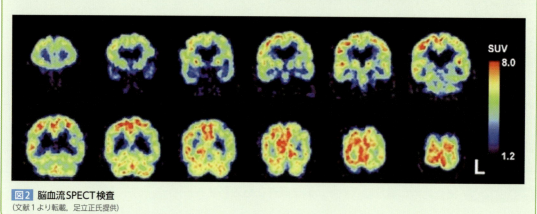

図2　脳血流SPECT検査
(文献1より転載，足立正氏提供)

解説 後期高齢者にみられた，緩徐進行の易怒性・被害妄想を伴う記憶障害であり，認知症が疑われる．頭部MRI検査で左側優位に側頭葉内側面前方 (腹側) の萎縮を認めるが，認知機能は比較的保たれており (MMSE23点)，脳血流SPECT検査で左側優位に側頭葉内側の血流低下がみられることから嗜銀顆粒性認知症と診断した．

- 嗜銀顆粒病 (argyrophilic grain disease：AGD) は，脳内に沈着した嗜銀顆粒 (鍍銀染色で染色される顆粒状構造物) を病理学的特徴とする変性疾患である[2]．
- 微小管結合蛋白のひとつであるタウ蛋白が細胞内に蓄積した状態をタウオパチーという．AGDは，4リピートタウオパチー (微小管結合部位が4ヶ所のものが蓄積する疾患) の1つである[3]．
- 嗜銀顆粒性認知症は，AGDによる認知症をいう[2]．
- 高齢者におけるAGDの頻度は約5～9％であり，決してまれではない[2]．
- 高齢者の認知症の原因として2番目に多い[3]．
- 高齢発症で，緩徐に進行する[2,4]．

- 最も多い初期症状は記憶障害で，頑固，易怒性，被害妄想，性格変化，暴力行動などの行動・心理症状がみられる[2〜4]．
- 軽度認知機能障害 (mild cognitive impairment：MCI) の状態で比較的長く経過し，日常生活動作は保たれる傾向がある[4]．
- 頭部CT・MRI検査で迂回回を中心とする側頭葉内側面前方 (腹側) に左右差を伴う萎縮を認める[2,4]．
- MMSEが比較的高値であるにもかかわらず，頭部MRI検査でVSRAD® (Voxel-based Specific Regional analysis system for Alzheimer's Disease) のZ score (内側側頭部の萎縮の程度を正常脳と比較して数値化したもので，数値が高いほど萎縮が強い) が高値である[3,4]．
- 脳血流SPECT検査で，側頭葉内側面に左右差を伴う血流低下がみられる[1,2,4]．
- 特異的な治療はない[2]．
- 本疾患が疑われる場合，アルツハイマー病に準じた治療を行う[2]．
- コリンエステラーゼ阻害薬の効果は限定的である (アルツハイマー病・レヴィー小体型認知症ほどは期待できない)[2,4]．

鑑別疾患　アルツハイマー病

- 脳血流SPECT検査で後部帯状回，楔前部，頭頂葉に血流低下がみられる．

ピットフォール

- アルツハイマー病，進行性核上性麻痺 (19%)，大脳皮質基底核変性症 (41〜100%) などの変性疾患を合併することがある (カッコ内は合併頻度)[1]．
- 遅発性統合失調症，妄想性障害，双極性障害，うつ病などの精神疾患が併存することがある (これらの精神疾患が併存する機序やAGDの関与の程度はわかっていない)[3]．

一発診断　嗜銀顆粒性認知症

ワンポイントアドバイス：高齢者にみられる，頑固，易怒性，異常行動を伴う記憶障害で，頭部CT・MRI検査，脳血流SPECT検査で左右差を伴う側頭葉内側面前方の萎縮，血流低下がみられたら嗜銀顆粒性認知症を疑う．

19 今朝から右手と右側の口の周りがしびれているんです…

60歳代女性　頻度 ★★☆

1　全身症状からの一発診断

> **症状**　起床時から右手第1〜3指と右側の口周囲のしびれを自覚したため受診した62歳の女性．高血圧で通院中．
>
> **所見**　血圧146/78 mmHg，脈拍数76回/分（整），右手第1〜3指と右側の口周囲（口唇とその周囲）にしびれと感覚鈍麻を認める．運動障害を含め，その他の神経学的所見に異常なし．診断は？

解説　高血圧患者に突然発症した，運動障害を伴わない一側の手と同側の口周囲の異常感覚と感覚障害であることから手口感覚症候群を疑った．頭部MRI・FLAIR像で左視床にごく小さな高信号域を認めたため，視床梗塞による手口感覚症候群と診断した（図1）．

- 手口感覚症候群は，一側の手と同側の口周囲に自覚的な異常感覚をきたすものをいう．
- 病変部位は視床と脳幹が多い[1,2]．
- 視床では，感覚中継核で手と口の走行が隣接しているために起こる（図2）．
- 大脳皮質（中心後回・前回），皮質下（内包〜放線冠）の病変でも起こる[1]．
- 病側と反対側の梗塞，出血，腫瘍などが原因となる[1]．
- 各部位の特徴は以下のとおり．
    - ①大脳皮質：発作性に異常感覚が起こることがある[1]．運動麻痺を伴うことがある[1]．けいれん発作，失語・失認・半盲を伴うことがある[3]．
    - ②皮質下（内包〜放線冠）：運動麻痺を伴うことがある[3]．
    - ③視床（典型的な病変部位）：同側の足の遠位部にも感覚障害が生じることがある．
    - ④橋：手・口とも両側に生じたり，手・口のどちらかが両側に生じたりすることがある[1]．
    - ⑤延髄：症状が互いに対側になることがある（交代性手口感覚症候群）[1,4]．延髄では外側脊髄視床路（脊髄後角から入り交叉して上行）と三叉神経脊髄路（延髄で交叉し上行）は隣接しており（図2），延髄上方では三叉神経脊髄路は口周囲に対応している．このため，延髄上方で外側脊髄視床路と三叉神経脊髄路を含んだ病変があれば，口は病変と同側，手は病変と対側に症状がでる[4]．Wallenberg症候群に進展することがある[4]．
- 他覚的な感覚障害（表在感覚・深部感覚の異常）はあってもなくてもよい[3]．
- 異常感覚が第1指と第2指に限局したり，全手指に及んだりすることがある．
- 異常感覚が舌に及ぶことがある（図2）[3]．
- 随伴症状が約65％でみられ，最も多いのは浮遊性めまいである（表1）[1]．
- 基礎疾患に準じて治療を行う．

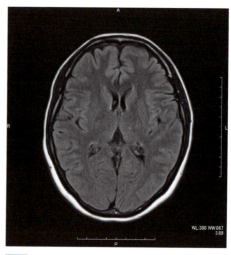

図1　本患者の頭部MRI・FLAIR像

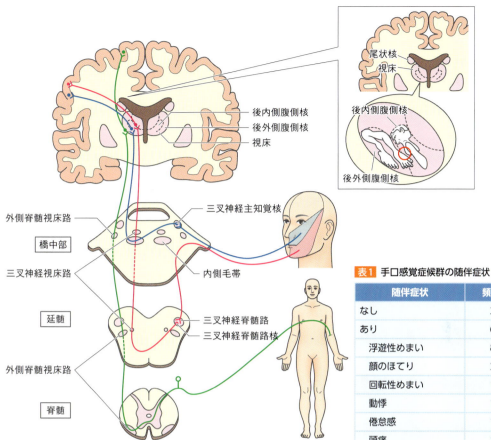

図2 知覚路

表1 手口感覚症候群の随伴症状

随伴症状	頻度（%）
なし	35.5
あり	64.5
浮遊性めまい	83.7
顔のほてり	22.5
回転性めまい	16.3
動悸	14.3
倦怠感	12.2
頭痛	12.2
不安定感	10.2
嘔気	6.12
目のかすみ	6.12
胸部圧迫感	6.12
耳鳴	4.08
前失神	2.05
腸蠕動亢進	2.05
何とも言えない不快感	2.05
歯が落ちる感じ	2.05
しゃっくり	2.05

（文献1より作成）

鑑別疾患 純粋片側感覚障害型のラクナ梗塞

・ラクナ梗塞の17.4％を占める[5]．
・片側の顔面・上下肢の異常感覚をきたす．
・ラクナ梗塞による手口感覚症候群は，純粋片側感覚障害型の不完全型である[4]．

ピットフォール

・手のしびれのみ訴えている場合は，同側の口周囲のしびれがないか積極的に問診して，本疾患を拾い上げる．
・大脳皮質，延髄の病変では，発症後に神経症状が増悪することがある（12％）（各部位の特徴を参照）[1]．

一発診断：手口感覚症候群

ワンポイントアドバイス：突然発症した，一側の手と同側の口周囲の異常感覚をみたら手口感覚症候群を疑う．

20　足がむくんで，しびれて，息が苦しいんです…

1　全身症状からの一発診断　30歳代男性　頻度 ★★★

症状 1ヶ月前からの両下腿浮腫としびれ，労作時の息切れがあるため受診した37歳の男性．特記すべき既往歴はない．

所見 血圧136/61 mmHg，脈拍数97回/分（整），SpO_2 97％（室内気），呼吸数15回/分．甲状腺の腫大・圧痛なし．心音はⅡp亢進，3LSB領域にLevineⅢ度の収縮期逆流性雑音あり．呼吸音は両肺野にcoarse cracklesあり．温痛覚・触圧覚ともに四肢（特に下肢）で低下している．両下腿に圧痕性浮腫を認める．両側の膝蓋腱反射が消失している．胸部X線写真（図1），心電図（図2），心エコー図を示す（図3）．診断は？

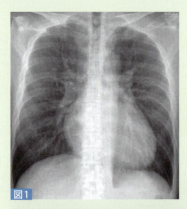
図1

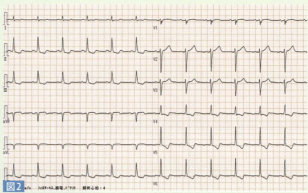
図2

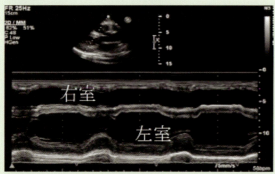
傍胸骨長軸像

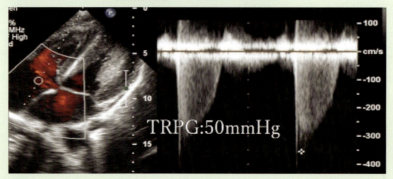
図3　心尖部四腔像

> **解説** 特に既往のない30歳代男性にみられた，両下肢優位の感覚低下，両下腿浮腫を伴う息切れである．心電図では，Ⅱ，Ⅲ，aVF，V4-V6誘導に非特異的変化としてT波の陰転化を認める．心エコー図検査では，壁運動異常は認めず，心嚢液の貯留を認める．また，収縮期の右室-右房圧較差（pressure gradient measured from tricuspid valve regurgitation：TRPG）から収縮期肺動脈推定圧は60 mmHgで肺高血圧症・右心負荷を認めると考えられる．1回拍出量は134 mL（正常約70 mL）であった．以上より高拍出性心不全と診断した．高拍出性心不全患者で下肢優位の感覚障害，両側の膝蓋腱反射の消失があることより，脚気心を疑った．追加の問診で，数年前から食事は白米のみという偏食傾向であることがわかり，ビタミンB_1の血中濃度を測定したところ著明な低下を認めたため確診した．

- 脚気心は，ビタミンB_1欠乏による末梢血管拡張とそれに伴う高心拍出性心不全をきたす疾患である[1,2]．
- 脚気心の病初期は末梢血管抵抗低下により心筋は過収縮となるが，ビタミンB_1欠乏が長期間経過すると，高度のエネルギー産生障害をきたし，心筋収縮は低下する．
- 末梢血管抵抗が低下し，拡張期血圧低下，脈圧増大がみられる[2]．
- 高心拍出状態でⅢ音，収縮中期逆流性雑音（三尖弁逆流による）が聴取される[2]．
- 心エコー図検査では，両心室の内腔拡大，右心系の異常（右室拡大，三尖弁逆流），肺高血圧症を認め，肺塞栓症様にみえる．肺塞栓症（低心拍出量）とは異なり，高心拍出量状態がみられることが多い[3]．
- 病態が進行すると，右心不全による全身性浮腫がみられるようになる[2]．
- ビタミンB_1の血中濃度と心不全の重症度は必ずしも相関しない[4]．
- 食生活の病歴により，ビタミンB_1欠乏状態の確認をする[2]．
- ビタミンB_1の投与が唯一有効な治療法である．
- 利尿薬，強心薬は無効である．
- 心不全を合併している場合，利尿薬の使用はビタミンB1の尿中排泄を促進するため，かえって心不全を増悪させてしまう可能性がある[5]．

> **鑑別疾患** 高拍出性心不全をきたす疾患[6]

①高度の貧血
・拡張期血圧の低下（脈圧増大）はみられない．

②甲状腺機能亢進症（→項目2参照）
・下腿浮腫．圧痕性のことも，非圧痕性のこともある．収縮期高血圧．

> **ピットフォール** 脚気心が長期に経過すると心筋障害がおこり，拡張型心筋症様になる．したがって，アルコール多飲患者でのアルコール性心筋症との鑑別は困難である[7]．

一発診断：脚気心

ワンポイントアドバイス　壁運動良好な両下腿浮腫を呈する右心不全患者で偏食傾向があれば，脚気心を疑ってビタミンB_1の血中濃度を測定する．

21 薬を飲んでも血圧が下がらないんです…

1 全身症状からの一発診断

60歳代男性　頻度 ★★☆

症状 降圧薬を服用しても血圧の下がりが悪いため紹介受診した60歳の男性．Ca拮抗薬，アンギオテンシンⅡ受容体拮抗薬（ARB），β遮断薬を内服している．

所見 血圧170/100 mmHg，脈拍数60回/分（整）．甲状腺の腫大・圧痛なし．頸部の血管雑音なし．中心性肥満，満月様顔貌なし．腹部の血管雑音なし．下腿浮腫なし．血液検査（午前）では，Na 139 mEq/L，K 4.1 mEq/L，Cre 0.95 mg/dL．TSH，FT3，FT4，ACTH，コルチゾールは正常．血漿レニン活性（plasma renin activity：PRA）0.1 ng/mL/時間．血漿アルドステロン濃度（plasma aldosterone concentration：PAC）112 pg/mL．ある疾患を疑って，腹部単純CT検査を実施した．（図1）．診断は？

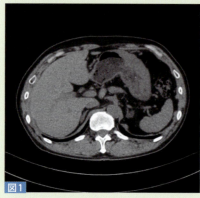
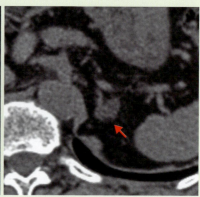

図1

解説 3種類の降圧薬併用でコントロールがつかない治療抵抗性の高血圧であることから二次性高血圧症を疑った．追加の問診で，いびき・日中の眠気，頭痛・動悸・発汗，漢方薬の内服がないこと，アルドステロン濃度/レニン活性比（aldosterone to renin ratio：ARR）1,120（＞200）であること，左副腎腫瘍（11×8 mm）が認められたことから，原発性アルドステロン症と診断した．

- 原発性アルドステロン症（primary aldosteronism：PA）は，副腎からのアルドステロンの自律的な過剰分泌により高血圧をきたすものをいう．
- 全高血圧患者の3～10％を占め，二次性高血圧のうち最も頻度が高い[1,2]．
- 本態性高血圧症と比して，心血管疾患・脳血管障害（脳出血＞脳梗塞）の合併頻度が高い（心筋梗塞5.8倍，心房細動12倍，心肥大2.9倍，脳血管障害5倍）[3,4]．
- PAを考慮しスクリーニングすべき高血圧患者群[5]は以下のとおり．
  ①利尿薬誘発を含めた低カリウム血症（利尿薬使用中も含む）
  ②若年者の高血圧
  ③Ⅱ度以上の高血圧（BP≧160/100 mmHg）
  ④治療抵抗性の高血圧
  ⑤副腎偶発腫瘍の合併
  ⑥40歳以下での脳血管障害発症

- 副腎偶発腫瘍の約5%がアルドステロン産生腺腫である[6]．
- アルドステロン濃度/レニン活性比 (ARR) によりスクリーニングする．
  - 午前中の空腹時に15～30分の安静臥床後，臥位での採血が推奨されている[7]．
  - ARR＞200およびPAC＞120 pg/mLをスクリーニング陽性とする (PACの単位がng/dLのときはARR＞20を陽性とする)．ARR＞200をカットオフとすると，感度78%，特異度83%　陽性尤度比4.6，陰性尤度比0.27である[8]．
  - ほとんどの降圧薬は，レニンやアルドステロン値に影響する．よって，ARR値の算出時に，PRAの低値による偽陽性に注意する (低レニンであればアルドステロンが高値でなくてもARRが陽性となる偽陽性がある)．
- 各降圧薬のARRによるスクリーニングへの影響は以下のとおり．
  - ①β遮断薬，直接的レニン阻害薬，利尿薬 (ループ利尿薬，サイアザイド系利尿薬)，ACE阻害薬，ARB：少なくとも2週間の休薬後に検査する．
  - ②抗アルドステロン薬：2ヶ月以上の休薬後に検査する[9,10]．
  - ③Ca拮抗薬：ARR値に影響が最も少ない．
  - ④休薬困難例：Ca拮抗薬・α遮断薬・ヒドララジンに変更して2週間以上後に検査する．
  - 休薬困難な場合は，ARR＞124をカットオフとする (感度73%，特異度74%　陽性尤度比2.8，陰性尤度比0.36)[11]．
- PAC＜120 pg/mLでも原発性アルドステロン症を否定できない[12]．
- PAの約30%はARRが正常値を示す．偽陰性を回避するため，1回の検査ではPAを否定せず，反復して測定することが望ましい[13]．
- スクリーニング陽性の場合，機能確認検査 (カプトプリル試験，フロセミド立位負荷試験，生理食塩水負荷試験，経口食塩負荷試験など) による確定診断を行う．

鑑別疾患 二次性高血圧症をきたす疾患

①腎血管性高血圧症
- PAC高値となり，PRAの抑制がない．
- 腹部の血管雑音 (収縮期・拡張期いずれも聴取：陽性尤度比38.9)[14]．
- ARB・ACE阻害薬投与後の急激な腎機能悪化をみたら疑う．

②褐色細胞腫
- PAC高値となり，PRAの抑制がない．
- 頭痛 (90%)，発汗 (60～70%)，高血圧 (85～95%) を認める[15]．

ピットフォール
- 低K血症をきたすPAは25.5%にすぎない (74.5%がカリウム正常である)[1]．
- 腹部CT検査で副腎に異常 (大きさ，形態など) を指摘できない症例がある (約30%)[16]．その場合は，原則，副腎静脈サンプリングを実施する．

一発診断：原発性アルドステロン症 (PA)

ワンポイントアドバイス　若年者の高血圧や多剤を使用してもコントロールがつかない高血圧ではPAを疑い，ACE阻害薬，ARB，β遮断薬，利尿薬の降圧薬服用中であってもARRを測定してPAを診断する．

22　健診で心雑音を指摘されたんです…

1　全身症状からの一発診断

60歳代女性　頻度 ★★★

> **症状**　健診で心雑音を指摘されたため受診した63歳の女性．1週間前に左を下にして横になって休んだ時，数秒間の眼前暗黒感を生じたという．う歯治療歴はない．
>
> **所見**　血圧138/70 mmHg，脈拍数70回/分（整），呼吸15回/分，体温37.5℃．心音は坐位でⅠ音，Ⅱ音に異常なし．Ⅲ音，Ⅳ音なし．心尖部で前収縮期雑音，拡張中期雑音，拡張期過剰心音を聴取．左側臥位でⅠ音の亢進，心雑音の増強がみられる．呼吸音は異常なし．下腿浮腫なし．神経学的所見に異常なし．血液検査はCRP 0.6 mg/dL，その他に異常なし．心電図は心室性期外収縮2段脈のみ．胸部X線写真は異常なし．診断は？

解説　元来健康であったが，健診で心雑音を指摘され，体位による一過性の脳虚血症状と心音の亢進，心雑音の増強を認める60歳代女性である．病歴から心臓腫瘍を疑い，心エコー図検査を施行した（図1）．左房中隔に付着した30×35 mm大の円形・高エコー腫瘤を認めた．腫瘤は血流による可動性があり，拡張期に僧帽弁口を閉塞しかけていた．このため心拍出量が一過性に減少し，眼前暗黒感が生じたと考えられた．後日開胸摘出術を行い，粘液腫と診断した．

- 粘液腫は，成人の原発性心臓腫瘍の中で最も頻度の高い良性腫瘍である[1]．
- 剖検例における原発性心臓腫瘍の発生頻度は0.0017％〜0.19％である．良性腫瘍が約75％を占める[2]．
- 良性腫瘍の約50％が粘液腫である[2]．
- 粘液腫の約75％が左心房内に発生する[2]．
- そのほとんどが心房中隔の卵円窩付近から発生する[2]．
- 30〜60歳代に多いが，あらゆる年齢で起こる[2]．
- 女性に多い[2]．
- 無症状で経過し，偶然発見されることが多い[3]．
- 症状がある場合は，以下の3兆候がある（カッコ内は左房粘液腫での頻度）[3,4]．
  ①心腔内狭窄症状（67％）
  ・粘液腫が増大し，心腔内に狭窄症状をきたす．
  ・拡張期に僧帽弁へ嵌頓すると僧帽弁狭窄症に類似した血行動態を示し，左房圧上昇，低心拍出量となる．
  ・呼吸困難，起坐呼吸，発作性夜間呼吸困難，肺水腫，咳嗽の症状が出現する．
  ・心臓腫瘍が房室弁口を一時的に完全な閉塞状態にすると，失神，あるいは突然死をおこす[2]．
  ②全身の塞栓症状（29％）

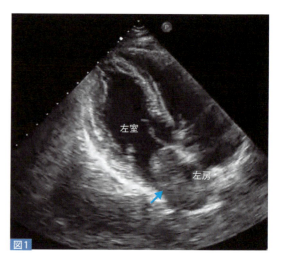

図1

- ・4.5 cm 以下で，やわらかい粘液腫が塞栓症をおこす．
- ・神経脱落症状 (運動障害や感覚障害) を認める (20%)．
- ・心筋梗塞を起こした報告がある[5]．
- ・右心系の粘液腫は肺塞栓を生じることがある．

③全身症状 (34%)
- ・発熱，体重減少，全身倦怠感，紅斑，関節痛，筋肉痛など膠原病や慢性感染症に類似した症状が出現する[2]．
- ・貧血，CRP 上昇，赤沈亢進，高ガンマグロブリン血症，IL-6 の上昇などみられるが非特異的である[2]．

▪ 心筋への直接浸潤による心室機能障害，ブロックを含む不整脈，心嚢水の出現がみられることがある．

▪ 左房粘液腫での心音，心雑音の特徴は以下のとおり[2,4]．
　①Ⅰ音の亢進と持続の延長
　②僧帽弁狭窄症様の心尖部での前収縮期雑音もしくは拡張期雑音 (53%)
　③体位変換や時間的経過により心雑音の強さの変動 (16%)
　④腫瘍プロップ (tumor plop sound) (15%)
　　・Ⅱ音の80〜150 msec 後の拡張期早期過剰心音
　　・腫瘍が僧帽弁輪に当たるために発生する高音[6,7]

▪ 心エコー図検査，CT 検査，MRI 検査で総合的に診断する．
▪ 造影CT 検査では，粘液腫は全体的に薄く造影されることが多い[8]．
▪ MRI 検査は他の心臓腫瘍との鑑別は厳密には難しいが，血栓との鑑別には有用である[9]．
▪ 無症状であっても，血栓形成または心血管合併症の危険性があるため外科手術を速やかに行う[3]．

鑑別疾患 失神を伴う流出路閉塞性心疾患

①僧帽弁狭窄症
- ・Ⅰ音の亢進 (90%)[10]

②大動脈弁狭窄症
- ・収縮後期にピークのある心雑音 (陽性尤度比101，陰性尤度比0.31)[11]

③閉塞性肥大型心筋症
- ・Valsalva 法による収縮期雑音の増強 (陽性尤度比16.3，陰性尤度比0.36)[12]

ピットフォール
- ・心房細動のない塞栓症状時は左房粘液腫も疑う．
- ・若年者 (平均24歳) の粘液腫は carney complex (皮膚および粘膜の色素性病変，粘液腫，さまざまな内分泌腫瘍の合併) に注意する[3]．

一発診断 左房粘液腫

ワンポイントアドバイス 体位変換による症状・心音・心雑音の変化があれば，心臓腫瘍も考慮する．

23 1日中頭が痛いんです…

2 頭頸部領域での一発診断　40歳代女性　頻度 ★★★

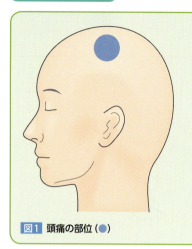

症状 10日前からの頭痛を訴えて受診した46歳の女性．押されるような痛みが1日中続いている．近医で頭部MRI検査を施行したが異常なし．頭痛の部位を示す（図1）．

所見 疼痛部位に皮疹を認めない．圧痛あり．周囲と比べ感覚が低下している．

追加の問診 痛みは常に一定の部分で，頭頂部左寄りの直径約3cmの円形の範囲である．ぴりぴりとした違和感を感じている．診断は？

図1 頭痛の部位（●）

> **解説** 頭頂部の限局した範囲にみられた，異常感覚を伴う持続性・圧迫性の痛みであることから貨幣状頭痛と診断した．

- 貨幣状頭痛は，頭皮の限局した領域に円形で圧迫性の痛みを生じるものをいう（2002年に初めて報告された）[1,2]．
- 三叉神経終末枝の限局した神経痛と考えられているが，病因ははっきりしていない[3]．
- 頭痛の特徴は以下のとおり[1,2,4~6]．

①疫学
・10万人あたり6.4～9.0人である．
・40歳代の女性に多い．
・約半数で片頭痛，緊張型頭痛，薬物の使用過多による頭痛，一次性穿刺様頭痛の併存あるいは既往がある．

②性状
・多くは圧迫性だが，刺されるような痛み，拍動性，灼熱様とさまざまである．

③持続時間
・数秒，数分，数時間，数日とさまざまである．
・持続性のことが多いが，間欠的なこともある．
・数秒から数十分（時に2時間）かけて痛みが増強することがある．

④程度
・軽度～中等度のことが多いが，重度のこともある．

⑤部位
・頭頂部に最も多いが，どの部分にも起こりうる．

⑥疼痛範囲
・直径が1～6 cmの円形または楕円形である．

⑦時間経過
- 2/3が慢性に経過し，1/3が発作性である．

⑧随伴症状
- 感覚鈍麻，異常感覚，錯感覚，アロディニアなどの感覚症状 (56～70％)，圧痛を認める．結膜充血，流涙，鼻汁などの自律神経症状，嘔気・嘔吐，光・音過敏はみられない．

- 心因性の関与は乏しい[5]．
- 身体所見，各種検査で異常を認めない．
- 多くの患者で治療は不要であり，患者には重大な病気でないと保証を与える[6]．
- 軽度の場合，消炎鎮痛薬 (アセトアミノフェン・NSAIDs) で対応する[6]．
- 中等度から重度の場合，もしくは消炎鎮痛薬が無効な場合，ガバペンチン，三環系抗うつ薬を用いる．ボツリヌス毒素の局注も有効である[5,6]．

鑑別疾患

①**一次性穿刺様頭痛**[2,7] (→項目24参照)
- 特に誘因なく起こる，持続時間が数秒以内の鋭い痛みで，自律神経症状を伴わず，器質的病変が存在しないもの．
- 片側性であるが，同側，反対側の頭部に移動することもある．

②**後頭神経痛** (→第2巻項目37参照)
- 後頭神経の支配領域に突発する，異常感覚を伴った，持続時間の短い鋭い痛みがある．
- 罹患神経上に圧痛があり，Tinel徴候を認めることがある．

ピットフォール

- 疾患概念があまり知られていないため，診断までに1ヶ月～50年という長い年月がかかっている[6]．
- 複数の部位に同時に起こることもあるが，それぞれの部位が上記のすべての特徴を有する[6]．
- 線維性異形成，悪性腫瘍の骨転移，多発性骨髄腫，Paget病などによる骨病変，骨に隣接した疾患 (髄膜腫，くも膜嚢胞) が原因となることもあるので，器質的疾患の除外は重要である[3,5]．

一発診断　貨幣状頭痛

ワンポイントアドバイス　頭頂部に直径1～6 cmの円形で，持続性・圧迫性の痛みがあれば貨幣状頭痛．

24　2 頭頸部領域での一発診断

30歳代女性　頻度 ★★★

ズキンと頭が痛いんです…

症状 3日前からの頭痛を訴えて受診した36歳の女性．片頭痛の既往がある．近医で頭部MRI検査を施行したが異常なし．

所見 疼痛部位に皮疹なし．圧痛なし．神経学的所見に異常なし．

追加の問診 針で刺されるような痛みで，部位は頭頂部左寄りに多いが，移動することもある．持続時間は数秒で，間隔は不規則だが1日に10回程度起こる．随伴症状なし．明らかな誘因はない．診断は？

解説 片頭痛の既往がある女性にみられた，持続時間の短い，針で刺されるような頭痛で，疼痛部位に圧痛，皮疹を認めず，明らかな誘因や随伴症状がないことから，一次性穿刺様頭痛と診断した．

- 一次性穿刺様頭痛は，単回または連続して起こる，持続時間が数秒以内の鋭い頭部の自発痛で，頭部自律神経症状を伴わず，器質的病変がないものをいう[1,2]．
- 有病率は2～35%と報告によりばらつきがあるが[3]，発作頻度が低いために受診していないだけで決してまれな疾患ではない[4]．
- 病因ははっきりしていない[1]．
- 頭痛の特徴は以下のとおり[1,3,5]．

  ①疫学
  ・女性に多い（男性の約2倍）．
  ・平均発症年齢は23～47歳であるが，小児にもみられる．
  ・片頭痛，緊張型頭痛，群発頭痛が併存することが多い．

  ②性状
  ・鋭い，刺すような痛みがある．

  ③持続時間
  ・通常3秒未満だが，120秒間持続することもある．

  ④程度
  ・軽度から重度までさまざまである．

  ⑤頻度
  ・1日1回（68%），連続して2回以上（4%），その両方（28%）．

  ⑥部位
  ・前頭部，側頭部に多いが，さまざまである．
  ・70%で三叉神経領域以外に生じる．
  ・片側性であるが，同側，反対側の頭部に移動することもある．両側性のこともある．

  ⑦誘因
  ・ストレス，体調不良，天候，睡眠不足，疲労など（50%）．

⑧随伴症状
  ・悪心・嘔吐，光・音過敏，アロディニア，めまいなどを認めることもある．
  ・結膜充血，流涙，鼻汁などの自律神経症状はみられない．
- 頻度が少なく症状が軽ければ，治療の必要はない[3, 4]．
- 頻度が多く症状が強ければ，インドメタシン，メラトニンを用いる[1]．セレコキシブ，三環系抗うつ薬（アミトリプチリン），ガバペンチンも有効である[5]．手を温めるのも有効である[3]．

鑑別疾患 短時間の突発性頭痛をきたす疾患

①**三叉神経痛**（→第1巻項目13参照）
・三叉神経第Ⅱ，Ⅲ枝領域に多い．誘発因子のほか，痛みが誘発される部位 (trigger zone) がある．

②**三叉神経・自律神経性頭痛** (trigeminal autonomic cephalalgias：TACs)
・片側の頭痛で自律神経症状を認めるもの．
・国際頭痛分類3版β版では，痛みの持続時間・頻度から群発頭痛など4つの疾患に分けられている．

③**後頭神経痛**（→第2巻項目37参照）
・後頭神経の支配領域に突発する，異常感覚を伴った，持続時間の短い鋭い痛みがある．
・罹患神経上に圧痛があり，Tinel徴候を認めることがある．

ピットフォール
・疾患概念があまり知られていないため，診断までに68.8±18.3ヶ月という長い年月がかかっている[4]．
・二次性として多発性硬化症，ヘルペス性髄膜脳炎，髄膜腫，下垂体腫瘍，視床出血，巨細胞性動脈炎などがある[3, 5]．

一発診断：一次性穿刺様頭痛

ワンポイントアドバイス：三叉神経，後頭神経の走行に一致しない，持続時間が数秒以内の鋭い頭痛で，明らかな誘因や自律神経症状がなければ一次性穿刺様頭痛．

25 熱が出て，喉も痛くなってきたんです…

2 頭頸部領域での一発診断

10歳代女性　頻度 ★★★

症状 数日前からの38℃の発熱，咽頭痛，倦怠感で受診した18歳の女性．

所見 体温38.4℃，血圧110/64 mmHg，脈拍数92回/分（整），呼吸数14回/分，SpO$_2$ 98%．両側の扁桃腺は軽度発赤・腫大しているが，白苔は認めない．圧痛を伴う後頸部・顎下リンパ節の腫脹を認める．ある疾患を疑って，左前腋窩線と肋骨下縁の交点を打診したところ濁音であった．また，両上眼瞼が腫脹していることに気づいた（図1）．眼瞼の発赤，落屑はみられなかった．診断は？

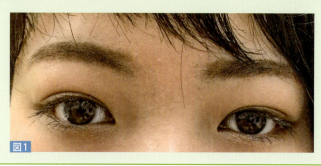

図1

解説 若年成人にみられた，発熱，咽頭痛，倦怠感，後頸部リンパ節腫脹から伝染性単核球症を疑った．左前腋窩線と肋骨下縁の交点（前腋窩線上の第9肋間）を打診（Castell法 図2）したところ濁音であったため，脾腫の存在も示唆された．VCA-IgM，VCA-IgG，EBNAを含めた血液検査を行ったところ，白血球上昇（リンパ球45%），異型リンパ球陽性，肝・胆道系酵素が上昇し，VCA-IgM陰性，VCA-IgG陽性，EBNA陰性であったため確診した．両側の上眼瞼浮腫は伝染性単核球症の一症状と考えた．

- 伝染性単核球症の診断に有用な所見は以下のとおり[2,3]．
  ①口蓋の点状出血（陽性尤度比 positive likelihood ratio：LR＋5.2）
  ②リンパ節腫脹（腋窩・鼠径LR＋3.0・後頸部：LR＋3.1）
  ③脾腫（LR＋1.9～6.6）
  ④眼瞼浮腫
- 眼瞼浮腫の頻度は5～10%である[3,4]．
- 病初期から出現する[5]．
- 顔面の腫脹を伴うこともある[3]．
- 結膜炎，涙腺炎，上強膜炎，角膜炎，虹彩炎などの眼症状を伴うことがある[6]．
- うっ血乳頭，視神経炎，眼筋麻痺，顔面神経麻痺などの神経合併症を伴うことがある[6]．
- VCA-IgMは感度が低いため，VCA-IgG陽性，EBNA陰性で急性期の確定診断とする．
- ①異型リンパ球数≧10%，②リンパ球数と白血球数の比（リンパ球数／WBC数比）＞0.35，も有用である[2]．
- 肝機能障害は80%でみられる[3]．
- 安静，対症療法で改善するが，溶血性貧血，血小板減少などの合併症があるときはステロイドで治

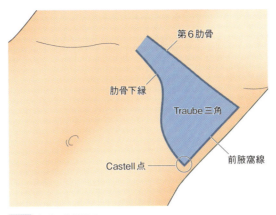

図2 脾腫の身体診察
Castell点の打診はTraube三角（第6肋骨・前腋窩線・左肋骨下縁で囲まれた範囲）の打診よりも感度・特異度が高い（感度82%・特異度83%）[1].

療する.

鑑別疾患 眼瞼浮腫をきたす疾患[5, 7]

①パルボウイルスB19感染症
- 浮腫・関節痛・皮疹のうち少なくとも2つ以上がみられた場合に疑う.
- 成人が罹患した場合は関節痛が前面に出る.
- 伝染性紅斑の患児との接触歴を確認する.

②血管浮腫
- 数分から数時間で発症する.
- 誘因となる薬剤（NSAIDs・ACE阻害薬など），物理的刺激（寒冷・運動など）を確認する.
- 必ずしも両側性ではない.

③蜂窩織炎
- 数時間から数日で発症する.
- 皮膚は赤紫色で痛みを伴う.

④眼瞼炎
- かゆみ，灼熱感，眼瞼縁に黄色の落屑を認める.
- 眼瞼縁に浮腫が強い.

ピットフォール 咽頭痛が前面に出ず，眼瞼浮腫・結膜炎などを訴えて外来受診することがある[5, 8].

一発診断 伝染性単核球症（による上眼瞼浮腫）

ワンポイントアドバイス 発熱，倦怠感を伴う眼瞼腫脹・眼症状をみたら，伝染性単核球症も鑑別に挙げ，口腔内の所見，脾腫の有無を確認する.

26 頭の中でバーンと音がしたんです…

60歳代女性 頻度 ★★☆

2 頭頸部領域での一発診断

症状 入眠時に，突然頭の中でバーンと何かが割れるような音がして目が覚め，動悸がして不安感が強くなったため救急外来を受診した68歳の女性．夢を見ていたわけではないという．頭痛，体のぴくつきはない．診断は？

解説 入眠時に突然発症した頭内のバーンという異常音と，それに伴う動悸・不安感で，頭痛，体のぴくつきがないことから頭内爆発音症候群と診断した．

- 頭内爆発音症候群は，入眠時や覚醒時に，頭の中で突然爆発が起こったような音（バン，パチン，ピシッ，ブォー，パチン，ドーン，ぽこん，きゃーなど）を感じるものをいう[1,2]．
- 睡眠時随伴症のひとつである[3]．
- 原因・発症機序ははっきりしていないが[1,4]，ストレスや疲労時に起こりやすい[1]．
- 睡眠時無呼吸症候群に伴う症例も報告されている[1]．
- 平均発症年齢は54歳であるが，あらゆる年齢に起こる[4]．女性に多い[1]．
- 通常頭痛は伴わない．頻脈や動悸を伴い，不安や恐怖を感じるようになる[1,4]．
- まれに閃光をみたり，ミオクローヌスを伴うこともある[4,5]．
- 通常週1回〜毎晩1回の頻度で慢性に経過するが，発作性に起こることもある[4]．
- 一晩に7回以上のこともある．人生で1度っきりで以後症状を認めないこともある[1]．
- 予後は良好で，保証を与えるだけで6ヶ月以内に自然軽快する[1,6]．
- 症状が強く，その後の睡眠に影響を及ぼしている場合は，三環系抗うつ薬（クロミプラミン・アミトリプリチン），抗てんかん薬（トピラマート・カルバマゼピン），クロナゼパム（リボトリール），カルシウム拮抗薬（ニフェジピン）などを用いてもよい[1,4,7]．

鑑別疾患 睡眠時にみられる疾患[4,8]

①夜間（睡眠時）パニック
- 中高年男性に多く，窒息感が症状の中心となる．
- 睡眠時無呼吸症候群の特徴（高血圧・肥満・日中の眠気・いびきなど）を有さない．
- 不安や恐怖を感じることがあるが，頭の中で異常音を感じない．
- パニック障害患者の重症例でも，日中だけでなく，睡眠時にパニック発作をきたすことがある．

②睡眠時ミオクローヌス
- 入眠時に起こりやすく，恐怖を感じることがあるが，頭の中で異常音を感じない．

ピットフォール まれな疾患といわれているが，精神科患者の13.8％，睡眠障害患者の10.0％，健常人の10.8％にみられるとの報告もあり，正確な診断がされていない可能性が高い[1]．

一発診断 頭内爆発音症候群

ワンポイントアドバイス 入眠時や覚醒時に突然，頭の中で異常音があり，頭痛がなく，不安や恐怖を感じたら頭内爆発音症候群．

27　頭頸部領域での一発診断

30歳代女性　頻度★★★

頭と胸が痛いんです…

症状　昨日からの頭痛と胸痛を訴えて受診した34歳の女性．以前から頭痛持ちで，市販薬で対応していたが，今回は改善がない．胸痛も以前から頭痛と一緒に起こる．以前，近医で血液検査，胸部X線写真，心電図，心エコー図検査を施行したが異常なかった．

追加の問診　頭痛は両側性拍動性で，痛みが強いことがある．嘔気を伴い，時に嘔吐する．胸痛は下顎，左上腕に痛みが広がることがある．虚血性心疾患の危険因子はない．診断は？

解説　若年女性にみられた，日常生活が障害されるほどの，嘔気・嘔吐を伴う拍動性の頭痛で，同様の症状を繰り返していることから片頭痛と診断した（POUNDスコア4点）（→第1巻項目3参照）．頭痛は，持続時間が長いこと，虚血性心疾患の危険因子がないこと，精査で異常がないことから虚血性心疾患は否定である．毎回，頭痛と一緒に胸痛が起こるため，片頭痛に伴う胸痛を疑った．トリプタン製剤を使用したところ，頭痛と胸痛が同時に改善したことから確診した．

- 片頭痛の発作時に頭部外症状を伴うことがある．
- 虚血性心疾患と紛らわしい胸痛，下顎痛，頸部痛，肩痛，上腕痛を認めることがある[1]．
- 片頭痛の頭痛症状がなく，これらの頭部外症状のみのこともある[2]．
- 疼痛部位にアロディニア（触覚刺激を痛みとして感じる）を認めることがある[2]．
- アロディニアの場合の胸痛（自発的な胸痛とは別）の特徴は以下のとおり[3]．
  ①持続時間は1～72時間（平均14時間）
  ②性状はひりひり，ずきずきした痛み（76%），鋭い痛み（12%），重い感じ（6%），押される感じ（6%）
  ③部位は左前胸部（79%），胸部正中（15%），胸部全体（6%）
  ④随伴症状は嘔気（94%），光過敏（85%），嘔吐（49%），音過敏（30%）
- 片頭痛に準じた治療を行う．

鑑別疾患　**心臓性頭痛**（虚血性心疾患に関連して生じる頭痛）[4,5]

- 片側性，両側性のいずれもありうる．
- 通常労作後に生じ，安静で軽快する．不安定狭心症の場合は，安静時にも起こりうる．
- 胸痛，下顎に放散する左上腕痛，心窩部痛は半数でしかみられない．
- 光過敏，音過敏，におい過敏がみられることがある（30%）．
- 嘔気・嘔吐，発汗，顔面蒼白など自律神経症状がみられることがある．
- 頭痛が虚血性心疾患の唯一の症状であることがある（27%）．この場合，高齢発症，虚血性心疾患の危険因子の有無，労作などのストレス下での発症を参考にして診断する．

一発診断　片頭痛による胸痛

ワンポイントアドバイス　典型的な片頭痛症状と同時に胸痛を伴えば片頭痛の頭部外症状（胸痛）．

28 喉が痛くて口が開けられないんです…

30歳代男性　頻度 ★★★

2　頭頸部領域での一発診断

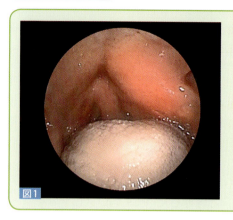

症状 数日前からの発熱・咽頭痛を訴えて受診した30歳の男性．唾が飲み込めないほど痛く，あまり大きく口を開けられないという．咳嗽・鼻水なし．

所見 体温38.2℃．左前頸部に直径約8mm大のリンパ節を5個触知する（弾性軟，可動性良好，圧痛あり）．開口制限あり（2横指程度）．胸部聴診では，crackles, wheeze, rhonchi, stridorを聴取しない．口腔内の画像を示す（図1）．診断は？

解説　発熱・開口障害・嚥下困難を伴う咽頭痛である．左口蓋扁桃の著明な腫大，前口蓋弓・軟口蓋の発赤・腫脹，口蓋垂の対側への偏位，により扁桃周囲膿瘍と診断した（図2）．

- 扁桃周囲膿瘍は，口蓋扁桃をとりまく被膜と咽頭収縮筋との間に膿瘍を形成し，炎症の範囲によりさまざまな症状をきたすものをいう（図3）[1]．
- 先行する咽頭炎，扁桃炎や軟口蓋に存在する唾液腺（Weber腺）の感染が病因といわれる[1~3]．
- A群溶連菌，口腔内嫌気性菌，ヘモフィリス属などが原因菌である[2,3]．
- 20~40歳代に多いが，あらゆる年齢に起こる[2]．
- 1年間に人口10万人あたり9~41人が発症する[1]．
- 季節性はなく通年性である[2]．
- 歯周病，喫煙が危険因子となる[2]．
- 大部分が片側性である（が，両側性のこともある）．
- 発熱，倦怠感，咽頭痛，嚥下困難，嚥下時痛，含み声，流涎，口臭の悪化がみられる[2]．
- 2/3で開口制限がみられる[3]．
- 放散痛として耳痛を訴えることもある[2]．
- 前口蓋弓・軟口蓋が発赤・腫脹し，口蓋垂が対側（健側）に偏位する[2]．
- 患側の口蓋扁桃は腫大する[2]．
- 患側の前頸部リンパ節が腫脹する[2]．
- 造影CT検査で，辺縁の増強効果を示す低吸収域（ring enhancement）として描出される（図2）．
- 抗菌薬（ペニシリン系），消炎鎮痛薬で治療する[2]．
- 浮腫・炎症が強い場合は，症状の軽快と早期の回復を得るためにステロイド（メチルプレドニゾロン2~3 mg/kg〈最大250 mg〉もしくはデキサメタゾン10 mgを単回投与）が有用である[2]．

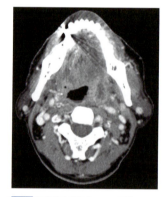

図2　扁桃周囲膿瘍のCT画像
左口蓋扁桃は腫大し，内部に辺縁の増強効果を示す低吸収域を認める．

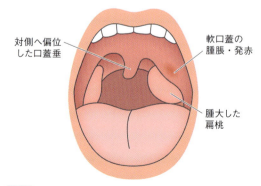

図3　扁桃周囲膿瘍のシェーマ

- 穿刺，切開もしくはドレナージにより排膿する（含み声，流涎，開口制限のない1 cm未満の膿瘍では施行しない）が，いずれの方法でも治療効果に差がないといわれている[2, 4].
- 合併症として，気道閉塞，誤嚥性肺炎・肺膿瘍，頸部・上縦隔への感染の拡大（①Lemierre〈レミエール〉症候群，②縦隔炎），出血などがある[2].

鑑別疾患 特にfive killer sore throat（①〜⑤）を鑑別する[2, 3, 5〜8].

① **扁桃周囲膿瘍**（本疾患）

② **Lemierre（レミエール）症候群**
- 咽頭炎，扁桃炎，扁桃周囲膿瘍に引き続いて発症する，内頸静脈の血栓性静脈炎.
- 健康な若年成人に多くみられる（発症平均年齢20歳）.
- 通常先行感染後1週間以内に発症する.
- 抗菌薬を使用しているにもかかわらず発熱が持続し，頸部の血管に沿って圧痛を認める場合に疑う.

③ **咽後膿瘍**（→第1巻項目87参照）
- 嚥下時痛が強く，斜頸，頸部の伸展制限がみられるが，開口制限は少ない（20％）.

④ **急性喉頭蓋炎**（→第2巻項目31参照）
- 咽頭痛が強く，時に呼吸苦がみられるが，開口制限は少ない.
- 症状の割に口腔内所見に乏しい.
- 前頸部（舌骨部）に圧痛を認める.

⑤ **Ludwig's angina（口腔底蜂窩織炎）**
- 口腔底に発赤・腫脹を認める.
- 舌が腫脹するため開口したままでいる.
- 顎下に握雪感を認めることがある.
- 口腔痛，項部硬直，流涎，嚥下困難，くもった声を認めるが，開口障害は通常ない.

⑥ **扁桃周囲蜂窩織炎**
- 口蓋扁桃をとりまく被膜と咽頭収縮筋との間に炎症をきたすもの.
- 膿瘍を形成しないため，穿刺で膿を認めない.
- 時に扁桃周囲膿瘍と鑑別が難しい場合があるが，抗菌薬を開始して24時間に改善があれば扁桃周囲蜂窩織炎，改善がなければ扁桃周囲膿瘍といわれている.

⑦ **重度のウイルス性咽頭扁桃炎**
- 両側性で，開口制限をきたすことはまれである.

ピットフォール
- 1.5〜6％の患者で伝染性単核球症に同時感染しているため[2]，異型リンパ球，肝機能障害の有無に注目する.
- 扁桃摘出術の既往がある患者でも起こりうる[9].

一発診断：扁桃周囲膿瘍

ワンポイントアドバイス：開口制限を伴う片側の咽頭痛で，扁桃周囲の腫脹・口蓋垂の対側への偏位をみたら扁桃周囲膿瘍.

29 めまいがして，頭も痛いんです…

2 頭頸部領域での一発診断　40歳代女性　頻度 ★★☆

症状 昨日からの回転性めまいを訴えて受診した40歳の女性．片頭痛の既往あり．数ヶ月前から時々めまいを認め，同時に頭が痛くなり，光をまぶしく感じるという．耳鳴・難聴・耳閉感はない．近医で頭部MRI検査を施行したが異常なし．

追加の問診 めまいは，特に誘因なく出現し，持続時間は通常数時間で，長くても2日で治まる．頭痛は片側性・拍動性で，日常的な動作により増悪し，日常生活に支障をきたしている．

所見 右向きの自発性眼振を認めた以外は，神経学的所見に異常なし．診断は？

解説 片頭痛の既往がある患者にみられた，頭痛を伴う自発性・反復性のめまい発作である．めまい発作時の頭痛の性状は片頭痛に合致し，前兆はなく，光過敏を伴っている．頭痛・めまい以外に症状がないことから前庭性片頭痛と診断した．

- 前庭性片頭痛は，片頭痛発作に回転性もしくは非回転性めまいを伴うものをいう．
- 発症機序ははっきりしていない[1]．
- 生涯有病率は約1%[1]，1年有病率は0.9%である[2]．
- 片頭痛クリニックを受診した患者の9%，めまいクリニックを受診した患者の7%を占める[2,3]．
- 自発性・反復性めまいの中で最多（2番目はメニエール病）．前庭障害性めまいの中では良性発作性頭位めまい症（BPPV）に次いで多い[4]．
- 発症年齢は約40歳で，女性に多い（男性の1.5〜5倍）[1,3,4]．
- 約85%は片頭痛の発症時期がめまいに先行する（平均8.4年）[1,2]．約15%は片頭痛とめまいが同時発症する[3]．
- 2013年に発表された国際頭痛分類3版β版の診断基準は **表1** のとおり[5]．
- めまいの特徴は以下のとおり[1,2,4,6]．
  ①持続時間：数秒（約10%），数分（約30%），数時間（約30%），数日（約30%）とさまざま．72時間以上続くことはまれ．
  ②きっかけ：（自発性以外では）視覚刺激，頭位変換時のことが多い．
  ③性状：自発性・回転性めまいが最も多く（67%），次いで頭位性・回転性めまい（24%）が多い．不安定感，浮遊性，めまい感と表現されることもある．
  ④誘因：睡眠不足，ストレス，食物，脱水など．
  ⑤発作回数：1日に数回〜1年に数回のみとさまざま．
  ⑥随伴症状：嘔気・嘔吐．耳鳴・難聴・耳閉

表1 国際頭痛分類3版β版の診断基準（2013年）

A. CとDを満たす発作が5回以上ある．
B. 現在または過去に「前兆のない片頭痛」または「前兆のある片頭痛」の確かな病歴がある．
C. 5分〜72時間持続する中等度以上の前庭症状がある．
D. 発作の少なくとも50%は，以下の3つの片頭痛の特徴のうち少なくとも1つを伴う
  1. 以下の4つのうち，少なくとも2つを満たす頭痛
    a) 片側性
    b) 拍動性
    c) 中等度または重度
    d) 日常的な動作により増悪
  2. 光過敏と音過敏
  3. 視覚性前兆
E. 他に最適な診断がない，または他の前庭疾患によらない．

（日本頭痛学会，国際頭痛分類委員会：国際頭痛分類 第3版 beta版．176，医学書院，2014より転載）

感 (38%). 難聴は通常軽度で一過性. 徐々に進行していく両側性の難聴がみられることがある (約20%).

- 典型的には発作時に中枢性もしくは末梢性の眼振がみられる[1].
- 発作間欠期にも前庭徴候 (自発性・頭位性・注視性眼振, 前庭眼反射の異常) がみられる (53〜66%)[1].

表2 脳幹性前兆を伴う片頭痛の診断基準

A. B〜Dを満たす頭痛発作が2回以上ある
B. 完全可逆性の視覚性, 感覚性, 言語性前兆があるが, 運動麻痺 (脱力) あるいは網膜症状は伴わない.
C. 以下の脳幹症状のうち少なくとも2項目を満たす
 1. 構音障害 2. 回転性めまい 3. 耳鳴
 4. 難聴 5. 複視   6. 運動失調
 7. 意識レベルの低下
D. 以下の4つの特徴の少なくとも2項目を満たす
 1. 少なくとも1つの前兆症状は5分以上かけて徐々に進展するか, または2つ以上の前兆症状が引き続き生じる (あるいはその両方)
 2. それぞれの前兆は5〜60分持続する
 3. 少なくとも1つの前兆症状は片側性である
 4. 前兆に伴って, あるいは前兆発現後60分以内に頭痛が生じる
E. 他に最適なICHD-3βの診断がない, また, 一過性脳虚血発作が除外されている

(日本頭痛学会, 国際頭痛分類委員会:国際頭痛分類 第3版 beta版. 7, 医学書院, 2014より転載)

- 10〜25%でしか前庭機能を評価する検査 (カロリック試験など) で異常とならないので, 診断には必ずしも必要ない. 他疾患の除外のために行われる[1,4].
- 発作時はトリプタン製剤 (特にスマトリプタン), ベンゾジアゼピン系抗不安薬 (クロナゼパム・ロラゼパム), 制吐薬, 抗ヒスタミン薬 (ジフェンヒドラミン), 抗コリン薬 (スコポラミン) を用いる[1].
- 発作回数が多い場合は, 片頭痛の治療に準じた予防投与を行う[4].

鑑別疾患 めまいと頭痛をきたす疾患

①脳幹性前兆を伴う片頭痛[6]

- 7つの脳幹症状 (表2) のうち少なくとも2項目は満たし, その症状の少なくとも1つは片側性で, 持続時間は60分以内である.

②メニエール病

- 健常者に比し片頭痛を合併しやすい (2倍)[2].
- 発作前もしくは発作直後に耳閉感, 耳痛を認め, 引き続いて耳鳴, 難聴が出現する[1].
- 片側性で中等度以上の低音性難聴がみられ, 発作間欠期にも徐々に進行していく[4,7].

ピットフォール

- めまいをきたす疾患 (BPPV, メニエール病など) が片頭痛を誘発することもある[6].
- めまいが頭位変換により誘発・増強される場合, BPPVと誤診されている可能性がある. この場合, BPPVと対照的に, 頭位性眼振は持続的で, 眼振が誘発される頭位をとっている限り続くことで鑑別する[8].
- 本疾患の認知度が低いため, 前庭性片頭痛患者の2/3がかかりつけ医に相談しても, 20%しか診断されなかったとの報告がある[1].
- 頭痛とめまいが同時に起こることもあれば, 頭痛だけ, もしくは, めまいだけのこともある.
- 不安・うつ病など精神疾患を合併しやすいため (50%), 心因性めまいと誤診されている可能性がある[4].

一発診断：前庭性片頭痛

ワンポイントアドバイス：めまい患者では, 積極的に片頭痛の既往や随伴する頭痛の性状を確認する.

30 寝返りをしたらめまいがするんです…

2 頭頸部領域での一発診断

40歳代女性　頻度 ★★★

症状 就寝しようと布団に入って寝返りをしたところ，回転性のめまいがして，嘔気・嘔吐がみられたため受診した42歳の女性．頭痛，構音障害，顔面・手足のしびれ，複視，嚥下障害，耳鳴・難聴・耳閉感はない．めまいの持続時間は1分以内である．

所見 神経学的所見に異常なし．仰臥位で頭を右側に90°回転させると，下向き（地面向き）の眼振が出現した．引き続き左側に180°回転させると，右向きよりも程度の強い下向き（地面向き）の眼振が出現した．診断は？

解説 寝返りにより出現した，持続時間が1分以内の回転性めまいで，嘔気・嘔吐以外に随伴症状がなく，supine head roll試験（図1）で方向交代性向地性眼振（眼振の方向が左右の頭位で逆転するが，いずれも地面向きの眼振となる）がみられ，右と比べて左下頭位で眼振の程度が強いことから，**左外側半規管型・良性発作性頭位めまい症**（horizontal canal benign paroxysmal positional vertigo：HC-BPPV）（半規管結石症）と診断した．

- BPPVは，特定の頭位変換に伴って生じる回転性あるいは動揺性のめまいである[1]．
- 後半規管型が最も多く（60〜90％），次いで外側半規管型（水平半規管型）が多い（10〜30％）[2]．
- 外側半規管型（水平半規管型）の頻度は過小評価されているといわれている[2]．
- 外側半規管型は，病態により半規管結石症とクプラ結石症に分けられ，頻度はほぼ同じである[3]．
- それぞれの特徴を以下に示す[1,4,5]．
  ① 半規管結石症：軸位面（寝返り・頭を左右に動かす）での頭位で誘発される．めまいは数秒の潜時をおいて出現する．持続時間は1分以内のことが多い．同じ頭位を繰り返すと，めまいが軽減していく（慣れの現象）．supine head roll試験で方向交代性向地性眼振（向地性＝地面向き・下向き）を認める．眼振が強い頭位のときに，下になっているほうが患側．
  ② クプラ結石症：矢状面（寝たり起きたり・頭を上下に動かす），軸位面での頭位で誘発される．めまいは潜時なく出現する．特定の頭位を維持する限り1分以上持続する．同じ頭位を繰り返しても，めまいは軽減しない．supine head roll試験で方向交代性背地性眼振（背地性＝天井向き・上向き）を認める．眼振が強い頭位のときに，上になっているほうが患側．
- 蝸牛症状や中枢神経症状は伴わない．
- 治療は浮遊耳石置換法（Gufoni法）である（図2，図3）[6]．
- Gufoni法を2回行うと半規管結石症では61％，クプラ結石症では73％で症状が改善する[6]．行わない場合，半規管結石症は平均16日で[7]，クプラ結石症は平均13日で自然寛解する[8]．

鑑別疾患 **後半規管型・良性発作性頭位めまい症**（posterior canal benign paroxysmal positional vertigo：PC-BPPV）（→第1巻項目28参照）
・Dix-Hallpike法（懸垂頭位）で患側に向かう回旋性眼振を認める．
・懸垂頭位から坐位に戻したときに（reverse Dix-Hallpike法），健側に向かう回旋性眼振を認める．

ピットフォール
・supine head roll試験で，頭を左に向けたときと右に向けたときで眼振の程度が同じ場合は，

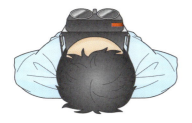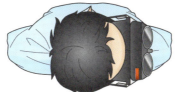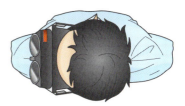

図1 supine head roll試験
仰臥位で頭を左右に向けて眼振を誘発する．

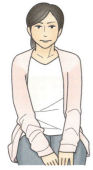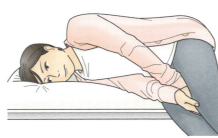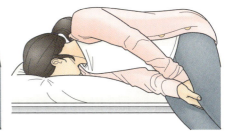

図2 半規管結石症に対するGufoni法（患側が左の場合）
①坐位の姿勢から
②眼振が弱い方向（＝健側）に倒れる（1～2分間）．
③45°地面側へ顔を向ける（2分間）．
④顔を向けたままで坐位に戻る．

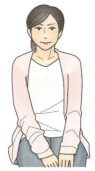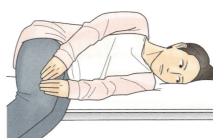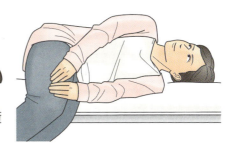

図3 クプラ結石症に対するGufoni法（患側が左の場合）
①坐位の姿勢から
②眼振が弱い方向（＝患側）に倒れる（1～2分間）．
③45°天井側へ顔を向ける（2分間）．
④顔を向けたままで坐位に戻る．

lying down nystagmus（坐位で頭部を3分間前屈させて，その後すみやかに仰臥位にする）により約40％で患側・健側を判断できる[4]．
①半規管結石症の場合は，健側方向に眼振が出現する．
②クプラ結石症の場合は，患側方向に眼振が出現する．

一発診断　HC-BPPV（半規管結石症）

ワンポイントアドバイス　寝返りや頭を左右に動かすことで誘発され，持続時間が1分以内の回転性めまいで，supine head roll試験で地面向きの眼振ならばHC-BPPV（半規管結石症）．

31　2　頭頸部領域での一発診断

40歳代女性　頻度 ★★☆

昨日からずっとめまいが続いているんです…

症状　昨日起床時に突然回転性めまい，嘔気・嘔吐が出現し，1日中ベッドで安静にしており，本日めまいは若干改善したが，ふらついてまっすぐ歩けないため外来受診した48歳の女性．めまいの既往はない．頭痛，構音障害，顔面・手足のしびれ，複視，嚥下障害，耳鳴・難聴・耳閉感はない．めまいは，頭位に関係なく，発症時からずっと続き，頭や体を動かすと悪化する．

所見　神経学的所見に異常はない．supine head roll試験では仰臥位で頭を左側に90°回転させると，左向き（地面向き）の眼振が出現した．引き続き右側に180°回転させると，左向き（天井向き）の眼振が出現した．head impulse testでは患者に検者の鼻を見ているよう指示し，患者の頭を両手で挟んで（図1B①），正中から右に20°すばやく回旋させたところ，患者の視線は頭と同じ方向に動いて視線が検者からいったん外れたが（図1B②），ワンテンポ遅れて正中に戻ってきた（図1B③）．診断は？

解説　蝸牛症状を伴わない，突然発症の持続性・回転性めまい，平衡障害である．supine head roll試験で左向きの一定方向の眼振が出現（方向固定性水平性眼振），head impulse test（HIT）が右向きで陽性，神経学的所見に異常がないことから前庭神経炎（患側：右）と診断した．

- 前庭神経炎は，前庭神経が障害されることで，蝸牛症状を伴わない（通常は大きな症状は）1回のみの回転性めまい発作と，平衡障害をきたすものをいう．
- ウイルス感染が病因と考えられているが，先行感染を確認できるのは50%未満である[1]．
- HSV-1の再活性化も病因のひとつと考えられている[2]．
- 発症のピークは30～50歳代（3～88歳）で，65歳以上は約12%のみである[3]．
- 1年間に人口10万人あたり3.5人が発症する[3]．
- しばしば起床時に発症する[3]．また，突発的な回転性めまいで発症する[1]．
- 大きなめまい発作は通常1回のみで，数時間かけて増悪し，発症初日にピークとなり，数日持続して徐々に改善していく[1,2]．
- めまいは頭や体を動かすと悪化する[2,3]．
- 症状が強いときは，健側を下にした側臥位で眼を閉じて安静にしていることが多い[2,3]．
- 大部分の患者で，激しい嘔気・嘔吐を伴うが，1～2日で治まる[2]．
- 平衡障害（ふらつき感）を伴い，歩くと患側に傾く[1]．
- 蝸牛症状（耳鳴・難聴・耳閉感）はない[1]．
- 症状改善後も，数ヶ月にわたって平衡障害や非特異的めまいが続くことがある[1]．
- 自発眼振検査，頭位眼振検査（supine head roll試験）で健側方向の方向固定性水平性（または水平・回旋混合性）眼振がみられる[1,3]．
- 眼振は眼振の方向に視線を向けると増強し，他の方向を見ると減少する（眼振の方向は同じ）[2]．
- 末梢性の前庭機能障害を評価するhead impulse test（HIT）（図1）が陽性となる（82%）[1]．
- ステロイド（プレドニゾロン）を10日間投与する（60 mgを5日間，その後40 mg, 30 mg, 20 mg, 10 mg, 5 mgを各1日）[1]．
- 制吐剤，抗ヒスタミン薬，抗コリン薬，ベンゾジアゼピン薬を2日間だけ使用する（それ以上使用

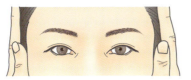
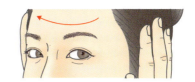

a. 末梢性前庭神経障害なし

① ② ③

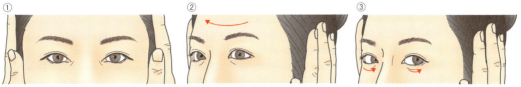

b. 末梢性前庭神経障害あり

図1 head impulse test
①患者に検者の鼻を見ているよう指示する.
②検者は患者の頭を両手で挟んで, 正中から左右に20°すばやく回旋させる.
③ a. 末梢性前庭神経障害なし：頭を回旋させても, 検者から視線が外れない.
　 b. 末梢性前庭神経障害あり：頭を回旋させると, 視線は頭と同じ方向に動いて, 検者からいったん視線が外れるが, ワンテンポ遅れて正中に戻ってくる.

　すると前庭機能の回復が遅れる)[1].
- 抗ヘルペスウイルス薬は無効である[1].
- 急性期を過ぎたら, 平衡リハビリテーションを行う[1].
- 再発はまれである (2～11％)[2].
- 後遺症として, 数週間以内に患側の良性発作性頭位めまい症をきたす (10～15％)[2].
- パニック障害 (10％), 恐怖症姿勢めまい症 (phobic postural vertigo) (検査で異常がないにもかかわらず, 立位時もしくは歩行時に持続時間が数秒のめまい・平衡障害で, 不安, 強迫神経症, 抑うつを伴う) がみられることもある[1,2,4].

鑑別疾患 脳血管障害

・脳卒中の危険因子*を1つ以上もつ急性の回転性めまい患者 (再発性めまいは除く)**で, 下記のひとつでもあれば脳卒中を強く疑い, 3つともなければ否定できる (感度100％・特異度96％)[1,5].
　①HIT正常, ②skew deviation (斜偏位：垂直方向の眼球のずれ), ③方向交代性眼振 (注視した方向に眼振がみられる)

*喫煙, 高血圧, 糖尿病, 脂質異常症, 心房細動, 子癇, 過凝固状態, 最近の頸部外傷, 脳梗塞・心筋梗塞の既往
**眼振, 嘔気・嘔吐, 頭を動かせない, 歩けない

ピットフォール
・前下小脳動脈 (anterior inferior cerebellar artery：AICA) 領域の梗塞の38％でHIT陽性となる. この場合, ①脳幹・小脳症状を伴う (99％) (めまいだけの場合は1％のみ), ②蝸牛症状を伴う (95％) で鑑別できる[6].
・耳鳴, 耳閉感を訴えることがある[3].
・難聴を伴っている場合は, 迷路炎, 迷路梗塞を考える[3].

一発診断 前庭神経炎

ワンポイントアドバイス 突発性の持続性・回転性めまいで, 蝸牛症状がなく, HIT陽性, 方向固定性水平性眼振を認め, skew deviationがなければ前庭神経炎.

32　喉が痛いんです…

2　頭頸部領域での一発診断

50歳代女性　頻度 ★★★

症状 半年前から嚥下時に喉の違和感があるため受診した52歳の女性．近医で咽喉頭異常感症と診断されたが改善しない．首を動かしたとき，あくびをしたときに咽頭痛が出現するという．

所見 右扁桃窩に粘膜下腫瘤様の突出を認める．同部位の触診で咽頭痛が誘発され，右耳に痛みが放散した．診断は？

解説 嚥下時の咽頭違和感，あくび・頸部の動きで誘発される咽頭痛があり，右扁桃窩に粘膜下腫瘤様の突出を認め，同部位の触診で痛みが誘発されることから，茎状突起過長症（Eagle症候群）を疑った．頸部CT検査を施行したところ，右茎状突起が正常よりも過長しており確診した（図1，図2）．

- 茎状突起過長症（Eagle症候群）は，過長した茎状突起により頭頸部にさまざまな症状をきたすものをいう[1]．
- 過長の原因として，先天性，茎突舌骨靱帯の石灰化，同靱帯付着部での骨増生などがいわれている[2]．
- 茎状突起の長さは2.5〜3 cm未満が正常で，3 cmを超えると過長茎状突起といわれている[3,4]．
- 過長茎状突起は一般人口の約4〜7％でみられるが，症状を伴うのはそのうち4〜10％である[4]．
- 過長茎状突起は両側でみられることが多いが，症状は通常片側のみである[4,5]．
- 50歳以上の女性に多い[5]．
- 過長茎状突起が咽頭を刺激し，隣接する神経を圧迫することで，頸部痛，咽頭痛，咽頭異物感，嚥下困難・嚥下時痛をきたす[4]．
- 痛みはあくび，頸部の動きで増悪する[4]．
- 痛みは耳や顎に放散し，耳痛，顎関節痛を訴えることもある[4]．
- 顔面痛，歯痛，耳鳴り，難聴，発声困難，舌痛などもみられる[2,4]．
- 内頸動脈を圧迫すると，失神，一過性脳虚血発作，頸動脈解離，脳梗塞をきたすことがある[4,5]．
- 扁桃窩を介して茎状突起を触れ（正常では触れることはできない），それによって痛みの誘発や，耳，顔，頭への痛みの放散があるかをみる[2]．
- 扁桃窩への局所麻酔薬の注入で症状が改善するかみることも診断に役立つ[2]．
- 過長茎状突起を確認するためにX線写真，頸部CT画像を撮影する[2,4]．
- 症状が軽度の場合は，消炎鎮痛薬，プレガバリン，カルバマゼピン，トラマドールなどの内服，麻

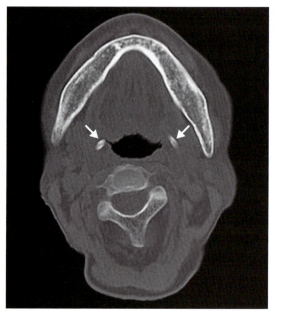

図1 頸部CT検査（→：過長茎状突起）

酔薬・ステロイドの局所注入を行う[4]．
- 対症療法で改善しない，もしくは症状が重度の場合は茎状突起切除術を行う[3,4]．

鑑別疾患

①顎関節症[6]
- 顎関節痛，クリック音，咀嚼筋群の圧痛がみられる．
- 咽頭痛，咽頭異物感，頸部の動きでの悪化はみられない．

②舌咽神経痛[7]
- 数秒〜数分持続する，咽頭〜舌根部の刺すような鋭い痛みがある．
- 嚥下，咀嚼，咳，会話，あくびで誘発される．

ピットフォール

- 過長した茎状突起を認めても，必ずしも症状は出現しない．
- 茎状突起の長さと症状の程度は相関しない[3]．

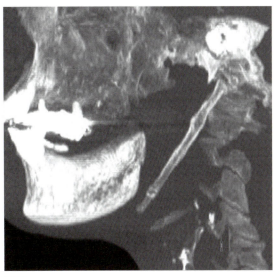

図2 頸部CT検査3次元再構築画像

一発診断：茎状突起過長症（Eagle症候群）

ワンポイントアドバイス：頸部の動きで増悪する咽頭痛，咽頭異物感，嚥下時痛をみたら，茎状突起過長症（Eagle症候群）を疑って身体診察，頸部CT検査を行う．

33 今朝から耳がこもる感じがするんです…

2　頭頸部領域での一発診断　　50歳代男性　頻度 ★★★

症状 今朝起床時から右耳がこもった感じがして，いつもより音が聞こえにくいため受診した52歳の男性．頭痛なし，めまいなし．

所見 第Ⅷ脳神経以外の神経学的所見なし．前額部中央に音叉を当てて，どちらの耳で音が大きく聞こえるかを尋ねたところ，左耳で大きく聴こえた．診断は？

解説 50歳代の男性にみられた，突然の片側の耳閉塞感，難聴である．Weber試験で健側に音が大きく聞こえたことから感音難聴が考えられる．第Ⅷ脳神経以外に神経学的所見がないことから突発性難聴が疑われた．聴力検査を施行したところ，連続する3つの周波数で各30 dB以上であったため確診した．

- 突発性難聴は，原因不明の突然発症する感音難聴である[1]．
- 内耳のウイルス感染，微小循環障害などが原因といわれているが，はっきりしていない[1]．
- 喫煙，飲酒は危険因子である[2]．
- 1年間に人口10万人あたり2〜20人が発症する[1]．
- 好発年齢は50〜60歳代で，性差はない[1]．
- 大部分が片側性である（両側性は3〜5％のみ）[1,3]．
- 難聴は突然発症し，数時間〜数日（72時間）進行することがある[1,4]．
- 起床時に難聴を自覚することがある[1]．
- 耳鳴（約80〜90％以上），耳閉感（約80％），末梢性めまい（約30％），嘔気・嘔吐，耳痛，知覚異常を伴うことがある[1,3,4]．
- 難聴の寛解・増悪，めまいを繰り返すことはない[4]．
- 第Ⅷ神経以外の神経症状を伴わない[4]．
- 聴力検査で，連続する3つの周波数で各30 dB以上の難聴が72時間以内に生じる[4]．
- Weber試験（前額部中央に音叉を当てて，どちらの耳で音が大きく聞こえるかを尋ねる）では，音が健常の耳で大きく聞こえる（表1）[1]．
- Rinne試験（振動している音叉の柄の端を乳様突起に当てて，振動が止まったと患者が感じた時点で，音叉を外耳から約2.5 cm離れた位置に保ち，振動がまだ聞こえるかを尋ねる）では，まだ音が聞こえると答える（骨導＜気導）（Rinne試験正常〈陽性〉）．
- ステロイドの全身投与を行う（1 mg/kg/日を10〜14日間）[1]．
- 中耳腔へのステロイド注入を行うことがある[1]．
- 予後は症状の程度による[1]．
- 約2/3で聴力が回復するが，完全回復でないこともある[1]．

鑑別疾患 急性発症の難聴をきたす疾患

①**急性低音障害型感音難聴**[5,6]
- 急性あるいは突発性に蝸牛症状（耳鳴・難聴・耳閉感）が発症するもので，低音域に限定した感音難聴をきたす．

表1 難聴の種類と身体所見

Weber試験	Rinne試験	解釈
正中で聞こえる	両側とも気導＞骨導	①両側とも正常 ②両側の感音難聴
左側で大きく聞こえる	左で骨導＞気導 右で気導＞骨導	左側の伝音難聴
左側で大きく聞こえる	両側とも気導＞骨導	①両側とも正常 ②右側の感音難聴
右側で大きく聞こえる	両側とも骨導＞気導	①両側の伝音難聴（右がより重度） ②右側の伝音難聴と左側の重度感音難聴の合併

- 1年間に人口10万人あたり43〜66人が発症し，感音難聴をきたす疾患の中で最も多い．
- 30〜50歳代の女性に多い．
- 難聴（純音聴力検査による聴力レベル）の診断基準は以下のとおり．
  a. 低音域3周波数（0.125・0.25・0.5 kHz）の聴力レベルの合計が70 dB以上
  b. 高音域3周波数（2・4・8 kHz）の聴力レベルの合計が60 dB以下
- めまいを伴わない．
- 蝸牛症状が反復することがある．
- 両側性のことがある．
- メニエール病に移行することがある．

②前下小脳動脈領域（AICA）の梗塞[1]

- ホルネル症候群，複視，眼振，顔面の筋力低下，四肢のおぼつかなさ，運動失調，対側の温痛覚の低下．

③聴神経腫瘍

- 突発性難聴様の急性発症をきたすことがある（数％）[7]．
- 突発性難聴と診断する際は，頭部MRI検査で聴神経腫瘍を除外することが強く勧められている[8]．

ピットフォール

- 耳閉塞感のみを訴え，聴力低下に気づいていないことがある[1]．
- Weber試験では，聴力が正常でも，約40％で音の偏位を認めるため，難聴がある患者でのみ評価すべきである[9]．

一発診断：突発性難聴

ワンポイントアドバイス：50歳代にみられた突然の難聴，耳閉塞感で，Weber試験で健側に音が大きく聞こえ，第Ⅷ脳神経以外に神経学的所見がなければ突発性難聴．

34　連日頭が割れるような激しい頭痛が起こるんです…

2　頭頸部領域での一発診断

40歳代女性　頻度 ★★★

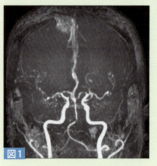

（文献5より転載，山本文夫氏提供）

症例　40歳の女性．頭痛の既往はない．昨日，入浴した途端に突然右後頭部に激しい頭痛，嘔気が出現したため近くの夜間救急外来を受診した．頭部CT検査を施行したが異常なく，消炎鎮痛薬を処方され帰宅した．本日も入浴した際に同様の症状が出現したため当院の救急外来を受診した．来院時には症状は改善傾向であった．

追加問診　頭痛は1分以内にピークに達し，拍動性で，持続時間は2時間である．

所見　血圧130/76 mmHg，神経学的所見に異常なし．頭部CT検査，頭部MRI検査は異常なし．ある疾患を疑い，頭部MRA検査を追加した（図1）．診断は？

解説　頭痛の既往がない中年女性に，1分以内にピークに達する重度の頭痛（＝雷鳴頭痛）が入浴を契機に連日出現している．頭部MRA検査で両側中大脳動脈，両側前大脳動脈，脳底動脈などに多発性の脳血管攣縮所見を認めたため，可逆性脳血管攣縮症候群（reversible cerebral vasoconstriction syndrome：RCVS）と診断した．

- RCVSは，雷鳴頭痛を繰り返し，時に痙攣や局所神経脱落症状を伴い，発症後12週間以内に改善する可逆性の分節状の脳血管攣縮を認めるものをいう．
- 交感神経の過活動による血管緊張の調節障害などが原因といわれているが，はっきりしていない[1]．
- 繰り返す雷鳴頭痛の原因として最も多い[2]．くも膜下出血と同程度の頻度といわれており，雷鳴頭痛で受診した患者の約45%が本疾患であるとの報告もある[1]．
- 40歳代の女性に多い（男性の2〜10倍）が，あらゆる年齢に起こる[1,3]．
- 片頭痛の既往が多い（約20〜40%）[1]．
- 25〜80%で誘因がある．そのうち約40%が薬剤（血管作動薬），約10%が妊娠・産褥を誘因としている[1,2,4]．
- 95%で雷鳴頭痛がみられる[1]．雷鳴頭痛が唯一の症状であることが多い（約75%）[4]．
- 頭痛は後頭部から両側性に始まり全体に広がる[4]．
- 悪心・嘔吐，複視，血圧上昇，光過敏，音過敏を伴うこともある[1,4]．
- 頭痛は漸強・漸減を繰り返しながら，3時間（数分〜数日）以内に治まる[4]．
- 1〜3週間に1〜20回の頭痛を繰り返す（平均4〜8回）[1]．通常発症後7〜8日目が最後の頭痛となることが多い[4]．
- 合併症[1,4,5]：局所神経脱落症状（8〜43%），痙攣（1〜17%），円蓋部くも膜下出血（30〜34%），脳虚血（一過性脳虚血発作・脳梗塞）（6〜39%），後部可逆性脳症症候群（posterior reversible encephalopathy syndrome：PRES；後部白質を中心に血管原性浮腫が出現し，頭痛，神経脱落症状，痙攣をきたすもので，加療により可逆性の経過をたどる）（9〜38%）．
- CTA・MRA検査・血管造影で，頭蓋内動脈が交互に収縮・拡張する数珠状外観（strings and

beads appearance）がみられる[1].
- 脳血管攣縮は可逆性で，発症から12週間以内に消失する[1,6].
- 誘因を避け，原因薬剤があれば中止する[1].
- 血管攣縮を防ぐため，カルシウム拮抗薬を4～12週間投与するとされているが，明確なエビデンスはない[1].
- 自然治癒するため，新たな症状の出現や脳実質病変がなければ，対症療法のみでよい[1].
- 予後は良好である（95％）．
- 脳実質病変を発症すると後遺症を残すことがあるが（15～20％未満），大部分は軽症である（modified Rankin scaleで0～2点）[3].
- 再発はまれである[1,3].

鑑別疾患 頭部CT検査が正常な雷鳴頭痛をきたす疾患[1,7,8]

①発症3時間以内に頭部CT検査を施行された脳梗塞
- 後方循環系の脳梗塞（特に延髄外側症候群）

②椎骨動脈解離（→第2巻項目34参照）
- 片側の後頸部痛，後頭部痛で発症する場合と，解離による二次的血管障害（脳梗塞・くも膜下出血）による症状で発症する場合がある．

ピットフォール
- 頭痛発作が一度のみのこともある[1].
- 約20％が片側性で発症する[1].
- 亜急性に発症し，頭痛の程度も強くないこともある（10％未満）[3].
- 55％は，発症時の頭部CT・MRI検査が正常である（最終的に81％で脳梗塞，円蓋部くも膜下出血，脳内出血，脳浮腫などを指摘できるようになる）[1,2].
- 最終的にRCVSと診断された21％は，発症時の頭部MRA検査が正常である[1,3]．RCVSを疑った場合は，3～5日後に再検する[3].
- RCVSを疑った場合，たとえ各種検査で脳血管攣縮の所見がなくても，最終的な脳虚血性合併症（一過性脳虚血発作・脳梗塞）の頻度が，所見のある患者と同じであるため，同様の対処を行うべきである[1].

参考 危険な頭痛の否定
- ①突発，②増悪，③最悪，のいずれにも当てはまらない場合[9]
- ①50歳以上，②突発，③神経学的所見に異常あり，のいずれにも当てはまらない場合（感度98.6％・特異度34.4％）[10]

一発診断：可逆性脳血管攣縮症候群（RCVS）

ワンポイントアドバイス：中年女性の繰り返す雷鳴頭痛をみたら，RCVSを疑って頭部MRA検査を施行する．

35 飲み込みにくいんです…

2 頭頸部領域での一発診断

60歳代女性　頻度 ★★☆

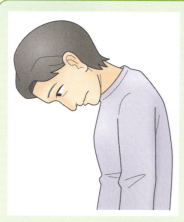

図1 本患者の外観

症状 数週間前から首が胸のあたりまで前屈して，物が飲み込みにくいため受診した62歳の女性．パーキンソン病で通院中．後頸部が痛く，前方が見えにくいという．

所見 四肢麻痺なし．感覚障害なし．構音障害なし．坐位で首が胸のあたりまで前屈しているが（図1），仰臥位になると改善した．診断は？

解説 パーキンソン病で加療中の患者にみられた，比較的急速に出現した頸部の前屈，嚥下困難，後頸部痛，前方視制限である．もともとみられていたパーキンソン病の神経学的所見以外に異常はなく，頸部の前屈は仰臥位になると改善することから，首下がり症候群を疑った．追加の問診で，1ヶ月前にロチゴチン（非麦角系ドパミン受容体作動薬）が増量になっていることがわかり確診した．嚥下困難，後頸部痛，前方視制限は頸部の前屈に伴う症状と考えた．ロチゴチンを減量したところ症状は改善した．

- 首下がり症候群は，頸部の筋群の機能異常により体幹に比して頸部が前屈した状態（45°以上）をきたすものをいう[1]．
- 病因は以下のとおり[1,2]．
  ① 頸部伸筋群の筋力低下
  ② 頸部屈筋群の筋緊張亢進
- 首下がり症候群の原因を示す（表1）[3,4]．

表1 首下がり症候群の原因

① 特発性
② 続発性
・中枢神経：**多系統萎縮症**，**パーキンソン病**，脊髄小脳変性症，進行性核上性麻痺，大脳皮質基底核変性症，**筋萎縮性側索硬化症**
・神経筋接合部：**重症筋無力症**
・筋疾患：限局性頸部伸展性ミオパチー，**多発筋炎**・皮膚筋炎，**封入体筋炎**，低カリウム性ミオパチー（低カリウム血症），筋ジストロフィー
・末梢神経疾患：**慢性炎症性脱髄性多発根神経炎（CIDP）**
・代謝疾患：**甲状腺機能低下症**，副甲状腺機能低下症，クッシング症候群など
・薬剤性：**ドパミン受容体作動薬**（プラミペキソールなど），DPP-IV阻害薬，ドネペジル，アマンタジン，抗精神病薬，バルプロ酸，ステロイド，キノロン系抗菌薬，コルヒチンなど
・整形外科疾患：頸椎病変（変形性頸椎症），骨粗鬆症，圧迫骨折，強直性脊椎炎

※**太字**は腰曲がりをきたす原因と共通するもの．

- 薬剤性の場合，発症まで週単位から年単位までさまざまである[4]．
- 嚥下困難，後頸部痛，前方視制限，歩行困難，流涎などがみられる[1〜3,5]．
- 頸部伸筋群の筋力低下による場合は，(頸部痛や筋拘縮がなければ) 他動的に頭部の伸展が容易にできる[3]．
- 頸部屈筋群の筋緊張亢進による場合 (ジストニアなど) は，首に力を入れるだけで正常な位置まで伸ばすことができる．
- 脊椎病変が原因でなければ，仰臥位・側臥位にすると前屈は消失する[3]．
- 原因疾患に準じた治療を行う．
- 薬剤性の場合は，原因薬剤を中止・減量する．

鑑別疾患 腰曲がり (図2)[6]

・立位・歩行・運動時にみられる，胸腰椎の異常な屈曲(45°以上)による前屈姿勢．
・坐位・側臥位・壁に背をつけて立つと軽減し，仰臥位になると消失する．
・体幹に比して頸部は垂れ下がっていない．
・原因疾患の多くは，首下がり症候群と共通する (表1の太字)．

ピットフォール 首下がり症候群は，パーキンソン病の姿勢異常の1つとしてみられることもあれば (6%)[1,2]，治療薬であるドパミン受容体作動薬が原因となることもある．

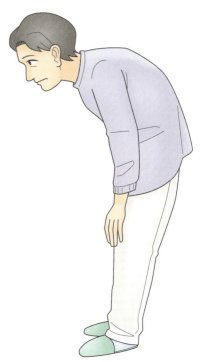

図2

一発診断：首下がり症候群

ワンポイントアドバイス 体幹に比して頸部が前屈した状態をみたら首下がり症候群を疑って，原因検索を行う．

36 口の中に白いぶつぶつがあるんです…

2 頭頸部領域での一発診断

30歳代男性　頻度 ★★★

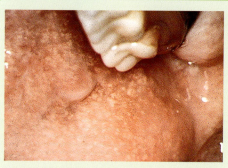

症状 歯を磨いているときに，右の頬粘膜に白いできものがあるのに気づき心配になって受診した36歳の男性．特に症状はない．

所見 口腔内の所見は（図1）のとおり．1mm程度の大きさをした黄白色の丘疹が散在しており，発赤はない．丘疹はこすっても剥がれず，反対側の頬粘膜にも同様の所見が見られた．診断は？

図1　本患者の口腔内所見（文献1より転載，泉　健次氏提供）

解説 臼歯周辺の頬粘膜に，1mm程度の大きさをした黄白色の丘疹が多数みられ，丘疹はこすっても剥がれず，反対側の頬粘膜にも同様の所見がみられたことからフォーダイス斑（顆粒）と診断した．

- フォーダイス斑（顆粒）は，毛包とは無関係の部位に生じる異所性の脂腺のことをいう．
- 口腔内病変の6％を占める[2]．
- 男性に多い[2]．
- 思春期以降にみられ，20～30歳の間に気づくことが多い[2]．
- 中年以降の約80％でみられる[3]．
- 左右対称性である[2]．
- 1～2mmの散在した黄白色の丘疹として認められる[4]．
- 臼歯周辺の頬粘膜にみられることが多い[2]．
- 口唇，舌，歯肉，舌小帯，口蓋にもみられることがある[2]．
- 病的意義はなく，治療の必要はない[2]．

鑑別疾患 頬粘膜にみられる病変

①**カンジダ性口内炎でみられる白苔**[2]
・こすると剥がれる．

②**麻疹でみられるコプリック斑**[5]
・1～3mmの白色～灰白色をした隆起を伴う紅斑．
・臼歯周辺の頬粘膜にみられる．
・皮疹が出現する48時間前にみられ，12～72時間続く．

ピットフォール 陰茎・陰嚢，陰唇にみられることがある[6]．

一発診断 フォーダイス斑（顆粒）

ワンポイントアドバイス 臼歯周辺の頬粘膜に散在する1～2mmの無症状の黄白色の丘疹はフォーダイス斑（顆粒）．

37 舌の皮がむけているんです…

2 頭頸部領域での一発診断　70歳代女性　頻度 ★★★

症状 1週間前から舌の皮がむけたようになって，少しだけ違和感があると訴えて受診した72歳の女性．特記すべき既往歴はない．

所見 舌の画像を示す（図1）．診断は？

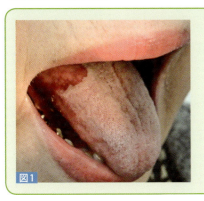
図1

解説 舌の右外側縁に，円形の平滑な斑がみられ，その周囲にわずかに隆起する白色の角質増殖を伴っていることから地図状舌と診断した．

- 地図状舌は，糸状乳頭が消失して円形もしくは半円形の平滑な斑となり，周囲に白色でわずかに隆起した蛇行状の角質増殖を伴うものをいう[1〜3]．
- 病因ははっきりしていない[3,4]．
- 有病率は1〜14％[3]．若年者でより多くみられ，加齢とともに減少する[2]．
- 糖尿病，脂漏性皮膚炎，アトピー素因，乾癬のある患者でみられることがあるといわれているが，はっきりしていない[3]．
- 反応性関節炎の患者でみられることがある[4]．
- 溝状舌（皺襞舌）（舌の表面にできる多数の溝）があるとなりやすく，喫煙者では少ない[3]．
- 刺激のある熱い，酸性の食べ物，ストレスが誘因になることがある[1,3]．
- 舌の先端，外側縁，背側（口蓋側）によくみられる[2,5]．
- 消退を繰り返す[2]．
- 通常無症状だが[4]，口腔内の不快感，掻痒感，焼けるような痛みを訴えることがある（25％）[2,4]．
- 大部分は自然治癒するため治療の必要はない[1]．重篤な病気ではないと保証を与える[3]．
- 症状がある場合，アセトアミノフェンの内服，ステロイド・タクロリムス外用薬の塗布，抗ヒスタミン薬でのマウスリンスをする[4]．シクロスポリンを使用することもある[2]．

鑑別疾患 口腔内カンジダ症，扁平苔癬，白板症，全身性エリテマトーデス，単純ヘルペス，正中菱形舌炎，溝状舌，薬剤性[2,4]．

ピットフォール 病変の部位，形態，大きさが急速に（数時間で）変化していくことがある（良性移動性舌炎ともいわれる所以）[2,4]．

一発診断 地図状舌

ワンポイントアドバイス 舌の先端，外側縁，背側（口蓋側）にみられる，周囲にわずかに隆起した白色の角質増殖を伴った円形の平滑な斑は地図状舌．

38 変な味がするんです…

2 頭頸部領域での一発診断

70歳代男性　頻度 ★★★

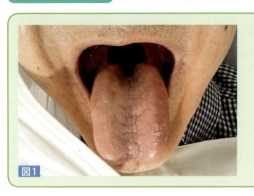
図1

症状 2週間前からの味覚異常を訴えて受診した72歳の男性．萎縮性胃炎，逆流性食道炎，糖尿病で通院中．舌の痛みもあるという．

所見 眼瞼結膜に貧血なし．患者の舌を示す（図1）．血液検査ではHb・MCV・血清フェリチン値・亜鉛は正常範囲．診断は？

解説 萎縮性胃炎，逆流性食道炎，糖尿病のある高齢者にみられた，味覚異常，舌痛である．舌全体が平滑で光沢を帯びていることから萎縮性舌炎を疑った．内服薬を確認したところ，プロトンポンプ阻害薬（proton pump inhibitor：PPI）とビグアナイド薬を内服していることがわかった．ビタミンB_{12}欠乏症を疑って血中濃度を測定したところ，80 pg/mLと低値であったため，ビタミンB_{12}欠乏症による萎縮性舌炎と診断した．萎縮性胃炎もビタミンB_{12}欠乏症の一因と考えられた．

- 萎縮性舌炎は，糸状乳頭の萎縮により舌が平滑で光沢を帯びるものをいう[1]．
- 舌の焼けるような痛み，酸性，塩辛い食べ物が敏感に感じると訴えることがある[2]．
- 萎縮性舌炎による味覚異常や舌痛が原因で食欲不振となり，栄養障害を悪化させる可能性がある[3]．
- 栄養障害が原因の場合，萎縮性舌炎，舌痛が唯一の初期症状のことがある[3]．
- 60歳以上の15％でビタミンB_{12}欠乏症がみられる[4]．
- 高齢者のビタミンB_{12}欠乏症の原因で最も多いのはfood-cobalamin malabsorption（FCM：ビタミンB_{12}が食物中の動物性蛋白と結合したままのために起こる吸収不良）（53％）（60～70％との報告もある）である．次いで悪性貧血（33％），ビタミンB_{12}の摂取量低下（2％），消化管術後（1％），原因不明（11％）である[4,5]．
- 食物中のビタミンB_{12}は動物性蛋白と結合しており，胃酸によって消化されて遊離し，内因子と結合して回腸末端から吸収される．
- FCMは胃酸の分泌障害により動物性蛋白からビタミンB_{12}を遊離させることができずに回腸末端からの吸収ができなくなる状態である（遊離されたビタミンB_{12}自体の吸収能は保たれている）[4,5]．
- FCMの主な原因は以下のとおり[4,5]．
  ①消化器疾患：萎縮性胃炎（ピロリ感染を含む）（80歳以上の40％でみられる），慢性膵炎，小腸細菌過増殖症候群，胃切除後
  ②薬剤性：H_2受容体拮抗薬，PPI，ビグアナイド薬
  ③膠原病：シェーグレン症候群，全身性硬化症
  ④アルコール
  ⑤加齢
- 舌炎は悪性貧血の症状としてよく知られており，悪性貧血患者の15％でみられる．貧血のないビ

- タミンB₁₂欠乏症でも舌炎が生じるので，舌炎の頻度は多いと考えられる[6].
- ビタミンB₁₂の血中濃度を測定して確診する.
- メコバラミンの補充を行う[7]．投与の方法は以下のとおり.
  ①神経症状を伴う場合は，経静脈投与もしくは筋注で1,000μg隔日投与を3週間もしくは神経症状が改善するまで継続.
  ②神経症状を伴わない場合は経口投与.
- 内因子が欠乏している状態（胃切除後など）でも，神経症状を伴わなければ経口投与でよい[8].
- 年1回のビタミンB₁₂のスクリーニングが勧められている患者は以下のとおり[9].
  ①高齢者
  ②胃全摘後
  ③ビタミンB₁₂の吸収を低下させる薬剤服用中
  ④吸収不良症候群

鑑別疾患 萎縮性舌炎をきたす疾患[1,2]

①栄養障害
- **鉄・リボフラビン・ビタミンB₁₂・葉酸・ナイアシンなどの不足**

②全身感染症
- **梅毒**

③局所感染症
- **カンジダ**

④口腔内乾燥症
- **薬剤性，シェーグレン症候群**

⑤**セリアック病**

⑥**アミロイドーシス**

⑦**扁平苔癬**

ピットフォール ビタミンB₁₂欠乏患者の62％しか貧血を認めない．貧血がなくてもビタミンB₁₂欠乏は否定できない[6].

一発診断 ビタミンB₁₂欠乏症による萎縮性舌炎

ワンポイントアドバイス 舌全体が平滑で光沢を帯びていたら萎縮性舌炎を疑って，原因検索を行う．ビタミンB₁₂欠乏症で最も多い原因はfood-cobalamin malabsorption.

39 食物がつかえるんです…

3 胸部領域での一発診断

50歳代男性　頻度 ★★★

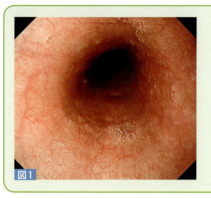
図1

症状 1ヶ月前からの食物のつかえ感，胸やけを訴えて受診した56歳の男性．気管支喘息で通院中．近医にて逆流性食道炎の診断でプロトンポンプ阻害薬 (proton pump inhibitor：PPI) が開始となったが改善しないという．

所見 血液検査は白血球8,600/μL (好酸球8.0％)，Hb 12.6 g/dL．ある疾患を疑って上部消化管内視鏡検査を施行した (図1)．診断は？

解説 アレルギー疾患を有する患者にみられた逆流性食道炎様の症状で，PPIの効果が乏しいことから好酸球性食道炎を疑った．上部消化管内視鏡検査で大きな異常はみられなかったが，生検にて食道粘膜に好酸球の浸潤を認めたため確診した．

- 好酸球性食道炎は，食道粘膜への好酸球の浸潤によりさまざまな消化器症状を呈する疾患である．
- 有病率は0.4％である[1]．
- 中年男性に多い (女性の3倍)[1,2]．
- 約半数にアレルギー性疾患 (特に気管支喘息，鼻炎，食物，アトピー性皮膚炎など) を合併する[2,3]．
- 嚥下障害，つかえ感が多くみられ[1,2]，胸痛，腹痛，胸やけも認める[3]．
- 末梢血中に好酸球増加を認めるのは約30％で，著明な (1,000/μL以上) 上昇はまれである[2]．
- 食道粘膜生検にて15個/HPF以上の好酸球の浸潤を認める (感度100％・特異度96％)[1]．
- 上部消化管内視鏡検査で，①縦走溝 (最も特異的で，陽性適中度は73％)[4]，②輪状溝，③白色の点状滲出物の付着，がみられる (図2)[2]．
- 食物アレルゲン除去の食事療法，吸入ステロイドの内服 (嚥下療法)，PPIの内服を行う[1,2]．ただし，PPI投与により症状が改善する症例は好酸球性食道炎と区別すべきであるとの考え方もあり，議論のわかれるところである[5]．

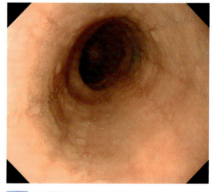
図2 好酸球性食道炎の典型的な所見
縦走溝を認め，全周性に血管透見が低下している．
(文献6より転載，平井信二氏提供)

ピットフォール 約25％の症例は上部消化管内視鏡検査が正常である[7]．

一発診断 好酸球性食道炎

ワンポイントアドバイス アレルギー疾患を有する患者がPPIで効果が乏しいGERD症状を訴えた場合は，好酸球性食道炎を疑って上部消化管内視鏡検査を行い，積極的に生検を行う．

40 胸の真ん中辺りが痛いんです…

50歳代男性 **頻度 ★★★**

3 胸部領域での一発診断

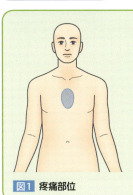

症状 2ヶ月前からの間欠的に生じる前胸部の痛みを訴えて受診した55歳の男性．近医で胸部X線写真・心電図・胸部CT検査を施行したが異常なし．

所見 心音，呼吸音に異常なし．第3・4肋骨レベルの胸骨体上に軽度圧痛を認める（図1）．同部位に発赤・腫脹・皮疹はない．診断は？

図1 疼痛部位

解説 胸骨体上の限局した範囲に圧痛を認めたためsternalis syndromeと診断した．

- sternalis syndromeは，胸骨柄と体部の接合部もしくは胸骨上にある胸骨筋に局所的な圧痛を認めるものをいう（図2）[1,2]．
- 病因ははっきりしていない[2]．
- 胸壁痛をきたす筋骨格系疾患のうち14.4％を占め，まれではない[3]．
- 触診で痛みがしばしば両側に放散する[2]．
- 指1本で胸痛の範囲を指し示すことができたら（"the pointing sign"），急性冠症候群は否定的である（特異度98％）[6]．
- 予後は良好で，自然に治癒する[2]．

鑑別疾患 胸骨柄結合部の変形性関節症，関節炎（関節リウマチ，強直性脊椎炎，乾癬性関節炎，SAPHO症候群，痛風，偽痛風，敗血症など）が挙げられるが，詳細な問診とX線写真で鑑別できる[4,5]．

ピットフォール 筋骨格系の痛みとして一括りにされている可能性がある．きちんとした診断名を伝えることが患者の安心につながる．

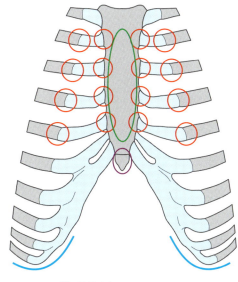

○：肋軟骨炎
○：sternalis syndrome
○：剣状突起痛
―：slipping rib pain syndrome

図2 胸壁痛をきたす代表的な筋骨格系疾患の疼痛部位

一発診断 sternalis syndrome

ワンポイントアドバイス 胸骨柄接合部もしくは胸骨上にある胸骨筋に限局した圧痛を認めたらsternalis syndrome．

41 胸と背中が痛いんです…

30歳代女性 頻度 ★★☆

3 胸部領域での一発診断

症状 今朝起床時に突然胸背部痛がみられ，改善しないため受診した38歳の女性．特に既往はない．痛みは体動・深呼吸で悪化する．

所見 身長158 cm・体重55 kg．血圧110/60 mmHg（左右差なし），心音：異常なし，SpO_2 95%．胸部聴診で右呼吸音が低下している．

追加の問診 現在月経2日目．今までも時々月経中に胸背部痛があったが，こんなに痛いのは初めてとのこと．診断は？

解説 体動・深呼吸で悪化する，突然発症の胸背部痛である．右呼吸音が低下していることから気胸を疑い，胸部X線写真を施行したところ，右肺は虚脱していた（図1）．今までも月経周期に一致して胸背部痛を繰り返していることから，月経随伴性気胸と診断した．

- 月経随伴性気胸は，月経に関連して起こる再発性の自然気胸をいい，胸腔内子宮内膜症に分類される[1]．
- 血管内に侵入した，もしくは，横隔膜の欠損孔を通じて胸腔内に到達した子宮内膜組織が臓側胸膜に付着し，月経時に脱落して気胸を起こすといわれているが，はっきりしていない[2]．
- 月経直前もしくは月経開始72時間（まれに96時間）以内に発症することが多い[3]．
- 平均発症年齢は35歳前後で，子宮内膜症の好発年齢よりも約5歳遅い[1,4]．
- 女性にみられる自然気胸の3～6%とまれであるが，手術を必要とする気胸の約3分の1が本疾患であるとの報告がある[1]．
- 約30～50%で，骨盤内子宮内膜症がみられる[1]．
- 約25%で，不妊，婦人科的手技（骨盤内手術・子宮搔爬術など）の既往がある[1,3]．
- 誘因（重労働，運動，バルサルバ手技，咳嗽など）があるのは約10%のみである[5]．
- 典型的には手術所見で横隔膜に欠損孔や，横隔膜，臓側・壁側胸膜に子宮内膜組織からなる結節を認める[1]．
- ブラ，ブレブが唯一の病理学的所見（ただし，認めることは少ない）であることや，まったく所見がないこともある[1,6]．
- 大部分が右側に生じる（約90%）．
- 肺の虚脱の程度は軽度～中等度で，致命的になることはまれである[1,3]．

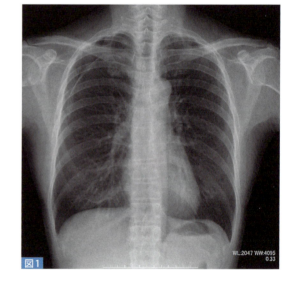

図1

- 胸痛もしくは肩甲骨部痛が最も多い症状である (90％). ほかに呼吸苦 (約30〜70％), 咳嗽 (7.4％) もある[3,5].
- 約25％で, 初めて気胸を発症する以前から月経中の胸痛もしくは肩甲骨部痛を繰り返しており, 診断に有用な病歴である[1,5].
- 身体所見で呼吸音の減弱, 気管支偏位がみられる[3].
- 月経中の胸部X線写真・胸部CT検査で, 気胸のほか, 縦隔気腫, 気腹, 横隔膜・胸膜結節, ブラ, ブレブ, スリガラス影, 胸水などを認めることがある[1,3,7].
- 初発の気胸で, 胸部CT検査で上記に示した異常所見がない場合は, 再発した際, 月経と関係があるのかどうか詳しく問診する必要がある[3].
- 気胸を繰り返す場合は, 一般的に胸腔内子宮内膜切除術と術後のホルモン療法を行うが, 再発率は8〜40％と高い[1,3].
- 再発した場合, 再手術を行った75％がその後再発しなかったため, 再発症例にはホルモン療法よりも再手術を行うことが望ましいとの報告もあり[8], 治療法は確立していないのが現状である.

鑑別疾患 女性の気胸の原因となる疾患[6,9,10]

①自然気胸
- 喫煙, 家族歴, やせ, 男性での高身長, マルファン症候群などが危険因子となる.
- 上肺野に囊胞を認めることが多いが, 囊胞の数は少ない.

②リンパ脈管平滑筋腫症 (lymphangioleiomyomatosis：LAM)
- 妊娠可能な年齢の女性に好発する, 肺やリンパ節などで平滑筋様細胞が増殖する疾患.
- 診断時の平均年齢は35〜45歳である.
- 気胸, 労作時の息切れ, 咳, 痰, 血痰を認める.
- 胸部CT検査で, 正常肺と明瞭に区別することができる薄壁の囊胞を両側性, びまん性に認めるのが特徴である.
- 囊胞は1cm以下のことが多い.

ピットフォール
- 左側もしくは両側に生じることもある[1,3].
- 月経期だけでなく月経間期にも起こることがある. そのため, 子宮内膜関連気胸 (endometriosis-related pneumothorax：ERP) と呼ぶのが妥当であるとの意見もある[11].
- 内視鏡下の生検で必ずしも子宮内膜組織を証明できるわけではないので, 臨床診断でよい[1,3].

一発診断：月経随伴性気胸

ワンポイントアドバイス：月経中の胸痛・肩甲骨部痛を訴える女性で, 右側の自然気胸を繰り返していたら月経随伴性気胸.

42 咳が止まらないんです…

3 胸部領域での一発診断　　50歳代男性　頻度 ★★★

症状 2ヶ月以上前に鼻症状を伴う感冒に罹患してから咳が止まらないと訴えて受診した52歳の男性．近医での胸部X線写真に異常なく，上気道咳嗽症候群が疑われて第1世代の抗ヒスタミン薬を処方された．2週間内服したが，症状は若干改善したのみだった．咳喘息の合併が疑われて吸入ステロイド薬が追加となったが，症状は変わらなかった．現在は鼻水・鼻閉，喀痰，胸やけなどの随伴症状はない．定期内服薬なし．喫煙なし．日本酒1日1合．このように咳が続くことは初めてである．

追加の問診 咳嗽は日中に多く，就寝中はほとんどない．咳嗽は会話，食事で出現するが，寒冷刺激での悪化はない．

所見 咽頭後壁の敷石状変化や鼻汁の垂れ込みはなし．喘鳴なし．深呼吸にて，呼気終末時に咳嗽が誘発された．診断は？

解説 慢性咳嗽の3大原因疾患は，上気道咳嗽症候群（upper airway cough syndrome：UACS），咳喘息/気管支喘息，胃食道逆流症（gastro esophageal reflux disease：GERD）である（3大疾患で慢性咳嗽の90％を占める）[1]．①ACE阻害薬を服用していない，②非喫煙者，③胸部X線写真で異常がない，の3つを満たした場合は3大疾患で99.4％を占める[1]．本患者は，第1世代の抗ヒスタミン薬，吸入ステロイド薬を使用しても，症状が完全に改善していない．咳嗽は日中に多く，会話，食事で出現するが，寒冷刺激で悪化せず，季節性はみられなかった．気管支喘息の既往がなく，de-flation cough（肺活量測定時に，肺を最大限に空っぽにする際にみられる咳嗽）を認めたことからGERDによる慢性咳嗽を疑った．プロトンポンプ阻害薬（proton pump inhibitor：PPI）を処方し，飲酒を控えるよう指導したところ，2週間後の再診時には軽快傾向であったので確診した．本症例はUACSとGERDによる慢性咳嗽の合併例と思われた．

- GERDは慢性咳嗽の30〜40％を占めるといわれている[1]．
- 発症機序は以下の2つの説がある[2]．
  - ①反射説：下部食道括約筋の一過性弛緩により，胃酸などが食道内へ逆流し，下部食道の迷走神経を刺激する（咳反射）．
  - ②逆流説：胃酸などが上部食道に到達し，咽喉頭や下気道に流入する．
- 反射説による咳嗽は，日中に多く，食道症状を伴わないことが多い[3]．
- 咳反射は夜間・就寝中に抑制されるため，夜間に寛解する咳嗽が特徴である[3,4]．
- 咳嗽は胃酸などの逆流を惹起し，胃酸の逆流は咳嗽をきたすため，両者により悪循環が形成される．このため，さまざまな咳嗽をきたす疾患にGERDが合併しやすい[3]．
- 咳嗽は会話（90％），起床時（87％），食事（74％），仰臥位（55％），前屈，体重増加，亀背の存在などで悪化する[2,5]．
- 過半数で咽喉頭逆流症状（咳払い・嗄声）がみられる[2,5]．

- 40〜75％の患者は胃酸の逆流症状（胸やけ，呑酸など）を伴わない（＝silent GERD）[5, 6].
- deflation coughがなければGERDによる咳嗽は否定的である（感度88.3％・特異度67.1％・陽性予測率37.5％・陰性予測率96.2％）[7].
- PPIの単独投与ではなく，食習慣の改善，減量を同時に行うことが勧められている[8, 9].
- GERDの危険因子（薬剤，肥満，喫煙，激しい運動，飲酒，カフェイン，高脂肪食，チョコレート，炭酸，柑橘類，トマト製品など）を避ける[6].
- PPIの投与は，症状改善に数ヶ月かかることがあるため，最低3ヶ月は継続する[6].
- PPIはプラセボと効果に差がなく，効果は限定的との報告が，最近は散見される[8, 9]．バクロフェンが有効との報告がある[8].

鑑別疾患 慢性咳嗽をきたす疾患

①上気道咳嗽症候群（UACS）
・鼻症状を伴う感冒や鼻炎を契機に発症し，咳嗽が唯一の症状となることがある（silent UACS）．
・胸やけを認めない．
・咽頭後壁に後鼻漏を認めないこともある．

②咳喘息/気管支喘息
・会話，寒冷刺激で悪化する．
・季節性がある．
・咳は夜間〜早朝に多い．

ピットフォール
・気管支喘息患者の約40％がGERDを合併している[10].
・閉塞性睡眠時無呼吸症候群（OSAS）患者の30％以上で慢性咳嗽を認める．GERDが関係しているといわれている[1].

一発診断：GERDによる咳嗽

ワンポイントアドバイス：慢性咳嗽患者では，deflation coughの有無を確認する．

43　部活中に咳が出て，息苦しくなるんです…

3　胸部領域での一発診断

10歳代男性　頻度 ★★★

症状　ここ最近，部活中に咳込んで，息苦しくなるため受診した17歳の男性．野球部に所属している．気管支喘息，アレルギーの既往はない．

追加の問診　ランニング終了後キャッチボールを始めて10分ほどすると，呼吸苦，喘鳴，咳嗽が出現する．症状は30分以内に改善する．

所見　呼吸音に異常なし．胸部X線写真，呼吸機能検査で異常なし．診断は？

解説　特に既往のない患者にみられた，運動（ランニング）後10分ほどで出現する呼吸苦，喘鳴，咳嗽である．症状は60分以内に改善し，諸検査で異常がなく，症状を繰り返していることから運動誘発性気管支攣縮（exercise-induced bronchoconstriction：EIB）を疑った．後日運動時にピークフロー値を測定してもらったところ，症状出現時のピークフロー値が前値よりも12％低下していたため確診した．

- EIBは，気管支喘息の有無にかかわらず，高強度の運動により一過性に下気道が狭窄するものをいう．
- 一般人口の5〜20％と高頻度でみられる[2]．
- 気管支喘息患者では90％でみられる[2,3]．
- 運動選手の10〜50％でみられる[3]．
- 高強度の有酸素運動により呼吸回数が増加（85％以上）することで，気道粘膜の乾燥，気道浸透圧の上昇が生じ，その結果肥満細胞が活性化され，ヒスタミン，プロスタグランジン，ロイコトリエンなどが増加して気道攣縮が起こる[2]．
- 呼吸回数が増加すると，アレルギー物質に曝露しやすい[3]．
- 気温や湿度が低い環境で起こりやすい[2]．
- 典型的には，運動開始後15分以内に呼吸苦・喘鳴・咳嗽・胸部圧迫感が出現し，60分以内に改善する[1,2]．
- 運動中に起こることもある[1]．
- 40〜50％で，再度運動しても1〜3時間は発作が起こらない（これを"不応期"という）[1]．
- 最大心拍数の80〜90％の運動負荷を（エルゴメーターやトレッドミルで）6〜10分間かけて，呼吸機能検査（スパイロメーター）で1秒量が10％以上減少することで診断する（運動負荷試験）[2]．従来行っている運動で代用してもよい[4]．また，スパイロメーターではなく，ピークフローメーターで代用してもよい[4]．
- 実際には，EIBの約70％が病歴だけで診断されている（運動負荷試験まで行っている症例は10％のみ）[5]．
- 非薬物治療は以下のとおり[1,2]．
  ①気温・湿度の低い環境での運動を避ける．
  ②運動時にマスクを着用して加湿する．

③ウォーミングアップをする（目的とする運動のときに不応期となるようにする）．
- 薬物治療は以下のとおり[1～3,6]．
　①短時間作用型$β_2$刺激薬
　・運動5～20分前に吸入する．
　・耐性が生じるため，週2～4回の使用にとどめるか，頓用として使用する．
　②ロイコトリエン受容体拮抗薬
　・運動2時間前に内服する．
　・12～24時間予防効果がある．
　・頓用としての効果はない．
　・毎日のように使用しなくてはならない場合は，長期管理薬として用いる．
　③吸入ステロイド薬
　・短時間作用型$β_2$刺激薬を運動前に使用しても効果が乏しい場合，もしくは毎日のように使用しなくてはならない場合に，長期管理薬として用いる．

鑑別疾患 運動により呼吸苦をきたす疾患[1,7]

①気管支喘息
・運動だけでなく，アレルゲン曝露，気道感染なども誘因となる．
②健常者（特に肥満）にみられる，高強度の運動による非病的呼吸苦
・生理的限界が原因である．
③運動誘発性喉頭閉塞 (exercise induced laryngeal obstruction：EILO)
・運動により吸気時にstridorが出現するが，運動をやめると速やかに消失する．
・気管支喘息が疑われて精査された運動選手の35％が本疾患であったとの報告がある．
・EIBと共存することがある．
・運動負荷試験の際に喉頭鏡で喉頭を観察する．
⑤運動誘発性低酸素血症
・心・肺疾患がないにもかかわらず，運動中にSaO_2 92％未満となり，呼吸苦が出現する．
・換気血流比不均等による肺胞気・動脈血酸素分圧較差（$A-aDO_2$），不十分な代償性の過換気などが原因である．

ピットフォール
- 気管支喘息の診断がついている患者では，病歴だけで診断できるため，運動負荷試験は不要である[2]．
- 運動負荷試験が陰性であっても，否定はできない[1]．
- （本症例のように）高強度でない運動でも症状をきたすことがある．
- 気管支喘息やEIBがあるからといって，運動を制限してはいけない[3]．運動は気管支喘息の予防法の1つでもある[2]．

一発診断：運動誘発性気管支攣縮（EIB）

ワンポイントアドバイス：運動開始15分後に呼吸苦・喘鳴・咳嗽が出現し，自然回復したら運動誘発性気管支攣縮．

44　突然胸が痛くなったんです…

3　胸部領域での一発診断　　20歳代男性　頻度 ★★☆

症状 昨日から突然，前胸部に鋭い痛みが出現したため受診した26歳の男性．

追加の問診 胸痛は，深呼吸，咳嗽，仰臥位で悪化し，坐位，前屈位で軽減する．痛みは，僧帽筋稜に放散する．

所見 体温37.2℃，血圧120/72 mmHg，脈拍数86回/分（整），呼吸数16回/分，SpO_2 98％．胸壁に圧痛，皮疹なし．肺音に異常なし．胸骨左縁に心膜摩擦音を聴取した．血液検査では白血球8,600/μL，CRP 1.8 mg/dL，CK 50 U/L，トロポニンT：陰性．胸部X線写真では浸潤影なし，胸水貯留なし，心拡大なし．心電図を示す（図1）．診断は？

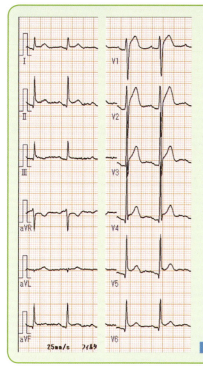

図1

解説 若年者の，深呼吸・咳嗽・仰臥位で悪化し，坐位・前屈位で軽減する鋭い前胸部痛である．痛みは僧帽筋稜に放散し，胸部X線写真で異常なく，心電図で，aVR以外の広範囲な誘導でST上昇がみられ，aVRでPR上昇，aVR以外でPR低下がみられたため急性心膜炎と診断した．

- 急性心膜炎は，救急外来を受診した胸痛患者（心筋梗塞を除く）の5％を占める[1]．
- 好発年齢は20〜50歳だが，あらゆる年齢に起こる[1]．
- 原因は表1のとおり[2]．
- 先行感染に引き続いて発症する症例は27％のみである[3]．
- 胸痛（95％），息切れ（34％），嘔気・嘔吐（12％），ふらつき（7.8％），嚥下障害（1.1％）などがみられる[3]．
- 急性心膜炎の胸痛の特徴は表2のとおり．
- 微熱，頻脈がみられる[2]．
- 38℃を超える発熱は4％のみである[3]．
- 心膜摩擦音がみられることもあり（20〜85％）[1,3,4]，特異度は高い．胸骨左縁でよく聴こえる[4]．体位や時間経過で音の強さが変化する（呼吸では変化しない）．心嚢液の貯留がない場合によく聴取する[4]．
- 心電図の特徴は表3のとおり[3,5]．
- 胸部X線写真は，通常正常であるが，200 mL以上の心嚢液

表1　急性心膜炎の原因

- ・特発性（80〜90％）（多くはウイルス性）
- ・悪性腫瘍（5〜10％）
- ・自己免疫・心外傷後症候群（2〜7％）
- ・結核性（4％）
- ・細菌性（1％未満）

表2　急性心膜炎の胸痛の特徴

①発症様式：突然発症
②増悪因子：深呼吸・咳嗽・仰臥位
③寛解因子：坐位・前屈位
④性状：鋭い（50％），鈍い（50％），圧迫感
⑤部位：胸骨後方の痛み（59％）
⑥放散：頸部，顎，腕，肩，僧帽筋稜
　　　　23.5％は放散痛がない
⑦経過：痛みが変動する（46％）

- 貯留があれば心陰影が拡大する[4]．
- 血液検査で炎症反応(白血球，赤沈，CRP)が上昇するが，非特異的である[4]．ウイルス抗体価・PCR・培養検査は，大部分の患者でマネージメントに影響を与えないため，ルーチンに調べる必要はない[4]．
- 心エコー図検査は通常正常である(心囊液貯留を除く)[4]．
- 心膜炎に特徴的な胸痛，心膜摩擦音の聴取，心電図変化，心囊液貯留の4項目のうち，少なくとも2項目を満たしていれば診断できる[1,6]．
- 予後不良因子(表4)がなければ，外来加療でよい(85%は外来加療が可能)[1,4]．
- 予後不良因子があれば，入院加療とする．
- 消炎鎮痛薬が第一選択薬である．消炎鎮痛薬とコルヒチンを併用したほうが，症状の改善，再発率の低下が期待できる[1,6]．
- ステロイドを使用すると再発率が高いため(ハザード比4.3)，第一選択薬として用いない．①消炎鎮痛薬とコルヒチンの併用で効果が乏しい場合，②自己免疫疾患による急性心膜炎である場合，などに用いる[6]．
- 30%で再発する[1]．
- 合併症は以下のとおり[1,4,6]．
  ①心囊液貯留(60%)は軽度(10 mm未満)(79%)，中等度(10~20 mm)(10%)である．
  ②心タンポナーデは特発性の5~15%でみられる．

鑑別疾患 ▶ 心筋梗塞[1]

- 痛みは深呼吸，体位で変動しない．
- ニトログリセリンが痛みに有効．
- 心膜摩擦音を聴取しない．
- 心電図で鏡像変化を認める．

ピットフォール

- 心電図が正常のことがある(18%)[3]．
- (心筋細胞壊死ではなく，心外膜の炎症に関連して)トロポニンが上昇することがある(30~50%)[1]．
- 40%で心囊液貯留がみられない[4]．

表3 急性心膜症の心電図の特徴

①aVR(・V1)を除く広範囲な誘導でST上昇(下に凸)を認める(69%)
②aVR(・V1)ではST低下があってもよい(27%)
③鏡像変化を伴わない
④aVR以外の誘導でPR低下(49%)(aVRではPR上昇：27%)
⑤PR低下は発症約1.5日までみられる所見
⑥発症約0.5日以内ではPR低下のみでST上昇はみられない
⑦V6誘導でST/T比>0.25となる(早期再分極との鑑別に有効)
⑧経過とともにST上昇は基線に戻り，T波は陰転化する

表4 急性心膜炎の予後不良因子

メジャー
・38℃以上の発熱
・亜急性の経過
・重度の心囊液貯留(拡張終末でのエコーフリースペースが20 mm以上)
・7日間治療を行っても改善が乏しい場合

マイナー
・心筋逸脱酵素の上昇(心筋炎の合併)
・免疫不全または免疫抑制状態の患者
・外傷
・抗凝固薬・抗血小板薬の内服

※予後不良因子：心タンポナーデ，再発性心膜炎，収縮性心膜炎のリスクが高い．

(文献1より引用)

一発診断：急性心膜炎

ワンポイントアドバイス：仰臥位で増悪，坐位・前屈位で改善し，僧帽筋稜に放散する前胸部痛で，心電図でPR低下，鏡像変化を伴わない広範囲なST上昇をみたら急性心膜炎．

45　3　胸部領域での一発診断

20歳代女性　頻度 ★★★

風邪を引いて，熱が下がらないんです…

症状　4日前から39℃の発熱，頭痛，咳嗽，鼻汁，咽頭痛が出現し，2日前に近医を受診して感冒と診断された28歳の女性．対症療法で経過をみていたが，咳嗽が強くなってきて，痰もからむようになってきたため受診した．2週間前に娘にも同様の症状があった．喫煙あり．

所見　体温38.6℃，呼吸数16回／分，SpO_2 96％．neck flection test陰性で，項部硬直なし．咽頭に発赤を認める．扁桃の発赤・腫大なく，白苔の付着を認めなかった．聴診は異常なし．血液検査では，白血球6,500／μL（好中球75％），CRP 5.6 mg/dL，AST 194 U/L，ALT 145 U/L，ALP 306 U/L，LDH 481 U/L，γ-GTP 53 U/L．診断は？

解説　基礎疾患のない若年者にみられた発熱・頭痛を伴う咳嗽，鼻汁，咽頭痛である．聴診所見で異常がないことから一見感冒（ウイルス感染症）にみえるが，咳嗽が強くなってきていること，聴診所見で異常がなくても肺炎は否定できないことから，胸部X線写真を撮影した．胸部X線写真で，左中下肺野に浸潤影・スリガラス陰影を認めた（図1）．咽頭痛（咽頭炎）がみられ，嗄声がないこと，末梢白血球数が1万／μL未満で，軽度の肝機能障害を認めること，2週間前にシック・コンタクトがあったことから市中肺炎の中でもマイコプラズマ肺炎を疑った．後日咽頭ぬぐい液によるLAMP（loop-mediated isothermal amplification）法で陽性が判明し確診した．

- マイコプラズマ感染症のうち，肺炎に至るのは10％程度である[1,2]．
- 就学年齢の小児，大学生に好発するが，あらゆる年齢で起こる[2]．
- 毎年全人口の約1％が罹患する[2]．秋・冬に多いが，1年中いつでもみられる[2]．
- 潜伏期間は2～3週間である[2]．
- 喫煙は危険因子である[2]．
- 緩徐発症で，頭痛，倦怠感，微熱から始まる[2]．寒気はみられるが，悪寒はまれである[2]．高熱のこともある[1]．咳嗽（100％）は，典型的には頑固な乾性であるが，徐々に湿性になっていく（60.8％）[2,3]．
- 咽頭痛（非滲出性咽頭炎）（6～59％），鼻汁（2～40％），耳痛（2～35％），頭痛（34.7％），呼吸困難（21.7％），咳嗽による胸痛（17.3％），喀血（2.1％），嘔気・嘔吐（2.1％），下痢（2.1％）もみられる[2,3]．頸部リンパ節腫脹，喘鳴，多関節痛，筋肉痛を認めることもある[2,4]．
- 合併症として，溶血性貧血，皮膚病変（多型滲出性紅斑，Stevens-Johnson症候群など），心血管病変（不整脈，心不全，胸痛，心膜炎，心筋炎など），神経病変（脳炎，髄膜炎など），横紋筋融解症，肝機能障害（AST・ALT・LDHの上昇）などがある[2,5]．
- 肝機能障害は，呼吸器症状出現から平均4日目と13日目に発症する二峰性である[1]．

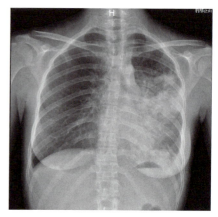

図1　本患者の胸部X線写真

- 比較的徐脈は（他の比較的徐脈をきたす疾患ほどは）あまりみられない（感度は低い）[1].
- 胸部聴診に異常がない（crackleを聴取しない）（58%）[6].
- late inspiratory crackleを聴取する（34%）[6].
- 白血球数は正常（75〜90%）で，血小板数は増加する[2].
- 細菌性肺炎と非定型肺炎の鑑別点を示す（表1）.

表1 細菌性肺炎と非定型肺炎の鑑別点
①年齢60歳未満
②基礎疾患がない，あるいは軽微
③頑固な咳がある
④胸部聴診上所見が乏しい
⑤喀痰がない，あるいはグラム染色で原因菌が証明されない
⑥末梢血白血球数が10,000/μL未満である

6項目中4項目以上当てはまった場合（感度77.9%・特異度93.0%）
5項目中3項目以上当てはまった場合（感度83.9%・特異度87.0%）は，非定型肺炎を疑う．
（文献11より引用改変）

- 表1の6項目中4項目以上当てはまった場合，マイコプラズマ肺炎に対する感度は86.3%である[7].
- 胸部X線写真・胸部CT検査では，中・下肺野に小葉中心性粒状影，分枝状粒状影（tree-in-bud opacities・pattern），ガラス様陰影（ground glass opacity：GGO），（非）区域性に広がるconsolidation，気管支血管束の肥厚，肺容積の減少，無気肺，などの所見を認める[1,2,8,9]．また，軽度の胸水貯留を認めることがある（通常片側性）（15〜20%）[2].
- 血清マイコプラズマ抗体価は，シングル血清でPA法320倍以上，CF法64倍以上の抗体価がみられた場合，もしくは2〜4週後のペア血清で4倍以上の抗体価の上昇があれば診断できる．
- 遺伝子増幅法（LAMP法）が有用である（感度78.4%・特異度97.3%・陽性的中率97.6%・陰性的中率76.3%）[10]．近年検出キットが発売され，約60分で測定できる．
- 迅速抗原検査（イムノクロマト法）も有用である（報告によりばらつきがあるが，感度約60〜90%・特異度約90%・陽性的中率約85〜90%）[11,12].
- 第一選択はマクロライド系，テトラサイクリン系抗菌薬（ドキシサイクリンなど）である[2].
- 軽症の場合，自然寛解することもある[2].
- マクロライド系抗菌薬で効果が乏しい場合（48〜72時間以内に解熱しない場合）は，マクロライド耐性マイコプラズマ肺炎を疑ってテトラサイクリン系抗菌薬に変更する．

鑑別疾患 非定型肺炎の鑑別

①クラミドフィラ肺炎[13]

- 大部分の患者で，喉頭炎を伴う嗄声を認める．咽頭炎，中耳炎はまれである．
- 表1の6項目中4項目以上当てはまった場合，クラミドフィラ肺炎に対する感度は63.1%である．

ピットフォール

- 細菌性肺炎の41%，非定型肺炎の57.8%でcrackleを聴取しない[6].
- イムノカード法（血清IgM抗体を検出）は，健常成人でも約30%で陽性となるため使用しない[14].
- イムノカード法は，マイコプラズマ感染後1年以上陽性が持続することがあるため，必ずしも急性感染を意味しない[14].
- PA法は，健常人でも抗体価が上昇していることがある（160倍が10.5%，320倍が2.4%）[15].

一発診断 マイコプラズマ肺炎

ワンポイントアドバイス 発熱・頭痛を伴う上気道症状を訴える若年者で，徐々に咳嗽が強くなり，胸部聴診で所見が乏しい中・下肺野の浸潤影をみたらマイコプラズマ肺炎を疑う．

46 入院中に胸が痛くなったんです…

70歳代女性　頻度 ★★★

3　胸部領域での一発診断

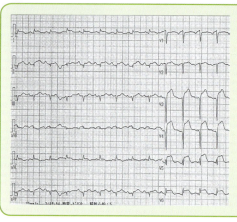

図1

症状　尿路感染症で入院中の78歳の女性．高血圧の既往あり．第3病日朝から前胸部の痛みを訴えたため心電図を施行した（図1）．

所見　体温36.8℃，血圧134/70 mmHg，脈拍数76回/分（整）．血液検査では，白血球12,000/μL，CRP 5.4 mg/dL．心筋逸脱酵素の上昇はなし．トロポニンT陽性．BNP 330 pg/mL．診断は？

解説　身体的ストレス（感染症）のある高齢女性にみられた前胸部痛である．トロポニンTが陽性であるが心筋逸脱酵素の上昇はない．心電図はV2～V6誘導でSTが上昇しているが，V1誘導では上昇を認めず，aVRでSTが低下している．また，鏡像変化（対側性ST低下）はみられない．以上のことより，たこつぼ型心筋症を疑った．心エコー図検査で心尖部の収縮低下と代償性の心基部の過収縮を認めた（図2）．冠動脈造影検査では異常がなく，左室造影にて心エコー図検査と同様の所見を得て確診した．

- たこつぼ型心筋症は，冠動脈病変がないにもかかわらず，心尖部の収縮低下と代償性の心基部の過収縮（形態が「たこつぼ」のようにみえる）を特徴とする，一過性の心筋壁運動異常をいう[1]．
- 病因は過剰なカテコラミン分泌である[1]．
- 平均発症年齢は66.8歳である[1]．
- 女性に多い（約90％）（約80％が50歳以上の女性）[1]．
- 急性冠症候群が疑われた症例の約1～2％を占める[2]．
- 分類は表1のとおり[1]．
- 誘因は表2のとおり[1]．
- 約半数で，精神・神経疾患（てんかん・脳梗塞・感情障害・不安障害など）が併存する[1]．
- 胸痛（76％），呼吸苦（47％），失神（7.7％）などがみられる[1]．
- 初診時の心電図変化として，ST上昇（42％），T波陰転化（38％），ST低下（2％），新たな左脚ブロック（1％）がみられる．心電図異常がないこともある（13％）[3]．
- 典型的な心電図経過は表3のとおり[4,5]．

拡張期　　　　　収縮期

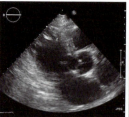 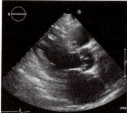

図2　本患者の心エコー図

表1　たこつぼ型心筋症の分類

①心尖部型（81.7％）：心尖部が動かない（左室心基部の過収縮と心尖部の無収縮）
②心室中部型（14.6％）：心室中部が動かない
③心基部型（2.2％）：基部が動かない
④局所型（1.5％）：心室の一部が動かない

表2　たこつぼ型心筋症の誘因

①身体的ストレス（36％）：急性呼吸不全，術後，骨折，中枢神経疾患，感染症，など．
②精神的ストレス（27.7％）：悲しみ，パニック，恐怖，不安，怒り，人間関係，経済的な悩みなど
③両者の併存（7.8％）
④誘因なし（28.5％）

表3 たこつぼ型心筋症の典型的な心電図経過

Phase 1：広範囲のST上昇
Phase 2（発症1～3日）：ST上昇が軽減し，陰性T波，QT延長が出現
Phase 3（発症2～6日）：一旦陰性T波が浅くなる
Phase 4：再度陰性T波が深くなり（巨大陰性T波），数ヶ月続く

- 心電図の特徴は以下のとおり．
  ①aVRでST低下があり，V1でST上昇がない（感度91％・特異度96％・正診率95％・陽性的中率67％・陰性的中率99％）[6,7]．
  ②aVRで陽性T波があり，V1で陰性T波がない（感度95％・特異度97％・正診率97％・陽性的中率74％・陰性的中率99.6％）[8]．
  ③異常Q波はまれで，鏡像変化（対側性ST低下）はみられない[4]．
- 血液検査の特徴は以下のとおり．
  ①トロポニンが上昇する（正常の2.2～24倍）（80％以上）[9]．
  ②心筋逸脱酵素が上昇するが（52％）[3]，軽度である（～約1.5倍まで）[9]．
  ③BNPが上昇する（正常の2.1～15.7倍）（83％）[9]．
- 確定診断は冠動脈造影と左室造影である．冠動脈造影では有意な狭窄病変を認めない．
- 左室造影や心エコー図検査で，収縮期に心尖部の無収縮と心基部の過収縮を認める．
- 1～4週で心室の収縮能の改善を認める[10]．
- 心不全，頻脈性・徐脈性不整脈，重度の僧帽弁閉鎖不全症，心原性ショック（約10％），左室内血栓形成後塞栓症をきたすことがある[1]．
- 院内死亡率は約4％である[1,10]．
- 急性心筋梗塞と比しても，合併症のリスクは変わらない[10]．
- 再発はまれである（1年あたり1.8％）[10]．

鑑別疾患 心筋壁運動異常をきたす疾患[9]

①急性冠症候群
・異常Q波，鏡像変化を認める．壁運動低下は冠動脈の支配領域に一致する．

②褐色細胞腫
・一過性に心筋壁運動異常をきたすことがある．頭痛，発汗，頻脈を認める（高血圧の有無は問わない）．

③急性心筋炎
・感冒症状，消化器症状が先行する．左室壁運動低下は左室全般に及ぶ．
・心機能の回復がたこつぼ型心筋症ほど早くはない．

ピットフォール
・15.3％で冠動脈疾患が併存している[1]．

一発診断：たこつぼ型心筋症

ワンポイントアドバイス：身体的・精神的ストレスのある高齢女性が胸部症状を訴え，冠動脈の支配領域に一致しないST上昇・巨大陰性T波を認め，鏡像変化がなければ，たこつぼ型心筋症を疑う．

47 右胸と右背中が痛いんです…

3　胸部領域での一発診断

40歳代男性　頻度 ★★☆

症状　2週間前からの右前胸部痛と右背部痛を訴えて受診した42歳の男性．喫煙なし．飲酒なし．刺すような痛みで，体をねじったり，深呼吸をしたりすると悪化する．

所見　皮疹なし．肋骨肋軟骨接合部に圧痛なし．第6肋骨の高さで，前正中線（胸骨中線）から右約4 cmのところに自発痛を認めるが，圧痛はない．第6胸椎の高さで，後正中線（椎骨中線）から右約4 cmのところに自発痛，圧痛を認める．疼痛部位の皮膚をつまむと，健側と比して知覚低下を認める．horizontal arm traction test, crowing rooster maneuver（肋軟骨炎診断のための方法）は陰性である（図1，図2）．胸部X線写真は異常なし．心電図は異常なし．診断は？

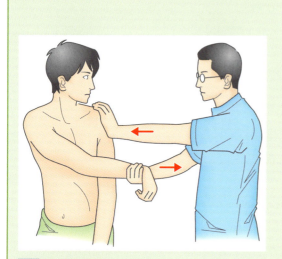

図1　horizontal arm traction test
前胸部で患者の上肢を水平方向に引っ張る．

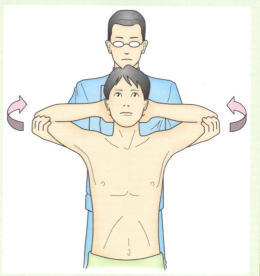

図2　crowing rooster maneuver
患者の後ろに立ち，両上肢を後上方に引き上げる．

解説　第6胸椎レベルにみられた，体幹の回旋，深呼吸で悪化する片側の背部と前胸部の痛みである．背部の痛みは肋椎関節部に一致しており（図3・図4：➡部分），同部位の圧痛と知覚低下を認めていることから肋椎関節の機能障害（costovertebral joint dysfunction）と診断した．同一レベルにみられた前胸部痛は，圧痛を認めないことから肋椎関節の機能障害による放散痛と考えた．

- 肋椎関節の機能障害は，同部の肋骨の異常な可動性や後部への亜脱臼により，さまざまな症状をきたすものをいう[1]．
- 有病率はわかっていない[2]．
- 肋椎関節は，肋骨頭関節（図3，図4①）（肋骨頭が2つの隣接する胸椎の椎体部および，それらの間の椎間板によって連結）

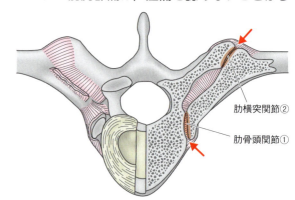

図3　頭側からみた肋椎関節の解剖と痛みの部位

肋横突関節②
肋骨頭関節①

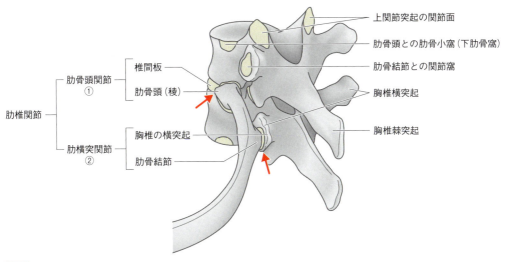

図4 背側からみた肋椎関節の解剖

表1 肋椎関節の機能障害による痛みの特徴

①誘因：軽度の胸部外傷，悪い姿勢など．
②性状：焼けるような，鋭い，刺すような痛み．
③増悪因子：体幹の回旋，側方への屈曲，肋骨を動かすような動作，咳嗽，深呼吸など．
④場所：肋椎関節部や罹患した肋骨を触診すると痛みが再現されることがある．
　　　　前正中線から3〜4 cmのところに限局した前胸部痛を訴えることがある．
⑤関連痛：側胸部〜前胸部にかけて（デルマトームに沿って）痛みが放散する．
⑥随伴症状：嘔気を伴うことがある．
　　　　　　皮膚をつまむと健側と比して知覚過敏，知覚低下を認めることがある．

（文献1〜4より作成）

と，肋横突関節（図3，図4②）（肋骨結節が胸椎の横突起と連結）からなる．

- 肋椎関節は後正中線から4〜5 cmのところに触れる[3]．
- 肋椎関節の機能障害による痛みの特徴は表1のとおり．
- X線写真で罹患関節の退行性変化（関節裂隙の狭小化など）を認めることがある[4]．
- 消炎鎮痛薬，筋弛緩薬の内服，肋間神経ブロック注射を行う[1]．

鑑別疾患 胸痛をきたす筋骨格系由来の4大疾患

① 肋軟骨炎（→第1巻項目11参照）
② slipping rib syndrome（→第2巻項目49参照）
③ sternalis syndrome（→項目40参照）
④ costovertebral joint dysfunction（肋椎関節の機能障害）（本疾患）

ピットフォール 本疾患の存在はあまり知られていないので，無用な胸部CT検査，MRI検査が行われて問題ないとされたり，筋骨格系の痛みという漠然とした診断名を患者に伝えることしかできないことで，診察に対する患者の満足度が低くなることがある．

一発診断　肋椎関節の機能障害

ワンポイントアドバイス　咳嗽・深呼吸・体動で悪化する，同じデルマトーム上の片側の前胸部痛・背部痛で，後正中線から約4 cmのところに圧痛があれば，肋椎関節の機能障害を疑う．

48 突然背中が痛くなったんです…

3 胸部領域での一発診断　60歳代女性　頻度 ★★★

症状 畑仕事をしていたら，突然，上背部の正中に痛みが出現したため受診した64歳の女性．症状は安静で若干軽快したが，今も続いている．体動・深呼吸で悪化なし．

所見 血圧は右126/74 mmHg・左134/78 mmHg，脈拍数86回/分（整）．心音・呼吸音は異常なし．心電図は異常なし．胸部X線写真を示す（図1，図2）．診断は？

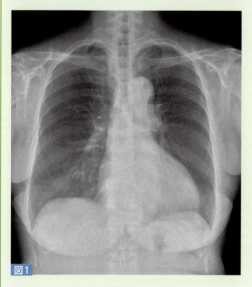
図1

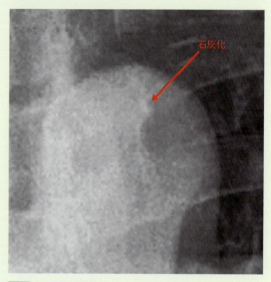
図2　図1の強拡大像（石灰化）

解説 高齢女性にみられた，突然発症の体動・深呼吸で悪化しない背部痛である．上肢血圧の左右差（20 mmHg以上），心電図異常，胸部X線写真で縦隔拡大，などはみられなかった．胸部X線写真で大動脈の内膜に沈着した石灰化が内方に偏位（カルシウム・サイン）していることから大動脈解離を疑った．胸部CT検査を施行し確診した（図3）．なお，Dダイマーは2.3 μg/mLと上昇していた．

- 急性大動脈解離における胸部X線写真の特徴は以下のとおり[1〜5]．
  ① 縦隔拡大（A型63%・B型56%）：立位で8 cm以上（臥位の場合は，気管分岐部レベルでの椎体中央と大動脈陰影左縁の距離が5 cm以上）．
  ② カルシウム・サイン（A型11%・B型18%）（図4）[3,5]：大動脈内膜に沈着した石灰化と大動脈外側との距離が6 mm以上（正常では2〜3 mm）．
  ③ 胸水貯留（A型17%・B型22%）：左に多

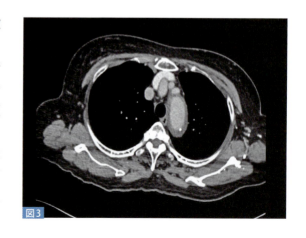
図3

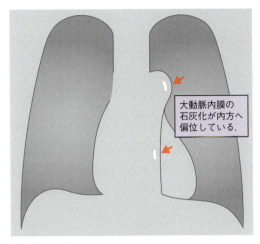

図4 カルシウム・サイン

表1 急性大動脈解離を疑う所見とその陽性尤度比

①突然の裂けるような痛み（大動脈痛）
②上肢の血圧左右差が20 mmHg以上
③胸部X線写真で縦隔拡大

	頻度	陽性尤度比	陽性的中率
0項目	4%	0.07	7%
1項目	20%	0.5	36%
2項目	49%	5.3	85%
3項目	27%	66.0	100%

い，女性に多い．

- 急性大動脈解離を疑う所見とその陽性尤度比は表1のとおり[6]．
- Dダイマー（カットオフ値：0.5 μg/mL）を測定することで，急性大動脈解離を除外できる[1]（感度97%・特異度56%・陽性尤度比2.43・陰性尤度比0.06・陽性的中率60%・陰性的中率96%）．しかし，臨床症状を含めて総合的に判断すべきである．

ピットフォール

- 胸部X線写真で所見がなくても，大動脈解離は否定できない（A型11%・B型16%が所見なし）[1]．
- 次の場合，Dダイマーが上昇しないことがある[7]．
  ①偽腔が完全血栓化したとき
  ②解離長が短いとき
  ③若年者

一発診断：急性大動脈解離（カルシウム・サイン）

ワンポイントアドバイス：突然の背部痛で，胸部X線写真でカルシウム・サインをみたら急性大動脈解離．

49 健診で心電図異常を指摘されたんです…

50歳代男性 **頻度 ★★★**

3 胸部領域での一発診断

症状 健診で心電図異常を指摘されたため受診した54歳の男性．糖尿病で通院していたが自己中断している．

所見 バイタルサインに異常なし．心音・呼吸音に異常なし．胸部X線写真で心拡大を軽度認める．肺血管陰影に異常なし．血液検査では電解質異常なし．HbA1c 9.0%．心電図を示す（図1）．診断は？

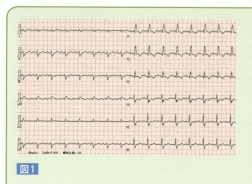
図1

解説 V1誘導のQRSが分裂しrSR'パターンでT波は陰性，V5・V6誘導のS幅が広くT波が陽性，QRS幅0.163秒，電気軸−82度であることから，完全右脚ブロックに左軸偏位を合併した2枝ブロック（完全右脚ブロック＋左脚前枝ブロック）と診断した．また，典型的な右脚ブロックとしてはrSR'波のrが非常に小さいため，V1〜V3誘導はinitial r waveと考えた（図2）．追加の問診をしたところ，半年前に胸部不快症状があったことから心筋梗塞の既往を疑った．心エコー図検査で，左室前壁運動低下，心筋の輝度上昇・菲薄化を認め，収縮期の壁厚増加は認めず，陳旧性前壁梗塞と診断した．本症例は，半年前の心筋梗塞によって2枝ブロックが生じたと考えた（initial r waveとは，心筋梗塞の急性期に異常Q波を認めた誘導で慢性期に出現するr波であり，そのときにはQ波は消失している．initial r waveをみたら陳旧性心筋梗塞を考える）．

- 左右の脚あるいは脚枝（左脚前枝または後枝）に障害が限局し，QRS幅の延長や高度の軸位をきたすものを，それぞれ脚ブロック，脚枝ブロックという．
- 左脚は前枝，後枝，中隔枝の3つに分かれ，前枝または後枝のみの伝導障害をヘミブロックという[1]．
- 完全右脚ブロック（Complete Right Bundle Branch Block：CRBBB）に脚枝ブロックを合併したものを2枝ブロックという．

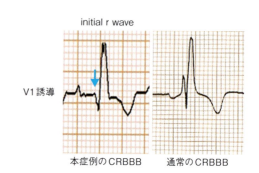
図2 initial r wave

- 2枝ブロックの分類は以下のとおり．
  ①CRBBB＋左脚前枝ブロック（Left Anterior Hemiblock：LAH）
  ・CRBBBの所見に高度左軸偏位を伴い，Ⅱ，Ⅲ，aVF誘導でrSパターンを認める．
  ②CRBBB＋左脚後枝ブロック（Left Posterior Hemiblock：LPH）
  ・CRBBBの所見に高度右軸偏位を伴い，Ⅱ，Ⅲ，aVF誘導でqRまたはRパターンを認める．
- LAHは健常人の0.9〜6.2%にみられる[2]．
- LAHは単独では心血管系死亡の危険因子にならないが，急性心筋梗塞後にLAHが出現した場合は予後不良との報告が多い[3]．

3枝の模式図	![右脚 左脚 後枝 前枝 房室結節 ヒス束]	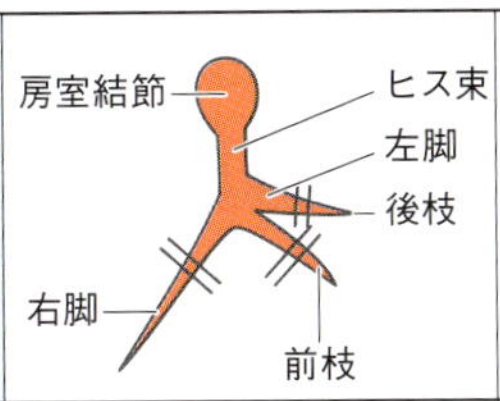 ![図]	![図]	![図]	![図]
ブロックの程度 〈右脚〉	完全	完全	完全	不完全	不完全
〈左脚前枝〉	完全	完全	不完全	完全	不完全
〈左脚後枝〉	完全	不完全	完全	完全	不完全
心電図所見	・完全房室ブロック	・完全右脚ブロック ・左軸偏位 ・Ⅰ〜Ⅱ度房室ブロック	・完全右脚ブロック ・右軸偏位 ・Ⅰ〜Ⅱ度房室ブロック	・完全左脚ブロック ・Ⅰ〜Ⅱ度房室ブロック	・交代性脚ブロックなどブロックの程度が変化し不安定

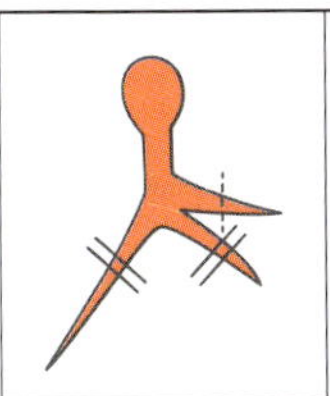

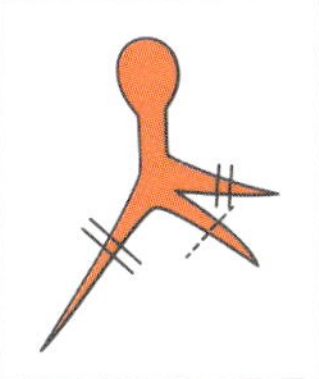

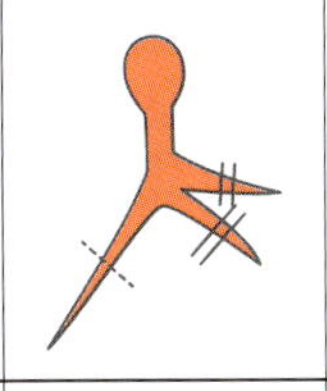

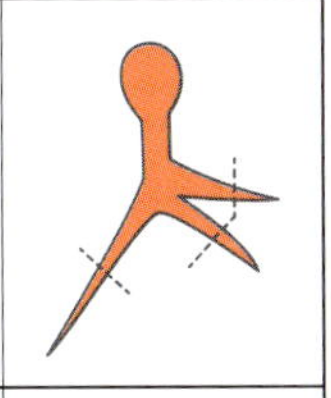

図3 3枝（右脚，左脚前枝，左脚後枝）の伝道障害による各種心電図所見
(文献4より引用改変)

- 3枝ブロックは右脚，左脚前枝，左脚後枝の3本すべてが障害されているものをいう．障害部位とその程度（完全な途絶か不完全な伝導障害か）により，さまざまな心電図所見を呈する（図3）[4]．
- CRBBBをみたら，軸偏位の有無を確認し，2枝ブロック，3枝ブロックの有無を確認する．
  ① 2枝ブロック，3枝ブロックは無症状であれば経過観察でよいが，Ⅱ度以上の房室ブロックへ進行することがある（約5％）[5]．
  ② 2枝ブロック，3枝ブロックの場合は，完全房室ブロックへの進行が懸念される．
- 2枝ブロック，左脚ブロックでは，PQ時間を必ず確認する．PQ時間が延長していることは，残る一枝の伝導能が障害されていること表す．よって，CRBBB＋LAHの場合，残る一枝（左脚後枝）の伝導も障害されていると考えられる．完全に途絶した場合は，完全房室ブロックとなる．

鑑別疾患 CRBBBをきたす疾患

①肺塞栓

- 心電図で，肺性P，右軸偏位，S1S2S3パターン，S1Q3T3パターン，Ⅲ・右側胸部誘導（V1〜V4誘導）の陰性T波などを確認する．

ピットフォール

- CRBBBが単独でみられる場合，一般に基礎心疾患の存在を意味しない．しかし，もともと正常心電図だった人にCRBBB，LAHが新たに出現した場合は，虚血性心疾患や心筋症を疑う．これは，右脚と左脚前枝は左冠動脈の左前下行枝から主に供給されているので，左前下行枝の閉塞で，CRBBB，LAHを併発することがあるためである．

一発診断 2枝ブロック（＋陳旧性前壁梗塞）

ワンポイントアドバイス 軸偏位を伴ったCRBBBをみたら，2枝または3枝ブロックを疑い，Ⅱ度・Ⅲ度ブロックへの移行に注意．

50 散歩中に胸が痛くなったんです…

3 胸部領域での一発診断　　70歳代女性　頻度 ★★☆

症状 3週間前から散歩時に胸部不快感があるため受診した70歳の女性．高血圧，脂質異常症，糖尿病で通院中．喫煙10本/日を50年間．

所見 バイタルサインに異常なし．心音，呼吸音に異常なし．胸部X線写真は異常なし．LDLコレステロール150 mg/dL，HbA1c 7.2%．その他特記すべき異常所見なし．心エコー図検査では左室壁運動は良好で，異常所見なし．運動負荷心電図を施行した（図1）．診断は？

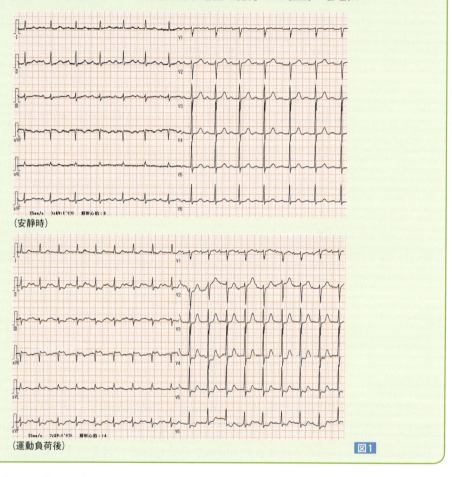

図1

解説 高血圧，脂質異常症，糖尿病，喫煙歴のある高齢女性にみられた，労作時の胸部不快感から労作性狭心症を疑った．運動負荷心電図で，Ⅱ，Ⅲ，aVF，V3～V6誘導にST低下（horizontal型，down sloping型）を認め，広範な心筋虚血が考えられた．また，aVRでST上昇を認め，左冠動脈主幹部病変あるいは3枝病変が考えられた．冠動脈造影検査を施行したところ，左前下行枝#5に75%，#6に90%狭窄を認めたことから，左冠動脈主幹部病変による狭心症と診断した．

- aVR誘導のST上昇は左冠動脈主幹部あるいは3枝病変を示唆する[1]．
- aVR誘導のST上昇は0.5 mmを有意とすると，左冠動脈主幹部あるいは3枝病変に対する診断精度は，感度78%，特異度86%，陽性的中率57%，陰性的中率95%である．よって，aVR誘導の

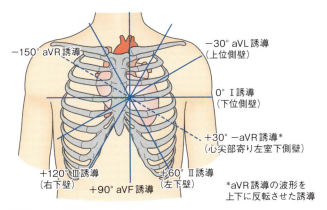

図1 Cabvera（カブレラ）配列

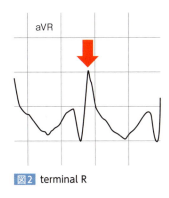

図2 terminal R

ST上昇がなければ，左冠動脈主幹部あるいは3枝病変は否定でき，緊急冠動脈バイパス手術のリスクは低くなる[2,3]．
- aVR誘導は，－150°の方向で右肩から心臓内腔を覗き込むようになっている（図1）．
- aVR誘導でST上昇をきたす病態
  ①左前下行枝近位部閉塞や左冠動脈主幹部閉塞による左室心基部の貫壁性梗塞（ST上昇型急性冠動脈症候群）[1]
  ②左冠動脈主幹部や多枝高度狭窄病変による左室の広範な非貫壁性虚血（非ST上昇型急性冠動脈症候群）
  - 非貫壁性虚血は心内膜下虚血であるため，V4～V6誘導を中心とした広範なST低下が起こる．これは，心内膜下虚血が冠動脈の血流の末梢となる心尖部領域から始まり心基部に向かって生じるためである．aVR誘導の反対側である-aVR誘導（電気軸＋30度の方向で心尖部から心基部に見上げる誘導）では，他の誘導と同様にST低下が起こる．この反対側の変化としてaVR誘導ではST上昇がみられる[1]．
- 左冠動脈主幹部病変の心電図所見[1]は以下のとおり．
  ①aVR誘導のST上昇，下壁誘導・V4～V6誘導を中心とした広範なST低下，QRS幅の延長，など．
  ②aVR誘導に加え，aVL誘導でST上昇を認める症例は死亡例が多い[4]．

鑑別疾患 aVR誘導でST変化がみられる疾患
①たこつぼ型心筋症（→項目46参照）
- 心尖部を中心とした心筋壁運動異常を反映し，aVR誘導で陽性T波を認め，V1誘導で陰性T波を認めない（つまり，aVR誘導とV1誘導でともに陽性T波を認める）．

ピットフォール
- 急性心膜炎でaVR誘導のPR上昇を認める（27％）（→項目44参照）[5]．
- 三環系抗うつ薬中毒でaVR誘導のterminal Rの増高がみられる[6]．
  terminal R：aVR誘導の後ろのR波高≧3 mm（図2）[1]．

一発診断 左冠動脈主幹部病変による狭心症

ワンポイントアドバイス aVR誘導でST上昇をみたら，左冠動脈主幹部あるいは3枝病変を考える．

51 今朝から胸が痛いんです…

50歳代男性 頻度 ★★★

3 胸部領域での一発診断

症状 今朝からの持続する前胸部痛で受診した51歳の男性．高血圧，脂質異常症を指摘されているが放置している．冷汗あり．呼吸苦なし．2週間前から就寝時，起床時に1分間程度の胸部不快感が断続的にあるという．定期内服薬なし．喫煙20本/日を25年間．機会飲酒．

所見 バイタルサインに異常なし．心音，呼吸音に異常なし．胸部X線写真では異常なし．血液検査でトロポニンI (TnI)：83.4 pg/mL（正常26.2以下）と軽度上昇．その他の異常なし．心エコー図検査では壁運動異常なし．以前と受診時の心電図を示す（図1）．診断は？

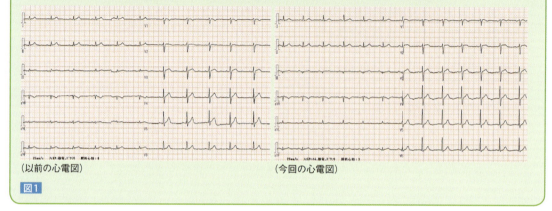

（以前の心電図）　（今回の心電図）

図1

解説 高血圧，脂質異常症，喫煙歴のある男性にみられた持続する前胸部痛であり，冠動脈疾患を考えるべきである．以前の心電図に異常はない．受診時の心電図では，V3～V6誘導に陰性U波を認めたことから（図2），左前下行枝近位部領域の狭心症を疑った．冠動脈造影検査で，左前下行枝#6に75％，#7に90％狭窄を認めたため急性冠症候群と診断した．

- T波に引き続く波はU波と定義される．
- U波の成因ははっきりしていない．
- U波には陽性U波と陰性U波がある．
- 器質的疾患がなくても正常U波はみられる．
- 正常U波は陽性で，振幅はV2・V3誘導で平均0.33 mm，またはT波の約11％とされている．正常U波の出現は50歳以降では少ない[1]．
- 陰性U波はaVR誘導以外でみられたら，異常である．
- 胸痛時・運動負荷時に陰性U波がみられたら虚血性心疾患を疑う．高度狭窄や近位部狭窄など重症冠動脈病変との関連が高い[2]．
- 冠動脈有意狭窄に対する，運動負荷で出現する陰性U波の診断精度は感度30％，特異度90％以上である[3]．
- 陰性U波が出現する誘導によって，虚血責任冠動脈の推定が可能である（ST低下では虚血責任冠動脈の推定は不可能．どの冠動脈に狭窄病変が存在してもⅡ，Ⅲ，aVF，V4～V6誘導を中心にST低下を認めるためである．これは，R波の高さとST低下の程度は比例関係にあり，R波の高いⅡ，Ⅲ，aVF，V4～V6誘導には病変部位とは関係なくST低下を認めるためである）[4]．

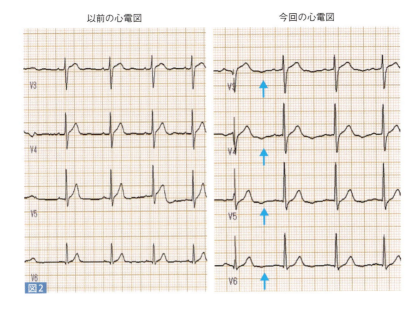

以前の心電図　　　　　今回の心電図

- 陰性U波が出現する誘導と病変部位
  ①左前下行枝領域の虚血：V4〜V6誘導に最も出現しやすい．
  ②近位部狭窄：Ⅰ，aVL，V3〜V6誘導の広範囲の誘導．
  ③右冠動脈の虚血：Ⅱ，Ⅲ，aVF（Ⅰ，aVLでは陽性U波）．
- 虚血性心疾患において，ST変化を伴わずに陰性U波のみが出現することがある．
- 陰性U波は，心室瘤や心機能低下などの予後不良の指標になる[5]．
- 高血圧の30％で安静時・運動負荷時に陰性U波を認める．これは降圧で消退することがある[6]．
- 左室肥大による陰性U波は左前胸部誘導，右室肥大による陰性U波はaVF・右前胸部誘導，に出現しやすい．

鑑別疾患 陰性U波をきたす疾患[7]

①心疾患性
- 虚血性
- 肥大性（高血圧，肥大型心筋症，肺高血圧症・シャント性先天性心．疾患など右室負荷疾患による高度の右室肥大をきたす疾患）
- ストレッチ性（大動脈逆流，動脈管開存）

②非心疾患性
- 薬剤（キニジンなど），甲状腺機能亢進症など

ピットフォール
- 頻脈ではT波とともにU波の電位は小さくなる傾向があり，U波はT波あるいは次のP波と融合し波形がはっきりしないことがある．
- 後壁領域の虚血による陰性U波の鏡像変化はV2〜V5誘導で異常陽性U波として出現する．

一発診断：急性冠症候群（左前下行枝領域）

ワンポイントアドバイス：陰性U波は心疾患に対する特異度が高い（感度は低い）ので，何らかの異常があることを示唆する．特に，V3〜V6誘導の陰性U波では広範囲な前壁の虚血性病変を考える．

52 息苦しいんです…

70歳代男性 頻度 ★★★

3 胸部領域での一発診断

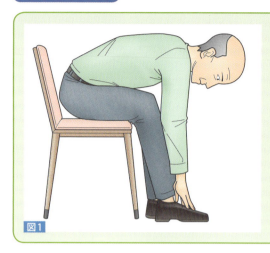
図1

症状 3日前からの労作時の呼吸困難を訴えて受診した74歳の男性．高血圧，陳旧性心筋梗塞で通院中．1日前からは椅子に座って前かがみになると症状が出現するという（図1）．この症状は？

解説 bendopneaの特徴は以下のとおり．

- 坐位で前傾姿勢になると30秒以内に出現する呼吸困難をbendopneaという[1]．
- 心不全患者の18〜49％でみられる[2,3]．
- 本症状がある患者では，右房圧と肺動脈楔入圧が有意に上昇している[1]．
- 前傾姿勢になると腹圧が上昇し，右心および左心の充満圧がより上昇するために生じる[1]．
- NYHA分類のⅣ度で有意にみられる[1]．
- 心不全の予後不良因子である（特に3ヶ月以内の心不全による入院）[4]．

鑑別疾患 Dahl（ダール）徴候（→第1巻項目53参照）
・両膝の真上にみられる色素沈着した角化性病変．
・COPDでみられる徴候で，呼吸苦のために両肘を膝上について体を支えているために生じる．
・この徴候があれば，予測1秒率が30％未満である．

ピットフォール 心不全のない一般人口でもみられる（6.7％）[3]．

一発診断 bendopnea

ワンポイントアドバイス 坐位で前傾姿勢になると30秒以内に出現する呼吸困難（bendopnea）は，心不全の予後不良因子．

53 臍に何かできたんです…

4 腹部・腰部領域での一発診断

70歳代女性　頻度 ★★★

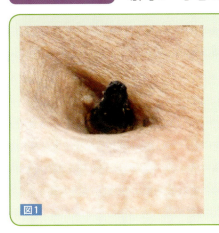

図1

症状 臍に何かできていることに気づき，癌ではないかと心配になって受診した76歳の女性．

所見 臍窩に暗黒色の疣状の硬い結節を認め，皮膚に強く付着していた（図1）．診断は？

解説 オリーブオイルを塗布したところ容易に摘出でき，摘出後の臍窩の皮膚は正常であったため，臍石（図2）と診断した．

- 臍石は，臍窩にケラチンや皮脂が蓄積して，石のように硬く固まったものをいう[1]．
- 臍部の不衛生が原因である[1]．
- 臍窩が深い場合に起こりやすい[1]．
- 通常無症状であるため，気づいていないことが多い[1]．
- メラニンと脂質の酸化により暗褐色〜黒色となる[1]．
- 鉗子などで摘出する．

鑑別疾患 臍部の腫瘤性病変[1]

- 臍部子宮内膜症，ケロイド，悪性黒色腫，臍部真皮腫，皮膚線維腫，Sister Mary Joseph結節（腹腔内の悪性腫瘍が臍に転移したもの），など．

ピットフォール 臍炎，潰瘍，膿瘍，腹膜炎をきたすことがある[2,3]．

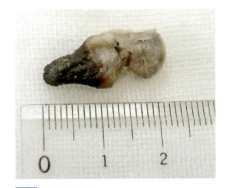

図2 摘出した臍石
露出部は暗黒色で硬かったが，非露出部は灰白色で柔らかかった．

一発診断 臍石

ワンポイントアドバイス 深い臍窩にみられる暗黒色の硬い結節で，容易に摘出できたら臍石．

54　深呼吸をすると右上のお腹が痛いんです…

4　腹部・腰部領域での一発診断

20歳代女性　頻度 ★★★

症状　数日前からの右季肋部痛を訴えて受診した26歳の女性．昨日は仰臥位になると痛みが悪化するため一睡もできなかったという．痛みは深呼吸・体動で悪化する．

所見　体温37.6℃，血圧110/56 mmHg，脈拍数72回/分（整），呼吸数14回/分，SpO₂ 98％．右季肋部に圧痛あり．Murphy徴候，右CVA叩打痛がいずれも陽性．診断は？

解説　深呼吸・体動で悪化する右季肋部痛・発熱を訴える若年女性である．Murphy徴候，右CVAの叩打痛を認めることからFitz-Hugh-Curtis症候群（Fitz-Hugh-Curtis syndrome：FHCS）を疑った．腹部造影CT検査（動脈相）を施行したところ，肝被膜から実質にかけて辺縁に淡い濃染像を認めたため確診した（図1）．

- FHCSは，骨盤内炎症性疾患（PID）由来の肝周囲炎[1]．
- PIDの約10％でみられる[1,2]．
- 起因菌はクラミジア・トラコマティスが最も多く，淋菌も原因となる[3]．
- PIDに伴う下腹部痛から始まり，右季肋部痛が続くのが典型的な経過であるが，3〜5割の患者で下腹部痛はみられず，右季肋部痛が唯一の症状となる[3-6]．
- 30歳未満における右季肋部の圧痛は，FHCSに対する感度100％・特異度99.4％との報告がある[4]．

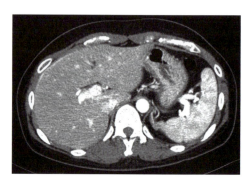

図1

- 右季肋部痛は咳嗽・深呼吸・体動で増悪し，右肩（僧帽筋稜）に放散する[2,3]．
- 帯下の増加・不正出血を自覚することもあるが，まったくない場合もある[5]．
- Murphy徴候を認めることもある（20％）[6,7]．
- 右肋骨縁で肝摩擦音を聴取する（beautiful "new snow" creaking friction）[2]．
- 白血球は正常もしくは軽度上昇のみであるが，CRPは上昇することが多い．
- 肝機能は正常もしくは軽度上昇のみである[3]．
- 血清学的クラミジア抗体価（IgA・IgG）が上昇する．
- 腹部造影CT検査（動脈相）で肝被膜から実質にかけて辺縁に淡い濃染像を認める[9]．
- 必ずしもPIDの画像所見を認めるわけではない．
- 適切な抗菌薬を投与し，パートナーの治療も併せて行う．

鑑別疾患　右上腹部痛と右CVA叩打痛をきたす疾患[8,10]

- 急性腎盂腎炎，胆石・胆嚢炎，右下葉肺炎・胸膜炎，右尿管結石，腎梗塞，憩室炎，十二指腸潰瘍，急性虫垂炎（特に上行性）など．

ピットフォール　肝左葉のみに炎症が起こると，心窩部痛で発症することがある[7]．

一発診断　Fitz-Hugh-Curtis症候群（FHCS）

ワンポイントアドバイス　若年女性が深呼吸・体動で悪化する右季肋部痛を訴え，肝機能に異常がなければFHCSを疑う．

55 突然お腹が痛くなったんです…

4 腹部・腰部領域での一発診断

60歳代女性　頻度 ★★★

症状 昨日椅子から立ち上がったときに，突然，右下腹部痛が出現し，痛みが続くため受診した65歳の女性．嘔気・嘔吐，下痢はない．発作性心房細動で抗凝固薬を内服している．

所見 バイタルサインに異常なし．右下腹部の傍臍部3cmのところに可動性のない直径約5cmの弾性・硬の腫瘤を触知し，同部位に圧痛を認め，カーネット徴候が陽性であった．腫瘤に拍動はない．同部位以外に圧痛はない．WBC 8,000/μL，Hb 11.2 g/dL，CRP陰性．診断は？

解説 抗凝固薬を内服している高齢女性にみられた急性腹症で，カーネット徴候が陽性であることから，腫瘤は腹壁内に存在し，それが腹痛の原因だと考えた．腫瘤の部位，性状を診断するために腹部CT検査を施行したところ，右腹直筋鞘内に内部がやや高吸収の腫瘤を認めた（図1）．外傷歴がないことから，非外傷性腹直筋血腫と診断した．

- 非外傷性腹直筋血腫は，明らかな外傷歴がないにもかかわらず，腹直筋鞘内に血腫を生じるものをいう．
- 急性腹症の原因の2%を占める[1]．
- 筋の断裂や腹直筋内での下腹壁動脈の枝の破綻で生じる[1]．
- 50〜60歳代の女性に多い[1,2]．また，下腹部に多い[3]．
- 患者背景として高血圧，肥満，腹部手術の既往，腹部の局所注射，腹部の過度の緊張，抗凝固薬の服用（約7割）がある[1〜3]．
- 誘因として咳嗽，運動，労作，くしゃみ，嘔吐などがある[1〜4]．
- 腹痛（約90%），圧痛（約70%），腹壁防御（約50%），嘔気（約25%），嘔吐（約15%）などがある[1]．
- カーネット徴候が陽性である[1,3]．
- フォザーギル（Fothergill）徴候がみられる[1,3]：腫瘤が正中線を越えず，下肢を動かしたり，腹部を緊張させたりしても腫瘤は消失せず触知できる．
- 腹壁出血斑がみられることがある（約20%）[1]：カレン（Cullen）徴候（臍部の皮膚着色），グレイ・ターナー（Grey Turner）徴候（側腹部の皮膚着色）
- 白血球数は正常〜上昇とさまざまである[1]．
- CT検査の感度・特異度は100%である[1]．
- 安静，抗凝固薬の一時中止，消炎鎮痛薬の内服で対応する．改善が乏しい場合，ショック状態の場合は外科的処置が必要となる[1〜3]．

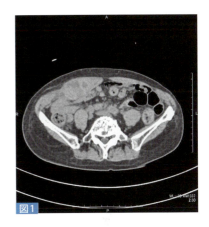
図1

ピットフォール 急性虫垂炎，胆嚢炎，憩室炎，鼠径ヘルニア，卵巣嚢腫捻転，急性膵炎，尿閉などと誤診されることがある[1,2]．

一発診断 非外傷性腹直筋血腫

ワンポイントアドバイス 腹直筋上に腫瘤を触知する急性腹症で，カーネット徴候，フォザーギル徴候が陽性ならば非外傷性腹直筋血腫．

56 下痢がなかなか治らないんです…

4 腹部・腰部領域での一発診断

70歳代女性　頻度 ★★★

症状 5週間前から水様性下痢があり，市販の整腸薬で改善しないため受診した78歳の女性．糖尿病と逆流性食道炎で近医に通院中．HbA1cは6.8%と良好にコントロールされている．

所見 腹部を含め身体所見に異常なし．血液検査では白血球・CRP・赤沈はいずれも正常．下部消化管内視鏡検査では異常はみられなかった（図1）．診断は？

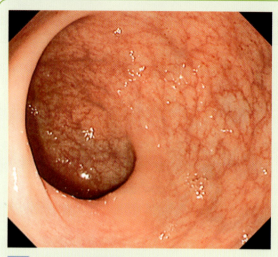

図1　下部消化管内視鏡検査

解説 追加の問診でプロトンポンプ阻害薬（proton pump inhibitor：PPI）を8週間前から内服中であることがわかった．血液検査，内視鏡検査で異常のないPPI内服中の高齢者にみられた1ヶ月以上続く水様性下痢であることから，膠原線維性大腸炎を疑った．大腸粘膜の生検にて粘膜上皮直下に肥厚した膠原線維帯を認めたため確診した．PPIの内服を中止したところ，症状は7日で速やかに改善した．

- 膠原線維性大腸炎は，慢性の非血性，水様性下痢を主症状とし，病理組織像で大腸粘膜上皮直下に肥厚した膠原線維帯collagen band（厚さ10 μm以上）を認めるもので，顕微鏡的腸炎のひとつである[1,2]．
- 50〜70歳（平均65歳）の女性に多い（男性の9倍）が，25%は45歳未満である[2,3]．
- 病因として，薬剤性，自己免疫疾患（甲状腺疾患・糖尿病・関節リウマチなど），喫煙などがいわれているが，はっきりしておらず，複数の要因が考えられている[1〜3]．
- 近年PPIによる本疾患が注目されており，わが国では原因薬剤の約7割をPPI（特にランソプラゾール）が占めている（表1）[1,4]．

表1　膠原線維性大腸炎の主な原因薬剤

- アカルボース
- プロトンポンプ阻害薬（ランソプラゾール・ラベプラゾール・オメプラゾール・エソメプラゾールなど）
- 非ステロイド性消炎鎮痛薬（NSAIDs）（アスピリン・ロキソプロフェン・セレコキシブなど）
- H_2受容体拮抗薬（ラニチジンなど）
- 選択的セロトニン再取り込み阻害薬（SSRI）（セルトラリン・パロキセチン・デュロキセチンなど）
- 抗てんかん薬（カルバマゼピンなど）
- チクロピジン
- 高脂血症治療薬（フルバスタチン・シンバスタチンなど）

（文献3，4より引用）

- PPI内服開始から数週間 (平均21.5日) で症状が出現する[5].
- 下痢は慢性のことが多いが (約60％)，突然発症のこともある (約40％)[2,6].
- 便意切迫 (70％)，腹痛 (50％)，夜間便 (50％)，便失禁 (40％) がみられるが，特に夜間便が重要である[2,3]．また，倦怠感，体重減少，筋肉痛，関節痛 (炎)，ぶどう膜炎をきたすこともある[2,3].
- 下部消化管内視鏡検査は一般に正常であるが[1,2]，近年縦走潰瘍・瘢痕，血管透見不良，顆粒状粘膜，血管網増生などを認めるとの報告もある[1].
- 生検で粘膜上皮直下に肥厚した膠原線維帯 collagen band を認める (厚さ10μm以上)[1].
- 禁煙指導を行い，原因薬剤を変更・中止する[1].
- PPIの場合，内服中止から数日 (平均7日間) で症状が消失する[5].
- 止痢剤 (ロペラミドなど) を用いる[2].
- 改善が乏しい場合，ステロイド (ブデソニド) を使用する[1,3].

ピットフォール

- 膠原線維性大腸炎患者の38〜58％は過敏性腸症候群 (IBS) の診断基準を満たし，33％は当初IBSと診断されている[7,8].
- PPI内服開始から数年後に発症することもある[4,5].

一発診断：膠原線維性大腸炎

ワンポイントアドバイス　PPI内服中の50〜70歳女性で慢性下痢がみられたら膠原線維性大腸炎を疑って，下部消化管内視鏡検査を行い生検する．

57 右の下腹が痛いんです…

70歳代女性 頻度 ★★☆

4 腹部・腰部領域での一発診断

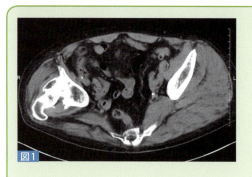

症状 今朝からの右下腹部痛を訴えて受診した70歳の女性．憩室炎の既往あり．受診前に一度嘔吐した．

所見 体温36.8℃．右下腹部の比較的狭い範囲に圧痛あり，反跳痛なし．カーネット徴候陰性．血液検査は白血球9,700/μL（好中球77.1％），CRP 0.06 mg/dL．憩室炎を疑い腹部CT検査を施行した（図1）．診断は？

解説 急性発症の右下腹部痛で，痛みは限局しており，腹部CT検査で憩室炎，その他の腸管の炎症所見はなく，盲腸の腹側にリング状の脂肪濃度上昇（hyperattenuating ring sign）を認めることから，腹膜垂炎と診断した．

- 腹膜垂は，漿膜に囲まれた脂肪組織を主とする嚢状の突起で，結腸ヒモに沿って存在する[1]．
- 腹膜垂炎は，腹膜垂の捻転，内部の血栓形成により炎症をきたしたものをいう[1]．
- 正確な頻度は不明だが，憩室炎が疑われた患者の2.3〜7.1％，虫垂炎が疑われた患者の0.3〜1％でみられる[1]．
- 通常直腸には起こらない（図2）．
- 画像検査の普及により，診断されることが多くなっている．
- 20〜50歳代に多い（平均40歳代）が，あらゆる年齢に起こる[1,2]．
- 男性に多い（女性の4倍）[1]．
- 危険因子として，肥満，激しい運動が挙げられる[1〜3]．
- 急性〜亜急性の持続性の腹痛で，痛みは罹患した腹膜垂の部位に限局し，放散しない[1]．
- 微熱，嘔吐，下痢，早期満腹感，腹部膨満感がみられることもある[1]．
- 通常反跳痛は認めない[1]．
- 疼痛部位に一致して腫瘤を触知することがある（10〜30％）[1]．
- 慢性に経過することもある[1]．
- 白血球，CRP，赤沈は正常もしくは軽度上昇のみである[1]．
- 正常の腹膜垂は（通常，腹水がない限り）腹部CTで写らない[1]．
- 炎症を起こした腹膜垂は，結腸に隣接して直径1〜4 cmの卵円形をした脂肪濃度の構造物として認められる[3]．
- その構造物を取り囲む2〜3 mmの厚さをした輪郭（hyperattenuating ring sign）（約90％以上で

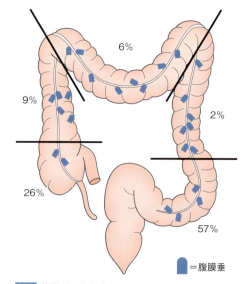

図2 腹膜垂と腹膜垂炎の部位別の頻度
（文献1より引用）

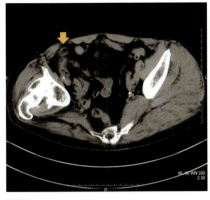
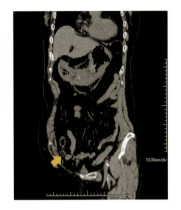

図3 hyperattenuating ring sign

認められる) が診断に役立つ (図3)[2〜5].
- その構造物の中心部に血栓を示す点状もしくは線状の高吸収域 (約20〜55％) を認めることがある[3〜5].
- 超音波検査も有用で, リング状の低エコー帯を伴う卵円形の高エコー腫瘤像を認める.
- 予後は良好で, 3〜14日で自然治癒する[1].
- 消炎鎮痛薬で保存的治療を行う[1].
- 入院加療や抗菌薬の投与は必要ない[1].
- 手術の適応は以下のとおり.
  ①保存的治療で改善が乏しい場合[1]
  ②経過中に高熱, 痛みの増悪, 経口摂取が不可能などの症状が出現した場合
  ③合併症 (腸重積, 腸閉塞, 膿瘍形成など) がみられる場合
- 再発はまれである[1].

鑑別疾患 **大網梗塞**[2,7]
・静脈還流不全や大網静脈の血栓が原因で起こる.
・肥満, 激しい運動, 心不全, 最近の腹部手術, 腹部外傷などが誘因となる.
・15％は小児に発症する.
・右側結腸 (回腸, 上行結腸) の腹側に多い.
・直径3.5〜7.0 cmの脂肪濃度の腫瘤で, 形状は三角形で, hyperattenuating ring signがない.

ピットフォール
・自然軽快した腹痛患者の中に, 本例が含まれている可能性がある.
・急性虫垂炎や急性憩室炎と診断されると, 不必要な入院, 抗菌薬の使用, 外科的治療につながってしまい, 不要な医療費の増加にもつながる[1,6].

一発診断：腹膜垂炎

ワンポイントアドバイス：20〜50歳代の肥満傾向の男性に急性発症した限局性の腹痛で, 腹部CT検査でhyperattenuating ring signがあれば腹膜垂炎.

58　お腹が痛くて吐いてしまうんです…

4　腹部・腰部領域での一発診断

20歳代女性　頻度 ★★★

症状　腹痛，嘔気・嘔吐を訴えて受診した26歳の女性．同様のエピソードを数ヶ月前から週2〜3回の頻度で繰り返しており，ここ数週はさらに頻度が増えてきているという．前医での血液検査，上部・下部消化管内視鏡検査，腹部CT検査では異常はなかった．

所見　腹痛のためうずくまっている．発熱なし．腹部は平坦・軟で，臍周囲に圧痛を軽度認める．反跳痛なし．

追加の問診　腹痛はいつも6時間ほどで改善し，痛みがないときはまったく症状がない．

経過　嘔気・嘔吐に対して制吐薬（メトクロプラミド）を使用し外来で経過をみているうちに，いつもより早く腹痛が改善したようであるが，明らかではない．診断は？

解説　若年女性にみられた繰り返す腹痛発作である．①嘔気・嘔吐を伴う，②1回の発作は2時間以上続く，③臍周囲の漠然とした中等度以上の腹痛で，④メトクロプラミドが有効，⑤各種検査で器質的疾患はない，ことから腹部片頭痛を疑った．さらに詳しく問診したところ，片頭痛の家族歴があることがわかった．腹痛発作時にトリプタン製剤を使用するように伝えた．1週間後の再診までに2回腹痛発作があったが，同薬の使用により2回とも症状が速やかに軽減したことを確認できたため確診した．カルシウム拮抗薬による予防投与を行い，腹痛発作はみられなくなった．

- 腹部片頭痛は，機能性腹痛のひとつで，中等度以上の腹部正中の痛みを繰り返すものをいう[1]．
- 小児に起こることが多いが，成人でも発症することがある[1〜4]．
- 病因ははっきりしていない[1,2]．
- 女性に多い[2]．
- 90％で片頭痛の家族歴がある[3]．
- 誘因としてストレス，食物，睡眠不足などがあるが[3,4]，はっきりしないこともある[2]．
- 2013年に発表された国際頭痛分類3版β版の診断基準は 表1 のとおり[1,5]．

表1　国際頭痛分類3版β版による腹部片頭痛の診断基準（2013年）

A. 腹痛発作が5回以上あり，B〜Dを満たす
B. 痛みは以下の3つの特徴の少なくとも2項目を満たす
　1. 正中部，臍周囲もしくは局在性に乏しい
　2. 鈍痛もしくは漠然とした腹痛（just sore）
　3. 中等度〜重度の痛み
C. 発作中，以下の少なくとも2項目を満たす
　1. 食欲不振
　2. 悪心
　3. 嘔吐
　4. 顔面蒼白
D. 発作は，未治療もしくは治療が無効の場合，2〜72時間持続する
E. 発作間欠期には完全に無症状
F. その他の疾患によらない

（日本頭痛学会・国際頭痛分類委員会：国際頭痛分類 第3版 beta版．14，医学書院，2014より転載）

表2 繰り返す腹部疝痛をきたす疾患

- 過敏性腸症候群
- 好酸球性胃腸炎
- 鎌状赤血球症
- 血管性浮腫
- 高カルシウム血症
- 副脾捻転
- 急性間欠性ポルフィリア
- 機能性腹痛症候群
- 前皮神経絞扼症候群 (ACNES)
- 血小板増多症
- 食物アレルギー
- 家族性地中海熱
- 大網捻転
- 腹部アンギーナ
- 腹性てんかん
- 急性副腎不全
- 甲状腺ストーム
- 鉛中毒
- 緑内障発作

- 下痢を認めることもある[2]．
- 頭痛は必ずしも伴わなくてもよい[2]．
- 特異的な検査はない．
- 発作時にトリプタン製剤を用いて診断的治療を行う[3]．
- 確立した治療法はない[7]．
- 急性期にはトリプタン製剤を用いる．
- メトクロプラミドが有効なこともある[2,4,6,7]．
- 発作回数が多い場合は予防投与（カルシウム拮抗薬・三環系抗うつ薬・抗てんかん薬・β遮断薬など）を行う[1,2,4,6,7]．

鑑別疾患 繰り返す腹部疝痛をきたす疾患（表2）

ピットフォール 機能性胃腸症，過敏性腸症候群，食物アレルギーなどと誤診されている可能性がある[3,4]．

一発診断：腹部片頭痛

ワンポイントアドバイス 片頭痛の既往もしくは家族歴のある患者で，繰り返す腹痛，悪心・嘔吐がみられたら腹部片頭痛を疑う．

59 みぞおちと横っ腹が痛いんです…

4 腹部・腰部領域での一発診断

30歳代女性　頻度 ★★★

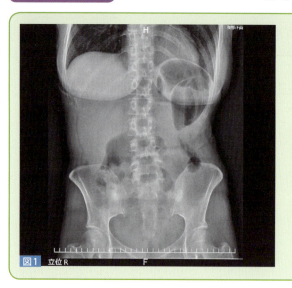

図1　立位R

症状　3ヶ月前からの心窩部，左上腹部，左側腹部の痛みと腹部膨満感を訴えて受診した34歳の女性．近医で上・下部消化管内視鏡検査，腹部CT検査を施行したが異常なし．もともと便秘がち．

追加の問診　痙攣様の痛みが週2回の頻度で出現する．症状は2時間程度続く．食事量が多かったり，便秘がひどくなったりすると症状が出やすい．左肩・上腕にも痛みを感じる．動悸を伴うこともある．腹部X線写真（立位）を示す（図1）．診断は？

解説　慢性の心窩部～左上腹部・側腹部にかけての痙攣様の痛みと腹部膨満感である．食事の大量摂取・便秘時の悪化，左肩・上腕の放散痛，時に動悸，がある．腹部X線写真で脾彎曲部に大量のガスの貯留，横行結腸の下垂がみられ，器質的疾患が否定的であることから脾彎曲症候群（splenic flexure syndrome：SFS）と診断した．

- SFSは，大腸に器質的な異常がなく，脾彎曲部に大量のガスが貯留することで，左上腹部や前胸部などにさまざまな症状をきたすものをいう[1]．
- 原因は以下のとおり[1]．
  ①腸内ガスの増加
  ・空気嚥下
  ・発酵しやすい食品の摂取によるガスの発生
  ②脾彎曲でのガスの貯留
  ・弛緩性便秘
  ・横行結腸の下垂
  ・腸管運動異常（口側大腸の蠕動亢進と下部大腸の攣縮による）
- 左上腹部・前胸部の膨満感・圧迫感・痛みを訴えることが多い（75％）[2]．
- 放散痛は以下の部位でみられる[2,3]．
  ①左側腹部（27.5％），肩（片側・両側）（25％），左側頸部（20％），上腕（片側・両側）（20％）．
  ②左肩甲骨部，肩甲骨間部，両胸部，心窩部，剣状突起部，顎，左手尺側のこともある．
  上記の2ヶ所以上の部位で症状を訴える（80％）[2]．
- 動悸，息切れ，胸骨下部の圧迫感，不安感を伴うことがある[2]．
- 発症は比較的はっきりしている[3]．
- 症状の持続は数分～数時間[3]．
- 痛みの程度は重度ではない[3]．

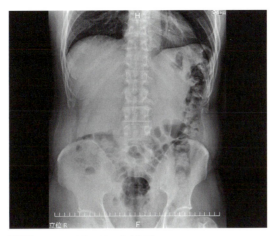

図2 別症例の腹部X線写真（立位）
脾彎曲部のガスは大量ではないが，横行結腸は下垂し，左上腹部の膨満感・圧迫感を認めていた．

- 痛みの性状は鈍い，鋭い，痙攣様，焼けるような，など[3]．
- 増悪因子は以下のとおり[1〜3]．
  ①情緒障害（37.5%），便秘（25%），食事の大量摂取（25%），横臥位（12.5%）．
  ②きつい衣服などによる上腹部の圧迫，深呼吸．
- 腹部X線写真では脾彎曲に大量のガスを認める[2]．無症状のときはガスが減少ないし消失する．
- 不安を取り除き，心身を安静にさせる[1]．
- 発酵しやすい食品の制限，排便コントロールを行う[1]．
- 食後の横臥位を避け，衣服はゆるめにし，保温により腹壁筋の緊張を緩和させる[1]．

鑑別疾患 イレウス（腸閉塞），大腸癌などの消化器疾患，狭心症などの心疾患などを除外する．

ピットフォール
・腸内ガスの量が必ずしも症状と相関するわけではない（図2）[1]．
・息切れ・胸骨下部の圧迫感を伴った肩・左側頸部・腕の痛みを訴えるときは，虚血性心疾患と紛らわしいことがある（偽狭心症 pseudo-angina）[1]．

一発診断：脾彎曲症候群（SFS）

ワンポイントアドバイス：左上腹部痛・前胸部痛のある患者で，腹部X線写真で脾彎部に大量のガスを認め，器質的疾患がなければ脾彎曲症候群．

60 左の下腹と左の太ももが痛いんです…

4 腹部・腰部領域での一発診断　70歳代男性　頻度 ★★★

症状 昨日夕方から，左下腹部から左大腿部・膝にかけての痛みが出現したため受診した70歳の男性．心房細動で抗凝固薬を内服している．痛みに関して特に思い当たることはない．

追加の問診 痛みは脚を伸ばすと悪化し，曲げると軽快する．左大腿前面に軽度のしびれがある．

所見 体温36.8℃，血圧120/62mmHg，脈拍数68回/分（不整），呼吸数16回/分．腹部は平坦・軟で，左下腹部に軽度圧痛を認める．反跳痛なし．カーネット徴候陰性．股関節を他動的に過伸展させると，大腿部の痛みが誘発された．血液検査ではHb 12.0g/dL，その他，血小板数，凝固系に異常なし．診断は？

解説 抗凝固薬を内服している患者にみられた，急性の左下腹部から大腿・膝にかけての痛み，大腿前面のしびれである．股関節を過伸展させると痛みが誘発（腸腰筋徴候）されたため，腸腰筋に病変があると考え，腸腰筋血腫を疑い単純CT検査を施行した（図1，図2）．左腸腰筋が腫大し，内部に高吸収域を認めることから確診した．

- 腸腰筋血腫では，腸腰筋（大腰筋，腸骨筋の総称）内に生じた血腫により，下腹部痛・背部痛・大腿神経麻痺などをきたす．
- 出血性素因（血友病など），外傷，抗血小板療法・抗凝固療法，人工股関節置換術後などが原因となる[1〜4]．
- 抗凝固療法中にみられる後腹膜出血の頻度は6.6％である[1]．
- 腸腰筋は特発性に筋肉内出血を起こしやすい部位といわれている[1]．
- 通常片側性である（まれに両側性）[2]．
- 鼠径部，陰部に放散する下腹痛・側腹部痛，背部痛を認める[3,5,6]．
- 血腫が大腿神経，閉鎖神経を圧迫し，大腿・下肢の筋力低下，知覚異常を認めることがある[5,7]．
- 痛みのため，仰臥位で膝を屈曲させ，股関節を軽度外転させた姿勢（腸腰筋肢位：psoas position）をとる（図3）．

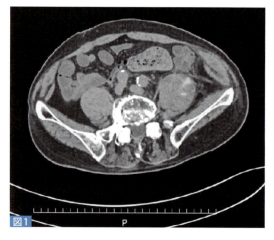
図1

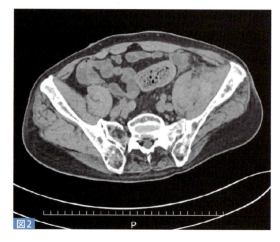
図2

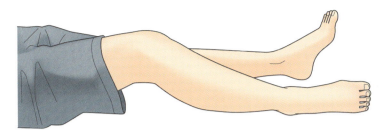

図3 腸腰筋肢位（psoas position）

- 股関節の伸展により疼痛が増悪する.
- 単純CT検査で腸腰筋の腫大と内部の高吸収域が特徴的である[8].
- 保存的治療（安静，抗凝固薬の中止，補液）[4]を行うのは以下のとおり.
  - ①血腫が小さい.
  - ②貧血の進行がない.
  - ③神経圧迫症状が軽度
- 経動脈的塞栓術（TAE）・外科的治療（血腫除去術）[2,4]を行うのは以下のとおり.
  - ①循環動態が不安定
  - ②活動性の出血を認める.

鑑別疾患 腸腰筋膿瘍（→第2巻項目72参照）

・発熱の有無を確認．単純CT検査で腸腰筋の腫大と内部の低吸収域，造影CT検査で低吸収域辺縁のリング状造影効果，低吸収域内のガス像などがみられる.

ピットフォール

・抗凝固療法中の凝固系検査で治療域内にあっても発症しうる[2].
・出血量が多い場合は出血性ショックをきたすことがあるため，迅速な診断が必要である[8].

一発診断：腸腰筋血腫

ワンポイントアドバイス：抗血小板・抗凝固療法中の患者に突然，股関節の伸展で増悪する背部・下腹部・鼠径部痛，大腿の脱力・しびれがみられたら，腸腰筋血腫を疑ってCT検査を行う.

61　3日前から右の下腹が痛いんです…

4　腹部・腰部領域での一発診断　　30歳代女性　頻度 ★★★

症状　3日前からの右下腹部痛を訴えて受診した34歳の女性．痛みは持続性で，痛みの移動はない．嘔吐なし．7日前から便秘気味であった．

所見　体温37.4℃．腹部は平坦・軟で，腸蠕動は低下している．右下腹部に圧痛を認めるが，反跳痛はない．マックバーニー点に圧痛なし．カーネット徴候は陰性．ある疾患を疑って，腹部CT検査を施行した (図1)．診断は？

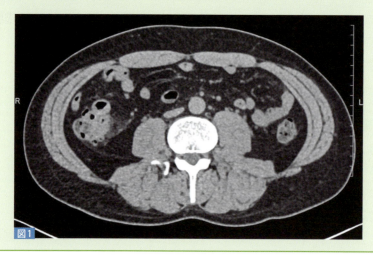
図1

解説　1週間前からの排便習慣の変化，数日前からの右下腹部に限局した持続性の痛みで，嘔吐がなく，マックバーニー点に圧痛がなく，カーネット徴候が陰性であることから憩室炎を疑った．腹部CT検査を施行したところ，憩室が存在し，同部の結腸壁の4mm以上の肥厚，結腸周囲の脂肪織濃度の上昇を認めたため確診した．

- 大腸憩室は，45歳以上の1/3，85歳以上の2/3でみられる[1]．
- 大腸憩室のある人の約4〜15％が憩室炎を発症する[2]．
- 憩室炎で入院した患者の平均年齢は63歳である[3]．
- 若年者での憩室炎の発症率は低いが，憩室炎で入院した患者の約16％が45歳未満である[3]．
- 肥満，喫煙，薬剤 (消炎鎮痛薬・ステロイド・オピオイドなど)，高齢，食物繊維の摂取減少，体を動かさない生活などが危険因子となる[4]．
- 約半数は同様の症状を1回以上繰り返している[3,4]．
- 腹痛の部位は，アジア人では右側に多い (欧米人では85％が左側)[3]．
- 痛みは限局しており，通常持続性である[3,4]．
- 受診数日前から自覚していることが多い[3]．
- 食欲不振がみられることもある[4]．
- 腸閉塞，腹膜刺激症状として嘔気・嘔吐がみられることがある (20〜62％) (陰性尤度比0.2との報告もある)[3,4]．
- 約15％では発熱を認めない[4]．

- 血便はまれである[3]．
- 便秘（約50％），下痢（25〜35％）などの排便習慣の変化がみられることがある[3]．
- S状結腸の憩室炎では，炎症が膀胱壁に及んで排尿困難，頻尿，尿意切迫感を訴えることがある（10〜15％）[3]．
- 腸蠕動は通常低下しているが，正常のこともある．
- 筋性防御，反跳痛をきたすこともある[3]．
- 結腸周囲の炎症や膿瘍の形成により，腫瘤を触知することがある（約20％）[3]．
- 白血球は軽度上昇するが，約45％は正常である[3]．
- 無菌性膿尿を認めることがある[3]．
- 腹部CT検査で，憩室が存在し，4mm以上の結腸壁の肥厚，結腸周囲の脂肪織濃度の上昇があれば診断できる（感度94％・特異度99％）[3]．
- 約25％で膿瘍，閉塞，瘻孔，穿孔，腹膜炎などの合併症を認める（複雑性憩室炎）[3]．
- 初めて憩室炎に罹患した場合，約30％が再発することなく無症状で経過する[3]．
- 約20〜50％が再発する（若年者・女性に多い）[3]．
- 約20％が過敏性腸症候群などの慢性腹痛をきたす[3]．
- 約5％で腹痛が持続し，外科的治療が必要となる[3,5]．
- 大腸癌の除外を行うために，症状改善後少なくとも6週間経過してから，下部消化管内視鏡検査を施行する（約3％で大腸癌が存在する）[3,6]．
- 非複雑性憩室炎で，以下の項目を1つも満たさない場合は，外来で7〜10日間の抗菌薬の経口投与を行う[5]．
  ①敗血症，②軽微の穿孔，③免疫抑制患者，④39℃以上の発熱，⑤著明な白血球増多，⑥激しい腹痛，⑦高齢，⑧多くの併存症，⑨経口摂取不良
- 複雑性憩室炎の場合は入院加療とし，抗菌薬の経静脈投与，補液，腸管安静を行い，それぞれの合併症に応じた処置を行う[5]．
- 入院患者の15〜30％で外科的治療が必要となる[4]．
- 再発を防ぐために，食物繊維の摂取，運動，禁煙，減量を指導する[4]．

鑑別疾患 右下腹部痛をきたす疾患（偽性虫垂炎）を鑑別する（→第2巻項目65参照）．

ピットフォール 急性虫垂炎で用いられるAlvaradoスコアは，憩室炎でも7点以上となることがあるので，このスコアだけで虫垂炎と診断しないようにする必要がある（7点以上で急性虫垂炎の感度81％・特異度74％．4点未満のときは虫垂炎の可能性が低い）[7-9]．

一発診断：憩室炎

ワンポイントアドバイス 便通変化を伴った，数日前からの限局した持続性の腹痛で，嘔吐がなく，以前に同様の症状があれば憩室炎を疑う．

62　下腹が痛いんです…

4　腹部・腰部領域での一発診断

20歳代女性　頻度 ★★★

症状　前日からの両側の下腹部痛を訴えて受診した26歳の女性．痛みは徐々に出現し，持続性で，体動や歩行によって増悪する．痛みの移動はない．食事は摂れている．嘔気・嘔吐，下痢，排尿時痛，頻尿，腰背部痛はない．現在月経中．

所見　体温38.3℃．腹部は平坦・軟で，腸雑音は正常だが，両側下腹部に圧痛，反跳痛を認める．CVA叩打痛はない．肝の叩打痛はない．血液検査では，白血球12,800/μL，CRP 6.2 mg/dL．ある疾患を疑って直腸診を実施し疑いを強め，骨盤部CT検査を施行した（図1）．診断は？

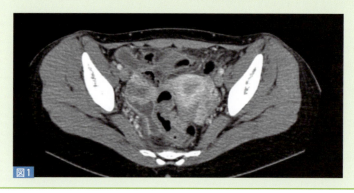
図1

解説　直腸診にて子宮頸部の可動時痛を認めた．若い女性の月経中にみられた，腹膜刺激症状を伴った両下腹部痛で，嘔気・嘔吐や痛みの移動がなく，直腸診で子宮頸部の可動時痛を認めたことから骨盤内炎症性疾患（pelvic inflammatory disease：PID）を疑った．骨盤部CT検査で子宮・卵巣周囲の脂肪織の濃度上昇と，右卵巣背側〜ダグラス窩にかけて辺縁に造影効果を伴う液貯留を認めたことから確診した（図1）．婦人科で実施された子宮頸管の分泌物の核酸増幅検査で，後日クラミジア・トラコマティス陽性，淋菌陰性が判明した．

- PIDは，腟・子宮頸管からの上行感染で発症する，骨盤腹膜を含む子宮・付属器の炎症性疾患の総称をいう[1]．
- クラミジア，淋菌が原因菌として最も多いが（50%）[2]，腸内細菌・上気道細菌（15%）[1]，ウレアプラズマ，マイコプラズマなどでも起こりうる（9〜23%）[2,3]．
- 月経中もしくは月経終了直後に起こることが多い[4]．
- 月経中の性行為，コンドームを用いない性行為，PIDの既往，複数の性的パートナー，子宮内避妊具などが危険因子となる[1]．
- 突然の重度の両下腹部痛で発症するのが典型的だが，発症の仕方と痛みの程度はさまざまである[1]．
- 痛みの移動はない[1,5]．
- 帯下の増加，不正性器出血，性交時痛，頻尿，排尿障害がみられる[1,4]．発熱はあってもなくてもよい[1]．悪心・嘔吐はない[5]．
- 右上腹部痛を認めた場合はPIDに続発する肝周囲炎（Fitz-Hugh-Curtis症候群）の合併を考える[1]．

- 内診で子宮頸部の可動時痛（約85％）[5]，子宮および子宮付属器の圧痛を認める．
- 米国疾病予防管理センター（CDC）の診断基準を示す（表1）[2]．
- 陽性尤度比が比較的高いのは，①帯下の異常（3.3），②下腹部の反跳痛（2.5），である[6]．
- 腟・子宮頸管の分泌物を用いたクラミジア・淋菌の核酸増幅検査，顕微鏡検査（白血球を確認），妊娠反応，HIVスクリーニング，梅毒の血清検査を行う[1,4]．
- CT・MRI検査では，卵管の肥厚・濃染（5 mm以上で特異度95％），卵巣の腫大・濃染がみられ，炎症に伴う癒着により子宮，付属器，周囲脂肪織との境界が不明瞭となる[7]．
- 軽症〜中等症時は外来でセフトリアキソン＋ドキシサイクリンを投与する．
- 重症の場合は入院で，クリンダマイシン＋ドキシサイクリン，またはアンピシリン/スルバクタム＋ドキシサイクリンを投与する[2,8]．
- 妊婦，嘔気・嘔吐，全身症状が強い（高熱・悪寒・激しい腹痛），膿瘍疑いの場合は，入院加療の適応となる[8]．
- 性的パートナーも治療する．
- 将来的に慢性骨盤痛（29％），不妊（18％），PID再発（15％），異所性妊娠（0.6％）の原因となる[1]．

表1　PIDの診断基準

- 必須項目：1つ以上
  ①子宮頸部の可動痛
  ②子宮の圧痛
  ③付属器の圧痛

- 補助項目
  ①38.3℃以上の発熱
  ②帯下の異常
  ③帯下中の白血球増加
  ④ESR上昇
  ⑤CRP上昇
  ⑥淋菌あるいはクラミジアによる子宮頸管炎の証明

鑑別疾患　急性虫垂炎[9,10]

- 診断に有用な所見（カッコ内は陽性尤度比）
  ①痛みの移動（心窩部または臍周囲から右下腹部へ）（3.2）
  ②右下腹部痛（7.3〜8.5）
  ③「心窩部または臍周囲の痛み→嘔吐」の順（2.8）
- 除外に有用な所見（カッコ内は陰性尤度比）
  ①右下腹部痛がない（0〜0.28）
  ②過去に同様の痛みがある（0.32）
  ③「嘔吐→心窩部または臍周囲の痛み」の順（0.0）
- 参考までに急性虫垂炎の家族歴の有無を確認する（特異的な細菌感染，食習慣，遺伝的要因により，急性虫垂炎に約2〜3倍罹患しやすい）．

ピットフォール

- 急性虫垂炎でも，腹膜刺激症状として子宮頸部の可動痛がみられることがある[5]．
- 画像検査で必ずしも異常所見をきたすとは限らない[4]．

一発診断：骨盤内炎症性疾患（PID）

ワンポイントアドバイス：帯下の異常，腹膜刺激症状を伴った若年女性の月経中または月経直後の両下腹部痛で，嘔気・嘔吐や痛みの移動がなく，直腸診で子宮頸部の可動時痛を認めたらPID．

63 お腹が張って，痛みもあるんです…

4 腹部・腰部領域での一発診断

40歳代男性　頻度 ★★☆

症状 今朝からの嘔気・嘔吐，腹痛，腹部膨満感を訴えて受診した44歳の男性．下痢はない．

所見 腹部は軽度膨満し，腸蠕動音は軽度亢進していた．臍周囲に自発痛と圧痛を認めた．腹膜刺激症状なし．血液検査では，WBC 9,000/μL（好中球85％・好酸球1.5％），CRP 2.0 mg/dL．腸閉塞を疑って閉塞機転の確認のため腹部CT検査を施行した（図1，図2）．診断は？

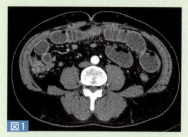
図1

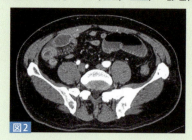
図2

解説 開腹歴のない患者にみられた腸閉塞様症状である．腹部CT検査で，限局性の浮腫を伴った小腸壁肥厚を認め，同部位から口側腸管が拡張し，腸管壁の造影効果は保たれており，腹水を伴っていた．追加の問診で2日前に自家製のシメサバを食べたことがわかり，小腸アニサキス症を疑った．後日，アニサキス特異的IgE抗体，抗アニサキスIgG・IgA抗体価がいずれも上昇していることが判明し確診した．

- 小腸アニサキス症は，鮮魚の生食摂取から6時間〜7日後に発症する[1〜4]．
- 消化管アニサキス症の好発部位は胃（93.2％），小腸（2.6％），大腸（1.1％）の順である[5]．
- 高度の腹痛，腹部膨満感を認める[1]．嘔気・嘔吐もみられ，血性・粘液性の下痢をきたすこともある[1]．腫瘤を触れることもある[1]．
- 血液検査では好酸球上昇（30％のみ）がみられるが[6]，発症時は好酸球数が正常でも，後に上昇してくることがある．抗アニサキスIgG・IgA抗体価，抗アニサキスIgE抗体価が発症1ヶ月後に高値となるためペア血清で確認する[6]．
- 腹部X線写真で，ニボー形成を伴う小腸ガスを認める．
- 腹部CT検査所見で，①限局性・全周性の粘膜下浮腫（肥厚），②小腸狭窄による口側の小腸の拡張，③腸間膜脂肪織濃度の上昇，④腸間膜リンパ節の腫大，⑤腹水貯留，がみられる[3,7]．
- 虫体の摘出は難しいため，補液，疼痛コントロールなど対症療法を行う[3]．小腸穿孔の合併がなければ，予後良好である．虫体は7日程度で死滅する．

鑑別疾患 小腸病変をきたす感染性腸炎，サイトメガロウイルス腸炎，腸結核，血管性浮腫，クローン病，上腸間膜静脈血栓症，悪性リンパ腫，血管炎，ループス腸炎が鑑別に挙がる[8]．

ピットフォール 本疾患が疑われていない場合，急性腹症として手術されることがある．

一発診断 小腸アニサキス症

ワンポイントアドバイス 鮮魚の摂取後7日以内に発症した急性腹症で，腹部CT検査にて全周性の小腸壁肥厚，口側の腸管拡張，腹水をみたら小腸アニサキス症を疑う．

64 腰が痛いんです…

4 腹部・腰部領域での一発診断

60歳代男性　頻度 ★★★

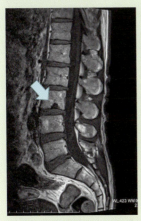
図1　T1強調画像

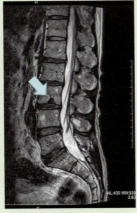
図2　T2強調画像

症状　2週間前からの腰痛で受診した66歳の男性．近医で施行した腰椎MRI検査画像を持参した．体重減少，発熱，排尿・排便障害，夜間痛，ステロイド・免疫抑制薬の服用などのレッドフラッグはない．

所見　神経学的所見に異常なし．腰椎MRI検査画像を示す（図1，図2）．矢印の画像所見は何？　診断は？

解説　T1・T2強調画像で，第3腰椎の椎体下面に椎体内へ突出する卵円形の低信号を認めることからシュモール結節と診断した．腰痛は筋・筋膜性疼痛と考え，消炎鎮痛薬の1週間の服用で消失した．

- シュモール結節（椎体内ヘルニア）は，椎間板の髄核が椎体終板の脆弱部位から椎体内へ突出するものをいう．
- 報告によりばらつきがあるが，有病率は3.8〜79％である[1,2]．
- 男性に多く（女性の3倍）[3]，遺伝性がある．
- 第7胸椎〜第1腰椎に多く[3]，椎体下面の中央部に生じることが多い[3]．
- 大部分は無症状であるが[1]，急性，慢性いずれの腰痛の原因になることがある[1,3,4]．
- visual analogue scale（VAS）で10/10ほどの強い痛みを訴えることがある[1]．
- 画像検査で偶然見つかることが多い[1]．無症状の患者でMRI検査を施行した場合，約19％でみられる[3]．MRI検査で，椎体内へ突出する卵円形の低信号として認める．CT検査で，シュモール結節周囲に骨硬化像を認める．
- 症候性では，シュモール結節周囲の椎体信号がT1強調画像で低信号，T2強調画像で高信号となる[1]．
- 症候性では，通常自然治癒もしくは対症療法で改善する[1]．

鑑別疾患　転移性骨腫瘍
- MRI検査で，T1強調画像で低信号，T2強調画像で高信号となることが多い[5]．造骨性病変で骨硬化が強い場合は，T1強調画像，T2強調画像ともに低信号となる[5]．
- 椎体後方から椎弓根に向かって浸潤していき，椎弓根が消失する（pedicle sign）．

ピットフォール　転移性骨腫瘍と間違われることがある．

一発診断　シュモール結節

ワンポイントアドバイス　MRI検査で，椎体下面の中央部にみられる，椎体内へ突出する卵円形の低信号はシュモール結節．

65 右の腰が痛いんです…

4 腹部・腰部領域での一発診断

60歳代女性　頻度 ★★☆

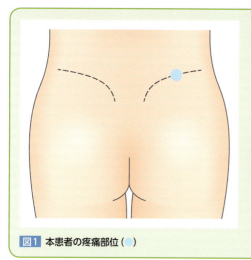

症状 1ヶ月前からの右腰痛を訴えて受診した68歳の女性．近医で腰椎X線写真，腰椎MRI検査を施行したが異常なし．体重減少，発熱，排尿・排便障害，夜間痛，ステロイド・免疫抑制薬の服用などのレッドフラッグはない．

追加の問診 痛みは，坐位，歩行・起立・立位・後屈などの体動で増悪する．

所見 右腸骨稜上の正中から約7cm外側に圧痛を認めた（図1）．SLR試験陰性，下肢の筋力低下，感覚異常，腱反射異常はない．診断は？

図1　本患者の疼痛部位（●）

解説 高齢者にみられた姿勢・体動で悪化する腰痛で，右腸骨稜上の正中から約7cm外側に圧痛を認め，神経学的所見に異常がないことから上殿皮神経障害を疑った．圧痛部位に局所麻酔薬を注射したところ痛みが改善したため確診した．

- 上殿皮神経障害は，上殿皮神経（第11胸髄〜第4腰髄の後根神経の皮枝）が胸腰筋膜を貫く部位（腸骨稜を乗り越える周辺）で絞扼されて疼痛をきたすものをいう（図2）[1,2]．
- 坐骨神経痛がない腰痛患者の1.6%を占めるといわれていたが[3]，全腰痛患者の約14%との報告もあり，決してまれではない[1]．
- 平均発症年齢は68歳である（17〜93歳）[1]．
- 加齢，椎体骨折，傍脊柱筋の筋緊張などが原因となる[1,4]．
- 腰痛（上殿皮神経の支配領域である腸骨稜近傍から上殿部にかけての痛み），関連痛としての下肢痛（偽性坐骨神経痛）がみられる[1,2]．
- 痛みは長時間の坐位，歩行・起立・立位・後屈などの体動で増悪する[1]．
- 鼠径部痛もみられる[5]．
- 歩行に伴い，徐々に腰痛が出現して間欠性跛行がみられることもある[2]．
- 腸骨稜上で正中から3〜4cm（内側枝），7〜8cm外側（中間枝）に圧痛を認め，Tinel徴候が陽性である[3]．
- 画像検査で異常はない．
- 消炎鎮痛薬で対症療法を行う[2]．
- 上殿皮神経ブロックを行う[1]．圧痛部位への数回の局所注射で68%の患者で症状が半減する．

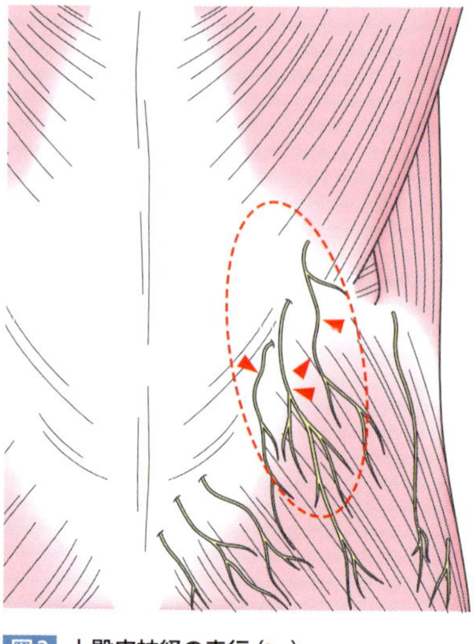

図2　上殿皮神経の走行（▶）
上殿皮神経は，腸骨稜近傍で胸腰筋膜を貫いて臀部に至る感覚神経である．

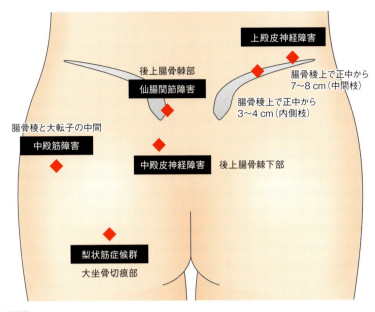

図3 圧痛部位から鑑別する腰・臀部痛

- 効果が不十分な場合は，外科的治療（上殿皮神経剥離術）を行う[1〜3].

鑑別疾患 その他の圧痛を伴う腰・臀部痛の鑑別（図3）

・患者さんへ正しい診断を伝えられることで安心感・信頼感につながる.

ピットフォール
・両側性もありうる[2].
・下肢痛を訴えた場合，腰椎疾患と間違いやすい[1].
・間欠性跛行がみられた場合，腰部脊柱管狭窄症と間違いやすい[2].

一発診断　上殿皮神経障害

ワンポイントアドバイス　姿勢・動作で増悪する，腸骨稜上の局所的な痛みで，圧痛部位への局所麻酔薬の注射で症状が軽快したら上殿皮神経障害.

66　急に左陰嚢が痛くなったんです…

4　腹部・腰部領域での一発診断

40歳代男性　頻度 ★★★

症状　今朝起床時に突然左の陰嚢が痛くなり，改善しないため受診した42歳の男性．受診前に1度嘔吐した．

所見　体温36.5℃．陰嚢の発赤，腫脹なし．精巣に圧痛なく，精巣の位置に左右差なし．左精巣挙筋反射（大腿内側を刺激すると精巣が挙上）はみられた．左下腹部に圧痛なし．左CVA叩打痛なし．診断は？

解説　40歳代の男性にみられた，突然発症の嘔吐を伴った陰嚢痛である．下腹部・陰部の診察で異常がないことから，精巣関連痛を考えた（表1）．尿検査を施行したところ，尿潜血陽性（3+）であった．腹部CT検査を施行したところ，左尿管膀胱移行部に6×4mmの結石を認めたため尿管結石およびその関連痛による陰嚢痛と診断した（図1）．

- 結石の位置により症状が異なる（図2）[1, 3, 4]．
  ①腎臓：側腹部痛・血尿
  ②上部尿管：腎疝痛・側腹部痛・上腹部痛
  ③中部尿管：腎疝痛・前腹部痛・側腹部痛
  ④下部尿管：腎疝痛・前腹部痛・側腹部痛・下腹部痛（腸骨窩）・関連痛（陰嚢・陰唇）・膀胱刺激症状（尿意切迫・頻尿・排尿障害）・鼠径部痛
- 片側の腰痛で発症することが多い（陽性尤度比34.0・陰性尤度比0.67）[5]．
- 腰部の圧痛（陽性尤度比30.0・陰性尤度比0.85），CVAの叩打痛（陽性尤度比3.6・陰性尤度比0.18）が有用である[5]．
- 尿管結石患者の約1〜3割で血尿を認めない[6]．
- 発症から時間が経つと血尿の陽性率は低くなる（発作第1日目は95％で認めるが，第2日目は83％，第3日目は65％と低下する）[6]．
- 尿管結石が疑われた患者を対象とした予測スコア（STONEスコア）を参考にしてもよい（表2）．
- STONEスコア10点以上（高リスク）の場合，陽性尤度比は4.1で（感度53％・特異度87％・陰性

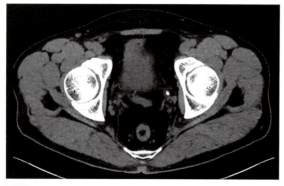

図1　本患者の腹部CT画像

表1　精巣関連痛の原因疾患

①腹部大動脈瘤
②尿管結石
③第4腰椎骨痛
④下部腰椎もしくは仙椎神経根症
⑤盲腸後虫垂炎
⑥後腹膜腫瘍
⑦鼠径ヘルニア術後
⑧前立腺痛

（文献1，2より引用）

表2 STONEスコアと尿管結石の可能性

	0点	1点	2点	3点
Sex（性別）	女性	—	男性	—
Timing（発症から受診までの時間）	24時間以上	6〜24時間	—	6時間未満
Origin（人種）	黒人	—	—	その他
Nausea（嘔気・嘔吐）	なし	嘔気のみ	嘔吐あり	—
Erythrocyte（尿潜血）	なし	—	—	あり

低リスク（0〜5点）：9.2〜13.5％
中リスク（6〜9点）：32.2〜51.3％
高リスク（10〜13点）：72.7〜88.6％
（文献7より引用）

尤度比0.5），臨床医の病像全体の印象（ゲシュタルト）よりも高い確率で正診できる[7].

- 低リスク，中リスクの場合でも，超音波検査で水腎症があれば尿管結石の可能性が高くなる[8].
- 消炎鎮痛薬（NSAIDs），アセトアミノフェン，モルヒネの順で効果がある．まずNSAIDsを用いる[9].
- 効果が乏しい場合は，アセトアミノフェンを追加する．
- 自然排石されるかどうかは結石の位置と大きさによる[3].
- 5 mm未満では1〜2週間以内に自然排石される[3].
- 5〜10 mmの下部尿管結石では，α遮断薬（タムスロシン），カルシウム拮抗薬（ニフェジピン）を用いて，排石を促進する[10].
- 以下の場合は，泌尿器科へ紹介する（経尿道的尿管結石破砕術，体外衝撃波砕石術など）[3].
  ① 5 mm以上の上部・中部尿管結石
  ② 5〜10 mmの下部尿管結石で4週間経過しても排石なし

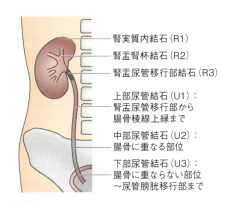

図2 尿管結石の部位別の名称
- 腎実質内結石（R1）
- 腎盂腎杯結石（R2）
- 腎盂尿管移行部結石（R3）
- 上部尿管結石（U1）：腎盂尿管移行部から腸骨稜線上縁まで
- 中部尿管結石（U2）：腸骨に重なる部位
- 下部尿管結石（U3）：腸骨に重ならない部位〜尿管膀胱移行部まで

鑑別疾患 尿管結石と似た疼痛をきたす疾患

- 腹部大動脈瘤，腎盂腎炎，腎梗塞，筋骨格系の痛み，虫垂炎，胆石，胆嚢炎，憩室炎，精巣捻転，卵巣茎捻転，異所性妊娠など．

ピットフォール

- 初発の尿管結石の診断に腹部CT検査を実施すると，33％で他疾患が見つかり，そのうち48％がさらなる精査，治療が必要であったとの報告がある[11].
- 症候性の腹部大動脈瘤の約18％が尿管結石と初期診断されていたとの報告がある[12].

一発診断：尿管結石

ワンポイントアドバイス：中年男性が陰嚢痛のみを訴え，腹部・陰部に所見がなければ，尿管結石を疑う（注：高齢では大動脈瘤）

67 左の下腹が痛いんです…

4 腹部・腰部領域での一発診断
10歳代男性　頻度 ★★★

症状 就寝中に突然左下腹部痛で目が覚め，その後嘔気・嘔吐がみられたため救急外来を受診した12歳の男児．

追加の問診 2ヶ月前にも同様の痛みがあったが，自然に良くなったという．

所見 体温36.8℃．左下腹部に発赤，腫脹，圧痛なし．診断は？

解説 12歳の男児にみられた，突然発症の嘔気・嘔吐を伴った左下腹部痛である．身体診察で腹部所見がないことから，下腹部痛は関連痛（下腹部と同じ神経が分布している臓器の疼痛）ではないかと考え，精巣の診察を行った．左精巣は挙上・横位となっており，腫脹，圧痛を認めた．左精巣挙筋反射が消失していたことから精巣捻転症を疑った．超音波検査を行ったところ，左精巣の血流が消失していたため確診した．

- 精巣捻転症は，精索が捻転することで精巣内の血流障害をきたすものをいう．
- 1年間に人口10万人あたり4.5〜25人が発症する[1]．
- 好発年齢は新生児期と思春期の二峰性で[2]，約65%が12〜18歳で発症する[2]．40歳以降ではまれである[1]．
- 外傷，運動後の数時間以内に発症することもある[3]．
- 睡眠中（レム睡眠期）の性的刺激によって精巣挙筋が収縮するため，深夜から明け方に発症することが多い[3]．
- 左側に多い（右側の2〜3倍）とする報告，左右差がほとんどないとする報告（左側が52%）がある[1,4,5]．
- 突然の陰嚢痛と同側の下腹部痛・鼠径部痛がみられる[2,3]．
- 嘔気・嘔吐を伴うことが多い（90%）[2]．
- 以前に同様の疼痛発作をきたしていることがある（8〜68%）[2,6]．
- 精巣挙筋反射（大腿内側を刺激すると精巣が挙上）が消失する（感度96%・特異度88%・陽性尤度比7.9・陰性尤度比0.04）[7]．
- 精索がねじれて短縮するため，精巣は挙上し，横位となる（Brunzel's sign）（感度46%・特異度99%・陽性尤度比72）[4,7]．
- 精巣は腫大し，圧痛を認める（感度96%・特異度38%・陽性尤度比1.6・陰性尤度比0.09）[3,7]．
- 陰嚢全体に圧痛を認める[3]．
- 発症12〜24時間後から陰嚢水腫，陰嚢の発赤が出現する[3]．
- プレーン徴候（陰嚢を持ち上げた際に痛みが軽快するのが精巣上体炎，変わらないのが精巣捻転）は精度が不十分なため，鑑別に有用ではない[2]．
- TWISTスコア（Testicular Workup for Ischemia and Suspected Torsion）（表1）を参考にしてもよい[2,8]．

表1 TWISTスコア

症状・所見	点数
精巣の腫脹	2
硬い精巣	2
悪心・嘔吐	1
精巣挙筋反射の消失	1
患側精巣の高位	1

・2点以下：精巣捻転症は否定的（感度100%・特異度82%・陰性的中率100%）
・5点以上：精巣捻転症の可能性がきわめて高い（感度76%・特異度100%・陽性的中率100%）

表2 急性陰嚢痛をきたす疾患の鑑別点

	精巣捻転症	精巣上体炎	精巣付属器捻転症
好発年齢	新生児・思春期に多いが全年齢に起こりうる 40歳以上はまれ	思春期以降に多いが全年齢に起こりうる	思春期前に多い (7〜12歳)
発症	突然 夜間睡眠時・早朝に多い	緩徐 昼間活動時に多い	緩徐もしくは突然 昼間活動時に多い
悪心・嘔吐	多い	少ない	少ない
発熱	少ない	多い	少ない
尿路症状	少ない	多い	少ない
触診	精巣に圧痛 その後全体に	精巣上体に圧痛 その後全体に	捻転部位に圧痛 その後全体に
位置・軸異常	精巣の挙上・横位	正常位・垂直軸	正常位・垂直軸
精巣挙筋反射	通常消失	通常あり	通常あり
尿所見 (膿尿)	なし	なし〜あり	なし
超音波検査	精巣の血流が低下〜消失	精巣の血流が増加〜正常 精巣上体の腫大	異常なし

(文献10より引用)

- 超音波検査では，①患側精巣の血流が低下もしくは消失 (感度63〜99%・特異度97〜100%)[4]，②精索が捻転している箇所が渦巻き状に見える (whirlpool sign)[9]，がみられる．
- 発症後6時間以内に捻転を解除できれば精巣が温存できる (90%) (12時間以内で50%，24時間以内で10%，24時間以上で0%)[5]．
- 緊急で捻転解除術を行う．
- 健側の精巣も捻転を起こしやすい解剖学的異常を伴っていることが多いため，健側精巣の固定術も行う[3]．
- 用手的整復は2時間以内に手術を施行できない場合に行う[3]．
  - 患側精巣は内旋していることが多いため (67%)，外旋 (足元からみて，右精巣は反時計回り，左精巣は時計回り) させて捻転を解除する．
  - 33%は捻転を増強させる可能性があるので，積極的に実施すべきものではない．
  - 捻転を解除できたとしても，精巣固定術が必要である．

鑑別疾患 急性陰嚢痛をきたす疾患 (表2)[10]．

ピットフォール
- 下腹部・鼠径部痛のみで精巣痛を訴えないことがある (12.5%)[6]．
- 精巣挙筋反射の消失がはっきりしない場合は，超音波検査を施行する[3]．

一発診断：精巣捻転症

ワンポイントアドバイス：突然発症の嘔気・嘔吐を伴う陰嚢痛・片側下腹部痛で，精巣が挙上・横位し，精巣挙筋反射が消失していれば精巣捻転症．

68 突然，赤黒い便が出たんです…

4 腹部・腰部領域での一発診断

60歳代女性　頻度 ★★★

症状 便意を催しトイレに行ったところ，暗赤色の便を認めたため受診した64歳の女性．腰部脊柱管狭窄症で消炎鎮痛薬（NSAIDs）とプロトンポンプ阻害薬（proton pump inhibitor：PPI）を内服している．ADLは自立している．腹痛なし．便秘なし．

所見 腹部は平坦・軟で，圧痛なし．直腸診で暗赤色の血液と凝血塊を認めた．診断は？

解説 消炎鎮痛薬を内服している寝たきりでない高齢者にみられた，腹痛を伴わない暗赤色の血便であることから憩室出血を疑った．腹部造影CT検査を施行したところ，上行結腸内腔に憩室と造影剤の血管外漏出像を認めたため確診した（図1）

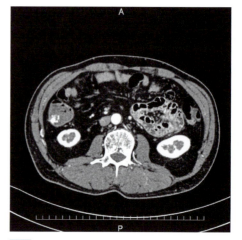

図1 本患者の腹部CT画像

- 憩室出血は，下部消化管出血の原因で最も多い（30〜65％）[1]．
- 大腸憩室のある人の15％が憩室出血を発症する[2]．
- 50％の患者で血便の既往がある[2]．
- 加齢とともに発症頻度は増える[2]．
- 危険因子（カッコ内はハザード比）[3]は，高血圧（4.16），NSAIDsの使用（2.57），抗血小板薬（2.39）である．
- 右側結腸に多い（50〜90％）[2]．
- 通常は無痛性の血便である[2]．
- 左側結腸からの出血では鮮紅色をしている[2]．
- 右側結腸からの出血では暗赤色をしており，便に血液が混じっていることもある[2]．
- 腸内の血液は瀉下作用をもつため，腹部膨満，痙攣，排便したい衝動をきたすことがある[2]．
- 通常腹部所見はないが，圧痛を認めることがある[2]．
- 血液検査でBUN/Cr比は上昇しない（上部消化管出血による下血の場合は，BUN/Cr比が上昇する）[2]．
- 0.5 mL/分の活動性の出血があれば，腹部造影CT検査で造影剤の血管外漏出像を認める．
- 絶食，補液により自然に止血することが多い（75％）[2]．
- 1日の輸血量が4単位未満であれば99％が自然に止血する[2]．
- NSAIDsを服用している場合は中止する[4]．
- 以下の場合は自然止血する可能性が低いため，下部消化管内視鏡止血術を行う．
  ①バイタルサインが不安定な場合
  ②腹部造影CT検査で造影剤の血管外漏出像が認められる場合
  ③輸血が1日4単位以上必要な場合
- 以下の場合は血管塞栓術の適応となる．
  ①下部消化管内視鏡検査で出血病変が同定できない場合

②下部消化管内視鏡検査で出血病変が同定できたが，止血術がうまくいかなかった場合
- 以下の場合は外科手術となる．
　　①下部消化管内視鏡止血術，血管塞栓術で出血がコントロールできない場合
- 1ヶ月後の再発率は3.1％，1年後は27％，2年後は38％である[5]．
- NSAIDsの服用を継続した場合，1年後の再発率は77％である（中止した場合は9.4％）[5]．
- 2回発症した場合，21〜50％の患者でさらに再発する可能性があるため，2回目の発症以降に手術を考慮する[2]．

鑑別疾患　下部消化管出血をきたす疾患

- 虚血性腸炎，痔核，大腸ポリープ，腫瘍，血管異形成，炎症性腸疾患，感染性腸炎，急性出血性直腸潰瘍，宿便性潰瘍など．

ピットフォール

- 右側結腸の憩室出血では，黒色便のことがある[2]．
- 憩室出血と憩室炎が共存することはまれである（ので通常腹痛はない）[2]．

一発診断　憩室出血

ワンポイントアドバイス　消炎鎮痛薬を内服している寝たきりでない高齢者の突然の無痛性の血便をみたら，憩室出血を疑う．

69 お腹を痛がって, ぼーっとしているんです…

4 腹部・腰部領域での一発診断

60歳代男性　頻度 ★★☆

症状 昨日から発熱, 倦怠感, 腹痛, 腹部膨満感があり, 本日はいつもより受け答えが鈍いため家族に連れられて受診した64歳の男性. アルコール性肝硬変で通院中. 腹水貯留を指摘されている.

所見 体温38.2℃, 血圧110/68 mmHg, 脈拍数98回/分(整), 呼吸数22回/分, SpO_2 97%. 腹部は軽度膨隆している. 臍周囲に圧痛を軽度認めるが, 腹膜刺激症状はない. 胸部X線写真・尿検査は異常なし. 診断は?

解説 腹水のある肝硬変患者にみられた発熱・腹痛・腹部の圧痛である. 以前から腹水貯留を指摘されているが, 新たに腹部膨満感を訴えていることから, 腹水の増加が疑われる. 以上から特発性細菌性腹膜炎(spontaneous bacterial peritonitis：SBP)を疑った. 腹水穿刺を行ったところ, 多核白血球が増加(250個/μL以上)していたため確診した. 後日腹水培養が陽性であることが判明した.

- SBPは, 腹水のある肝硬変に合併する, 外科的に治療可能な感染源(消化管穿孔など)のない腹水の感染症をいう[1].
- 腹水のある肝硬変患者におけるSBPの有病率は, 外来では1.5〜3.5%, 入院では約10〜15%である[2,3].
- 肝硬変が進行すると, 小腸の運動障害のため腸内細菌の異常増殖が起こり, 腸間膜リンパ節へ細菌が定着し(bacterial translocation), その細菌が腹腔内に移行することで生じるといわれているが, はっきりしていない[1].
- 原因菌は大腸菌(43%), クレブシエラ(11%), 肺炎球菌(9%), その他のStreptococcus(19%), 腸内細菌(4%)など.
- 原則的に単一菌による感染である[4].
- 危険因子は**表1**のとおり[1,5].
- 感度が高い所見(カッコ内は感度)は, 腹痛・腹部の圧痛(94.1%)である.
- 特異度が高い所見(カッコ内は特異度)は, 意識障害(95.3%), 収縮期血圧90 mmHg未満(93.4%), 低体温(35℃未満)(93.4%), 発熱(38℃以上)(90.1%)である.
- 下痢, 麻痺性イレウスをきたすことがある(それぞれ32%, 30%との報告がある)[2,6].
- 腹水が大量に貯留すると, 腹膜刺激徴候を伴うことはむしろ少ない[4,6].
- 白血球上昇, 代謝性アシドーシス, 腎不全(高窒素血症)がみられることがある[6].
- 腹水穿刺を行い, 腹水中の多核白血球の上昇と腹水培養の結果で診断する(**表2**).

表1 特発性細菌性腹膜炎の危険因子

- 進行した肝硬変(Child-Pugh B・C)
- 総ビリルビン2.5 mg/dL
- 蛋白濃度の低い腹水
- SBPの既往
- 消化管出血
- 低栄養状態
- プロトンポンプ阻害薬(PPI)の使用
- 感染症の合併：尿路感染症, 肺炎球菌による敗血症, 蜂窩織炎, 咽頭炎, 歯科感染症

表2 腹水多核白血球と腹水培養の結果による分類

	腹水多核白血球(個/μL)	腹水培養	対応
特発性細菌性腹膜炎	≧250	陽性	抗菌薬
培養陰性好中球性腹水	≧250	陰性	抗菌薬
単細菌性非好中球性腹水	<250	陽性	腹水再検し, ≧250になれば抗菌薬

(文献9より引用)

- 腹水穿刺の適応は表3のとおり[2, 6, 7].

表3 特発性細菌性腹膜炎の腹水穿刺の適応
①腹水が急激に増加した場合 ②腹水が新たに出現した場合 ③症状（発熱・腹痛・腹部の圧痛・意識障害・イレウス・低血圧）の悪化がある場合 ④感染を示唆する検査所見（白血球上昇・代謝性アシドーシス・腎不全）がみられる場合 ⑤腹水のある肝硬変患者が何らかの理由で入院となった場合 ⑥腹水のある肝硬変患者が消化管出血をきたした場合

- 試験管による腹水培養の陽性率は約50％と低いが，血液培養用のボトルで行うと検出率が上がる(80%)[2].
- グラム染色は感度が低く（10%），役立たない（特異度は97.5%）[2, 8].
- 血清と腹水中のアルブミン濃度差 serum-ascites albumin gradient (SAAG) が1.1 g/dL以上あれば，97％で門脈圧亢進症による腹水と判断できる[2, 4].
- 腹水穿刺後に経験的に抗菌薬を開始する（例：セフォタキシム2gを1日3回）（詳細は引用文献を参照）[5].
- 非選択性β遮断薬を内服している場合は以下の理由で中止する[5].
  ①予後を悪化させる，②肝腎症候群の発症率が高い，③入院期間が長くなる
- 以下のいずれかを満たす場合は，腎不全の発症（30～40%）を抑制するためにアルブミン製剤を投与する（診断後6時間以内に1.5 g/kg，3日目に1 g/kgを追加投与）[5].
  ①血清クレアチニン＞1.0 mg/dL
  ②BUN＞30 mg/dL
  ③総ビリルビン＞4 mg/dL
- 1年以内の再発率は約70％である[5].

鑑別疾患 消化管穿孔による二次性腹膜炎

・以下の場合に疑う．
  ①腹水中から複数菌の検出[4]
  ②Runyon's criteria[10]
    A) 腹水中の総蛋白＞1 g/dL
    B) 腹水中の糖＜50 mg/dL
    C) 腹水中のLDH＞血清LDHの正常上限値
    上記3項目中2項目以上満たした場合（感度100%・特異度45%）．
  ③腹水中のCEA＞5 ng/mL，ALP＞240 U/Lのいずれかを満たした場合（感度92%・特異度88%）[4].

ピットフォール

・症状・身体所見（感度76.5%・特異度34.3%）では診断が困難なため，積極的に疑って，腹水穿刺を行う[11].
・悪性腫瘍や心不全に伴う腹水が感染することはまれである[1].
・約15％で無症状のことがある[6].

一発診断 特発性細菌性腹膜炎（SBP）

ワンポイントアドバイス 腹水のある肝硬変患者が発熱・腹痛・腹部の圧痛を訴えたらSBPを疑い，腹水穿刺を行う．

70 突然右の下腹が痛くなったんです…

4 腹部・腰部領域での一発診断

30歳代女性　頻度 ★★★

症状 ジョギング中に突然右下腹部に突き刺すような痛みを認めたため受診した32歳の女性．嘔気・嘔吐あり．月経は整順（最終月経周期18日目）．最終性交渉は10日前．帯下の増加や性器出血はない．

追加の問診 2週間前から時々同様の痛みを認めていた．

所見 身体所見では，右下腹部に軽度圧痛を認めるが，反跳痛はない．尿検査は異常なし．妊娠反応は陰性．ある疾患を疑って，腹部・骨盤部CT検査を施行した（図1，図2）．診断は？

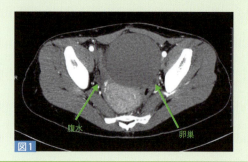
図1

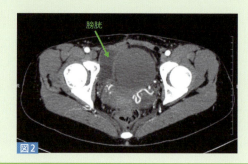
図2

解説 運動中に突然発症した，若年女性の嘔気・嘔吐を伴う右下腹部痛である．帯下の増加や性器出血がなく，妊娠反応検査が陰性で，2週間前から同様の症状を間欠的に認めていたことから卵巣腫瘍茎捻転を疑った．腹部・骨盤部の造影CT検査で，患側に偏位した子宮の腹側に，約8 cmの造影効果の乏しい卵巣腫瘍と少量の腹水を認めていることから確診した．

- 卵巣腫瘍茎捻転は，卵巣が支持靱帯（卵巣固有靱帯・骨盤漏斗靱帯）を軸に捻じれることで，卵巣の血流が遮断され，阻血による痛みを生じるものをいう[1]．
- 妊娠可能年齢に多いが（平均発症年齢32歳），あらゆる年齢に起こる[1,2]．
- 患者の10〜22％が妊婦である[3]．
- 5 cm以上の卵巣腫瘍に起こりやすい（80％）[2〜4]．

表1　卵巣腫瘍茎捻転の腹痛の特徴

①発症様式 ・突然発症（59％） ②誘因 ・激しい運動，急激な体勢の変化，腹圧の上昇，外傷など ③疼痛部位 ・通常は片側で，右側の卵巣に多い ・疼痛範囲は局所的もしくはびまん性 ・1/3で圧痛がない ④性状 ・持続性もしくは間欠性（捻転の程度による） ・刺すような痛み（70％） ⑤放散痛 ・腰背部・側腹部・鼠径部の痛みを訴えることがある（51％）	⑥程度 ・さまざま ⑦随伴症状 ・痛みとほぼ同時に始まる嘔気・嘔吐（47〜70％） ・腹膜刺激症状は乏しい ・発熱はまれ（2〜20％） ・食欲不振，不正性器出血（4％） ・数日から数ヶ月前から，不完全捻転による一過性の間欠的な痛みを感じていることがある（43％） ・47％で腫瘤を触知することができ，その半数以上（53％）が以前に卵巣腫瘍を指摘されている

表2 診断スコア

スコア	症状	調整オッズ
15	片側の腹痛・背部痛	4.1
20	嘔吐	7.9
20	腹痛の持続時間＜8時間	8.0
25	卵巣腫瘍の大きさ＞5 cm	10.6
25	帯下や性器出血がない	12.6
合計点	0〜40点：低リスク (3.7％)	
	45〜60点：中リスク (20％)	
	60点以上：高リスク (69％)	

急性の骨盤痛で受診した患者群の中で，付属器捻転のオッズ比が高い所見
（文献8より引用）

- 良性嚢胞もしくは良性腫瘍のことが多い[3]．
- 15歳未満では正常の大きさの卵巣で生じることが多い (50％以上)[3]．
- 腹痛の特徴は表1のとおり[2〜4]．
- 診断スコアである程度評価が可能である (表2)．
- 血清CA125・AFP値が上昇することがある[4]．
- 無菌性膿尿を認めることがある[4]．
- 超音波検査 (第一選択) で，患側卵巣の腫大，卵巣腫瘤の部位に一致した疼痛，卵巣間質が不均一 (浮腫・出血による)，multiple small peripheral follicles (間質の浮腫により卵胞が卵巣の表層に押しやられているようにみえる)，位置の異常 (通常卵巣は子宮の外側にあるが，捻転すると子宮の前方に位置する)，whirl sign (捻転した茎が渦巻き状にみえる)，ドップラーで卵巣の血流減少もしくは消失がみられる[1, 3, 5, 6]．
- 骨盤CT・MRI検査[1, 3, 4, 7]で，患側への子宮の偏位 (捻転による子宮広間膜の短縮のため)，卵管の腫大，茎捻転した卵巣の壁肥厚・造影効果の欠如，腫瘤辺縁から子宮に向かうくちばし状の突出，whirl sign，腹水貯留など，がみられる．
- 緊急手術で捻転を解除する[2]．

鑑別疾患 虫垂炎，腎結石，腸間膜リンパ節炎，胃腸炎，骨盤内炎症性疾患 (PID)，黄体出血，異所性妊娠など[4]．

ピットフォール
- 超音波検査で卵巣腫瘍内に正常な血流があっても，茎捻転は否定できない (45〜61％は血流が正常である)[6]．
- 本疾患の存在を念頭に置いていないと，腸炎などの消化器疾患と誤診されることがある．

一発診断：卵巣腫瘍茎捻転

ワンポイントアドバイス　妊娠反応陰性の，嘔気・嘔吐を伴う突然の右下腹部痛で，帯下の増加や性器出血がなく，同様の症状を間欠的に認めていたら卵巣腫瘍茎捻転を疑う．

71 昨日からずっと右上のお腹が痛いんです…

80歳代女性 頻度 ★★★

4 腹部・腰部領域での一発診断

症状 昨日の夕食後から右上腹部痛が続くため受診した86歳の女性．腹部大動脈瘤に対する人工血管置換術後で通院中．嘔気・嘔吐あり．

所見 身長148 cm・体重38 kgで亀背あり．体温36.5℃．眼球結膜に黄疸なし．右季肋部に圧痛あり．Murphy徴候は陰性．急性胆嚢炎を疑い，血液検査・腹部CT検査を施行した．WBC 12,000/μL・CRP 3.6 mg/dL．T.Bil 1.6 mg/dL, AST 20 IU/L, ALT 18 IU/L, ALP 110 IU/L, LDH 340 IU/L．腹部造影CT画像を示す（図1，図2）．診断は？

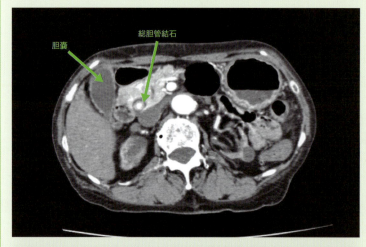

図1 以前のCT画像
腹部大動脈瘤に対する人工血管置換術後のフォローアップで施行された．（総胆管結石を認めるが，特に症状がないため，本人の強い希望で経過観察となっている）

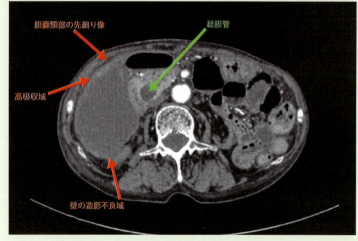

図2 今回のCT画像

解説 亀背のある痩せた高齢女性にみられた，発熱・黄疸のない右上腹部痛である．以前の腹部造影CT検査と比較すると，緊満した胆嚢，胆嚢壁の浮腫性変化・一部造影不良域，胆嚢底部の尾側への偏位，胆嚢内の高吸収域（出血・壊死を反映），胆嚢頸部の先細り像（捻転を反映）がみられたため胆嚢捻転症と診断した．総胆管結石は以前から指摘されているため，今回のエピソードは胆嚢捻転症によるものと考えられた．

- 75歳以上の痩せた高齢女性（BMI 18.5未満）が急性胆嚢炎をきたす割合は5％未満で，その半数以上が実際は胆嚢捻転症であったとの報告がある[1]．本症は常に念頭に置いておく必要がある．
- 胆嚢捻転症では，胆嚢頸部や胆嚢管が捻転し，血流障害から胆嚢が壊死に至る．
- 先天的要因（遊走胆嚢）に，さまざまな後天的要因が加わることで発症する．
- 遊走胆嚢の発生頻度は全人口の4〜11％である[2]．
- 後天的要因として，加齢，痩せ，亀背，内臓下垂，腸管蠕動，体位変換・排便・出産などによる急激な腹圧の変化，胆嚢内胆汁うっ滞，外傷などがある[2〜5]．
- 胆石の存在とは無関係に発症する（約7〜8割で胆石を認めない）[4,6]．
- 60〜80歳代の女性に多い（中央値77歳）（男性の3〜4倍）[6]．
- 右上腹部痛（100％）が突然生じ，嘔気・嘔吐を伴う（52.7％）[7,8]．
- 痛みは肩や背部に放散する[8]．
- 発熱は少なく（31.8％），黄疸はまれである（0.8％）[7,8]．
- 右上腹部に捻転した腫瘤を触知することがある（32.6％）[7,8]．
- 胆嚢捻転症の臨床所見として，Hainesの4徴が知られている[8]．
  ①無気力体質な老婦人
  ②突然の右上腹部痛
  ③腹部腫瘤の触知
  ④黄疸・発熱の欠如
- 腹部CT検査で胆嚢底部の偏位（腹部正中や尾側への下垂），緊満した胆嚢，胆嚢壁の肥厚，胆嚢周囲の腹水，胆嚢内の高吸収域，胆嚢壁の高吸収域，胆嚢頸部の高吸収腫瘤，捻転部の渦巻き像（whirl sign），胆嚢壁の造影不良がみられる[1,6]．
- 早期に外科的治療を行う[9]．
- 死亡率は約5％で，診断の遅れは予後を悪化させる[4,5]．

ピットフォール　捻転・血流障害の程度や発症からの経過の違いによってCT画像所見は一定しないため，術前診断が難しいことがある．胆嚢の位置異常に加えて，胆嚢捻転の直接的な所見である胆嚢頸部の高吸収腫瘤，捻転部の渦巻き像（whirl sign）を見逃さないことが重要である[1]．

一発診断：胆嚢捻転症

ワンポイントアドバイス　痩せた亀背のある高齢女性の胆嚢炎様症状で，腹部CT検査にて胆嚢の位置異常，胆嚢頸部の捻転様構造がみられたら胆嚢捻転症を疑う．

72 お腹と足の付け根が痛いんです…

4 腹部・腰部領域での一発診断

70歳代女性　頻度 ★★☆

症状 昨日から腹痛, 嘔気・嘔吐があるため受診した72歳の女性. 下痢なし. 左足の付け根が痛いという.

所見 腹部は軽度膨満し, 腸蠕動音は軽度亢進していた. 腹部全体に圧痛を認めた. 腹膜刺激症状なし. 腹部に手術痕なし. 立位の診察で, 左鼠径部に腫瘤を認めた (図1). ある疾患を疑って, 腹部CT検査を施行した (図2). 診断は？

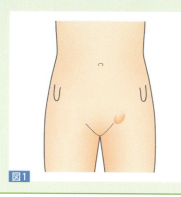
図1

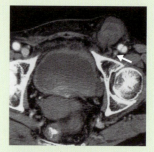
図2　本患者の腹部CT画像
(文献1より許可を得て転載)

解説 左鼠径靱帯より下方 (尾側) の鼠径部に腫瘤がある高齢女性で, 身体所見から左大腿ヘルニアの嵌頓による腸閉塞を疑った. 腹部造影CT検査を施行したところ, 左大腿静脈内側に大腿静脈を三日月状に圧排する嚢で囲まれた腸管を認め, 腸管壁の造影効果が乏しいことから絞扼性腸閉塞と診断した (図2：→).

- 大腿ヘルニアは, 腹腔内臓器が大腿輪から大腿管を通って, 鼠径靱帯より下方 (尾側) に脱出するものをいう (図3).
- 鼠径部ヘルニアは, 直接 (内)・間接 (外) 鼠径ヘルニアと大腿ヘルニアからなる. 大腿ヘルニアは, 鼠径部ヘルニア全体の4％を占める[1].
- 性別からみた頻度は以下のとおり[2].
  男性：間接 (外) 鼠径ヘルニア＞直接 (内) 鼠径ヘルニア＞大腿ヘルニア
  女性：間接 (外) 鼠径ヘルニア＞大腿ヘルニア＞直接 (内) 鼠径ヘルニア
- 大腿ヘルニアは, 女性の鼠径部ヘルニアの約25％を占める[2].
- 中年以降の出産経験のある女性に多く (男性の約2倍)[3,4], 右側に多い (左の2倍)[3].
- 腹腔内圧の上昇 (妊娠, 骨盤内腫瘤, 慢性咳嗽, 尿閉, 便秘など), 加齢に伴う横筋筋膜の脆弱性が一因となる[4]. 肥満は危険因子とはならない[2].
- ヘルニア内容は大網, 小腸・大腸, 虫垂, 子宮, 卵管, 膀胱, メッケル憩室などである[4].

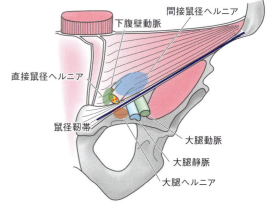
図3　鼠径部の解剖

- 鼠径部の重苦しさ・鈍痛がみられる[2]．
- 嵌頓・絞扼している場合は，腫瘤部の圧痛，皮膚の発赤，発熱がみられる[2]．
- 腸閉塞の症状（※腹痛，嘔気・嘔吐，腹部膨満など）で発症することがある[2]．
- 鼠径靱帯より下方（尾側）に腫瘤を認める[2,4]．
- 腹部CT検査では，①ヘルニア嚢が鼠径靱帯の下を通る，②ヘルニア嚢により大腿静脈が外側に圧排される，所見がみられる[3]．
- 大腿ヘルニアは，ヘルニア門が狭く，嵌頓・絞扼しやすい（40％）[2]．
- 嵌頓している場合は，絞扼を伴うことが多いため緊急手術を行う[5]．また，嵌頓していない場合でも，嵌頓する危険性が高いため待機的に手術を行う[5]．術後の再発率は1～10％である[4]．

> **参考　ヘルニアの用語の定義**
> - 非還納性ヘルニア：還納できないが，ヘルニア膨隆以外の症状（上記カッコ内※参照）がないもの．治療の緊急性がない．
> - 嵌頓ヘルニア：還納できず，ヘルニア膨隆以外の症状があるもの．または還納できたとしても，症状が消失しないもの．
> - 絞扼性ヘルニア：嵌頓ヘルニアのうち血流障害（可逆性，非可逆性を問わない）を伴ったもの．

（文献5より引用）

鑑別疾患　鼠径部の腫瘤をきたす疾患

①鼠径ヘルニア
- 鼠径靱帯より上方（頭側）に膨隆を認める．
- 危険因子として，前立腺全摘除術（恥骨後式・ロボット支援腹腔鏡下）がある．
- 腹部CT検査で大腿静脈の圧排所見は少ない（10％）[3]．

②閉鎖孔ヘルニア（→第1巻項目88参照）
- 腹腔内臓器が閉鎖孔を通って閉鎖管内へ脱出するもの．
- 痩せた多産の高齢女性に多い．
- 大腿内側から膝にかけての痛み・しびれがみられる（Howship-Romberg徴候）．

③その他[4]
- 鼠径部リンパ節腫脹，動・静脈瘤，軟部腫瘍，膿瘍など．

ピットフォール
- 無症状のことがある[4,6]．
- ヘルニア門が狭いため，ヘルニア嚢が小さく，鼠径部の腫瘤がはっきりしないことがある[4]．
- 身体所見が乏しければ，鼠径ヘルニアと大腿ヘルニアの鑑別は困難である．

一発診断　大腿ヘルニア

ワンポイントアドバイス　中年以降の女性の，消化器症状を伴う鼠径靱帯より下方（尾側）の鼠径部腫瘤は大腿ヘルニア．

73 お尻から足にかけてしびれるんです…

4 腹部・腰部領域での一発診断　40歳代女性　頻度 ★★★

症状 42歳の女性．2ヶ月前から右臀部の痛みが出現したため近医を受診した．腰椎・股関節のX線写真で異常なく，対症療法で経過をみていたが改善しなかった．2週間前から痛みのため椅子に座っているのが辛くなり当院を受診した．右臀部・大腿後面から膝裏にかけて，坐位で悪化し，歩行で改善する．つっぱり感，しびれがある．

所見 SLR試験は陰性．下肢の筋力低下，感覚異常，腱反射異常はない．大坐骨切痕に圧痛を認める（図1）．仰臥位で伸展した大腿を内旋させると疼痛が誘発された（Freiberg〈フライバーグ〉徴候陽性）（図2①）．患側肢を上にして側臥位となり，股関節を軽度屈曲させた状態から下肢を挙上すると痛みが誘発された（Beatty〈ビーティー〉徴候陽性）（図2②）．診断は？

解説 臀部痛と坐骨神経痛様のしびれで受診した中年女性である．しびれは坐位で悪化し，歩行で改善すること，下肢の神経支配に一致した筋力低下・感覚異常がないこと，腱反射が正常であること，SLR試験が陰性であること，腰椎X線写真で異常がないことから根性坐骨神経痛は否定的である．大坐骨切痕に圧痛を認め，Freiberg（フライバーグ）徴候とBeatty（ビーティー）徴候が陽性であることから梨状筋症候群と診断した．

- 梨状筋は，仙骨と大転子をつなぐ筋肉である．
- 梨状筋症候群は，梨状筋における坐骨神経の絞扼性神経障害をいう[1]．
- 坐骨神経痛もしくは腰痛のある患者の0.3〜6%を占めるとの報告があり，決してまれではない[2]．
- 原因は，梨状筋周囲の解剖学的異常，梨状筋の肥大，外傷，スポーツなどによる使いすぎ，梨状筋の感染など[3]．
- 平均発症年齢は43歳で，女性にやや多い（男性の1.2倍）[3]．

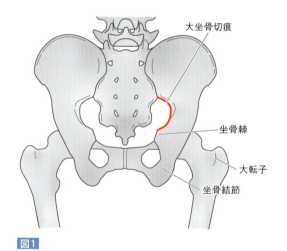

図1

- 臀部痛（50〜95%），坐骨神経痛（通常膝から上まで）（39〜97%），腰痛（14〜63%）がみられる[1,2,4]．坐位，立位，15〜20分以上の臥位，坐位からの立ち上がり，しゃがみこみ姿勢で痛みが出現する[4]．
- 歩行で改善し，坐位で悪化する[2,4]．
- 背部，腓腹部，鼠径部，会陰部，直腸の痛みや感覚異常もみられる[2,4]．
- 患側と反対側の仙腸部の痛み，頭痛，骨盤部痛，性交時痛，腹痛，腸蠕動痛，筋力低下，歩行困難（疼痛性歩行）もみられる[4]．
- 梨状筋（92%），仙腸関節，大坐骨切痕に圧痛を認め，痛みが膝窩まで放散する[2,4]．
- 仰臥位にさせると，患側下肢が外旋している（内旋すると股関節部に痛みを生じるため）（Piriformis徴候）．
- 梨状筋を触れると，硬くなった筋腹の圧痛と腫脹を認める[7]．

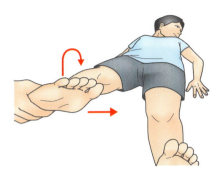
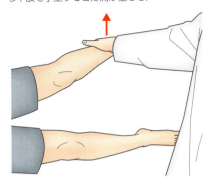

①Freiberg（フライバーグ）徴候（32〜63％）[1, 2].
伸展した大腿を内旋させると疼痛が生じる.

②Beatty（ビーティー）徴候．患側肢を上にして側臥位となり，股関節を軽度屈曲させた状態から下肢を挙上すると疼痛が生じる.

③FAIR（屈曲-内転-内旋）徴候（flexion・adduction・internal rotation）（感度88％・特異度83％・陽性尤度比5.2・陰性尤度比0.14）[6].
股関節の屈曲，内転，内旋で疼痛が生じる[2].

図2　梨状筋症候群の身体所見

- 後ろのポケットに財布を入れたまま座ることができない（財布サイン）[5].
- 身体所見を示す（図2）.
- クリニカル・スコアリングシステムで8点以上のとき診断できる（感度96.4％・特異度100％・陽性的中率100％・陰性的中率86.9％）（表1）[2].
- 消炎鎮痛薬，梨状筋ストレッチ（梨状筋の緊張状態を取り除く）で対症療法を行う[2, 5].
- 改善が乏しい場合は，ステロイドやボツリヌス毒素による梨状筋ブロック注射，手術（梨状筋離断術）を行う[2, 5].

鑑別疾患　根性坐骨神経痛

・歩行で疼痛が増悪し，安静で軽快することが多い（梨状筋症候群は坐位で増悪）.

ピットフォール

・SLR試験は，陽性のことも陰性のこともある[2, 3].
・腱反射は，正常のことも低下のこともある[1, 3, 5].
・神経症状のみから腰椎椎間板ヘルニアと鑑別するのは容易ではない[8].
・変形性腰椎症などの腰部疾患と重複して神経障害をきたしていることもある[9].

表1　クリニカル・スコアリングシステム

症状	点数
・1日を通して変動する臀部痛（片側性・両側性）	1
・腰痛がない	1
・脊椎に圧痛がない	1
・SLR試験が陰性	1
・坐位で悪化する臀部痛・坐骨神経痛	1
・1日を通して変動する坐骨神経痛	1
・以下で誘発される梨状筋周囲の臀部痛 ①FAIR徴候もしくはFreiberg徴候 ②Beatty徴候 ③触診	1 1 1
・以下で誘発される坐骨神経痛 ①FAIR徴候もしくはFreiberg徴候 ②Beatty徴候	1 1
・会陰照射をしていない	1
合計	12

一発診断：梨状筋症候群

ワンポイントアドバイス：坐位で増悪し，歩行で改善する臀部〜大腿後面にかけての痛み・しびれで，大坐骨切痕に圧痛がみられ，Freiberg徴候，Beatty徴候陽性で，X線写真で異常がなければ梨状筋症候群.

74 右の下腹が刺すように痛いんです…

4 腹部・腰部領域での一発診断　50歳代男性　頻度 ★★★

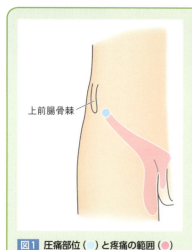

症状 2日前からの右下腹部痛を訴えて受診した58歳の男性．特記すべき既往歴はない．痛みは刺すような感じで，間欠的である．下肢を伸ばすと悪化する．陰嚢，大腿上部の内側にも痛みがあるという．

所見 やや前屈みで診察室に入ってきた．皮疹なし．右上前腸骨棘から2 cm内側，2 cm下方に圧痛を認める（図1）．同部位を叩くと痛みが放散した（Tinel徴候陽性）．腰椎，骨盤のX線写真に異常なし．診断は？

図1 圧痛部位（●）と疼痛の範囲（●）

解説 下肢の伸展で悪化する右下腹部，陰嚢，大腿上部内側の刺すような痛みである．右上前腸骨棘近傍に圧痛を認め，同部位でTinel徴候が陽性であることから腸骨鼠径神経痛を疑った．圧痛部位に局所麻酔薬を注射したところ痛みが改善したため確診した．

- 腸骨鼠径神経の特徴は以下のとおり．
  ①L1神経根の枝である（Th12・L1神経根からの枝を含むことがある）[1〜3]．
  ②上前腸骨棘の高さで腹横筋を貫き，鼠径輪を通って鼠径管内で精索と併走する（図2）[3]．
  ③下腹部，大腿上部内側，陰茎（大陰唇），陰嚢上部（恥丘）に分布する（図3）[4]．
- 腸骨鼠径神経痛は，腸骨鼠径神経の絞扼性神経障害をいう[1〜3]．
- 原因は，特発性，外傷，運動，炎症，手術（鼠径ヘルニア・虫垂炎など）に伴う神経損傷など，である[1,3]．
- 下腹部の焼けるような・刺すような痛み，異常感覚を訴える[1,3,5]．痛みは大腿，臀部の伸展で悪化する[5]．腰部の伸展でも悪化するため，前傾姿勢となることがある[3]．また，大腿上部の内側，陰茎（大陰唇），陰嚢上部（恥丘）に放散する（膝下までは放散しない）[3,5]．

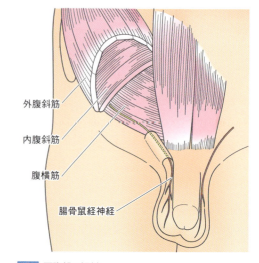

図2 下腹部の解剖

- 腸骨鼠径神経が腹横筋膜を貫く上前腸骨棘の近傍（上前腸骨棘から2 cm内側，2〜3 cm下方）に圧痛を認める[1,2]．叩くと痛みが誘発されることがある（Tinel徴候）（陰部大腿神経痛ではみられない）[3,5]．
- 骨病変の有無を確認するため，臀部と骨盤のX線写真を撮影する[3]．
- 痛みを悪化させる反復運動（長時間の蹲踞・坐位など）を避ける[3]．
- 消炎鎮痛薬，三環系抗うつ薬，プレガバリン，ガバペンチン，SNRI，SSRIを用いる[2]．
- 局所麻酔薬とステロイドによる腸骨鼠径神経ブロックを行う[1,3]．

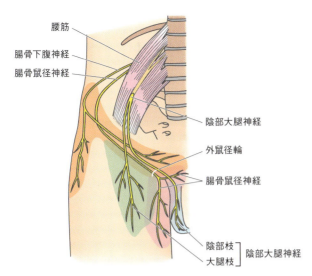

図3 腸骨下腹神経，腸骨鼠径神経，陰部大腿神経の支配領域

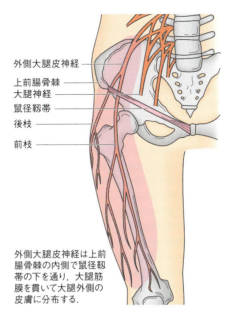

外側大腿皮神経は上前腸骨棘の内側で鼠径靱帯の下を通り，大腿筋膜を貫いて大腿外側の皮膚に分布する．

図4 外側大腿皮神経痛の走行と疼痛の範囲

- 効果が不十分な場合は，硬膜外ステロイド注入，神経切除術を行う[1〜3]

鑑別疾患

①外側大腿皮神経痛
- 外側大腿皮神経が鼠径靱帯を通るときに圧迫されて生じる絞扼性神経障害．
- 痛み，異常感覚の範囲を示す (図4)．
- 肥満，糖尿病，加齢，きつい衣服による圧迫，妊娠などが誘因となる[6]．

②陰部大腿神経痛
- 下腹部 (鼠径部)，大腿上部の前面，陰部に痛み，異常感覚が生じる (図3)[4]．
- 大腿枝と陰部枝に分けられる (図3)．
- 陰部枝が入っていく内鼠径輪に圧痛を認めることがある[2]．
- (腸骨鼠径神経痛と同様) 上前腸骨棘から2 cm内側，2〜3 cm下方に圧痛を認めることがある[2]．
- Tinel徴候はみられない[5]．

ピットフォール

- 前腹壁筋の筋力が低下し膨隆することがある (鼠径ヘルニアとの鑑別が必要となる)[3]．
- 腸骨鼠径神経ブロックの効果が乏しい場合，腰部神経叢，第1腰椎神経根障害などより近位の病変を考える[3]．
- 鼠径部では，腸骨下腹神経，腸骨鼠径神経，陰部大腿神経が近接しているため，2つ以上の神経が同時に障害されることがある[2]．
- 腸骨下腹神経，腸骨鼠径神経，陰部大腿神経の支配領域が重なるため鑑別が難しいことがある[2]．

一発診断：腸骨鼠径神経痛

ワンポイントアドバイス：下肢の伸展で悪化する下腹部 (鼠径部)・陰部・大腿上部内側の痛み，異常感覚で，上前腸骨棘の近傍に圧痛を認めたら腸骨鼠径神経痛を疑う．

75 ずっと前から右のわき腹が痛いんです…

50歳代女性　頻度 ★★☆

4　腹部・腰部領域での一発診断

症状 3ヶ月前からの右側腹部痛を訴えて受診した52歳の女性．痛みの持続時間は数秒で，刺すような感じだという．体動で悪化する．近医での血液検査，尿検査，下部消化管内視鏡検査，腹部CT検査では異常なし．

所見 右第9肋間の中腋窩線上付近に指1本でさせる範囲で圧痛を認める（図1：○）．同部位とその周囲に感覚鈍麻がみられる（図1の斜線部）．同部位をつまむと，健側に比して痛みを感じる（Pinch試験陽性）．診断は？

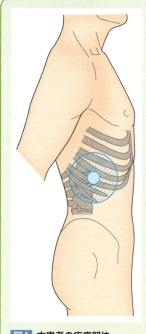

図1　本患者の疼痛部位

解説 慢性の右側腹部痛で受診した中年女性である．痛みが右第9肋間の中腋窩線上付近の指1本で指せる範囲に限局し，同部位とその周囲に感覚鈍麻がみられ，Pinch試験が陽性であることから，外側皮神経絞扼症候群（Lateral Cutaneous Nerve Entrapment Syndrome：LACNES）を疑った．局所麻酔薬を注射したところ，痛みが改善したため確診した．

- LACNESは，第7〜12肋間神経の枝である外側皮枝が絞扼されて疼痛をきたすものをいう（図2）[1]．
- 右側に多い（左側の4倍）[1]．
- 平均発症年齢は57歳（13〜78歳）である[1]．
- 女性に多い（男性の2.3倍）[1]．
- 特発性が最多（70%）である[1]．
- 手術後，妊娠・出産，負荷のかかる動作（仕事・スポーツ）などが原因となることがある[1]．
- 以下の4項目のうち3項目以上を満たした場合に診断する[1]．
  ①3ヶ月以上続く局所の側腹部痛．

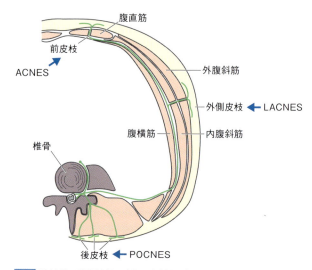

図2　胸神経・肋間神経の走行と各神経が障害された場合の疾患名

②中腋窩線上に指1本で指せる範囲の圧痛部位がある.
③圧痛部位とその周囲に感覚鈍麻・知覚過敏・冷覚低下などの感覚異常を認める (必ずしもデルマトームに一致する必要はない).
④Pinch試験が陽性 (90％).

- アロディニア (異痛症：普段は痛みとして感じないような刺激を非常に痛く感じる) を認めることがある[1].
- 疼痛部位への局所麻酔注射 (1%キシロカイン5〜10 mL) が奏効する (70％)[1].
- メチルプレドニゾロン40 mgを併用してもよい[1].
- 効果が不十分な場合は手術を施行する[1].

鑑別疾患

①**前皮神経絞扼症候群** (Anterior Cutaneous Nerve Entrapment Syndrome：ACNES) (→第2巻項目53参照)
・腹直筋の外縁より内側1 cmのところに圧痛を認める.
・慢性腹痛の原因となる.
・仰臥位で両腕を胸の前で組んでもらい, 腹部の圧痛点に検者の手を置いたまま, 頭部をベッドから挙上させると痛みが増強する (カーネット徴候陽性)

②**後皮神経絞扼症候群** (Posterior Cutaneous Nerve Entrapment Syndrome：POCNES)[1,2]
・傍脊柱筋に圧痛を認める.
・慢性腰痛の原因となる.

ピットフォール

・心因性もしくは機能性疼痛と診断されていることがある[3].
・確定診断がつくまで平均18ヶ月 (3〜360ヶ月) かかっているといわれている[1].

一発診断：外側皮神経絞扼症候群 (Lateral Cutaneous Nerve Entrapment Syndrome：LACNES)

ワンポイントアドバイス： 中腋窩線上に指1本で指せる範囲に限局した慢性の側腹痛で, 同部位とその周辺に感覚異常を伴い, Pinch試験が陽性ならLACNES.

76　腰が痛くて，両下肢がしびれているんです…

4　腹部・腰部領域での一発診断

60歳代男性　頻度 ★★★

症状　2ヶ月前から腰痛のため近医に通院中の68歳の男性．1週間前から腰痛が悪化し，両下肢と臀部のしびれが出現したため受診した．1日前から尿勢がなく，力まないと尿が出ないという．

所見　両大腿・下腿の後面～第5足趾と会陰部にしびれ感と知覚障害を認める．両下肢の筋力低下なし．両側のアキレス腱反射が消失している．肛門のトーヌスが低下している．診断は？

解説　両側第1仙髄の支配領域と会陰部のしびれに膀胱直腸障害を伴っている．両側アキレス腱反射が消失し，肛門のトーヌスが低下していることから馬尾症候群を疑った．腰椎MRI検査で，第5腰椎・第1仙椎間に硬膜嚢を高度に圧迫する椎間板の膨隆を認めたため，椎間板ヘルニアによる馬尾症候群と診断した（第5腰椎前方すべり症も併発）（図1）．

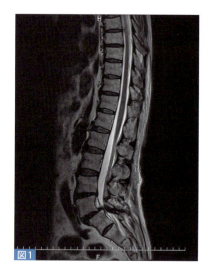

図1

- 馬尾は，脊髄円錐の下端に位置する，第2腰髄以下の脊髄神経根が束になったものをいう．
- 馬尾症候群は，馬尾の圧迫・損傷により両側性（もしくは片側性）の坐骨神経痛，膀胱直腸障害，会陰部の感覚障害，肛門のトーヌス低下，性機能障害などをきたすものをいう[1-3]．
- 1年間に人口100万人あたり3，4人が発症する[4]．
- 男性に多い[4]．
- 原因は腰椎椎間板ヘルニア（特にL4/5・L5/S1），脊椎骨折，医原性，脊髄腫瘍，硬膜外膿瘍，腰部脊柱管狭窄症，変形性腰椎症，感染，炎症，などである[1,2,4,5]．
- 発症様式からの分類は表1のとおり[1]．
- 重症度からの分類は表1のとおり[3,6]．
- 症状は表2のとおり．
- 身体所見は表3のとおり．
- 第2腰神経根より上位の症状があれば，馬尾症候群は除外できる[9]．
  例：第1腰神経根障害による症状：鼠径部痛，後方腸骨稜部痛，大転子外側部痛など（図3）[9]．
- 腰椎MRI検査で馬尾の圧排所見を認める[1]．
- 手術で馬尾の圧排を解除する[1,3]．
  ①緊急手術をするとき
- 症状が悪化傾向．不完全な膀胱直腸障害（表1）．会陰部の感覚，肛門のトーヌスが温存され，尿閉が完成していない場合．
  ②翌日午前中の待機手術をするとき．
- 馬尾症候群疑い（両側性の神経根症）の場合．完全な膀胱直腸障害（表1）．会陰部の感覚，肛門のトーヌスが障害され，膀胱直腸障害を認める場合（症状が完成している場合は手術で回復する可能性が低いため，緊急手術とまではならない）[6]．

表1　馬尾症候群の分類

発症様式からの分類[1]
①初発症状として急性発症
②慢性に経過する腰痛（・坐骨神経痛）の末期症状として発症
③慢性に経過する坐骨神経痛・腰痛から緩徐に発症

重症度からの分類[3,6]
①不完全な膀胱直腸障害
・尿意の減少・尿勢の低下・排尿時に力が必要
②完全な膀胱直腸障害
・下腹部の痛みを伴わない尿閉・溢流性尿失禁

表2 馬尾症候群の症状

①異常感覚 (しびれ) (図2)
・部位：会陰部・臀部〜下肢
　　　通常両側性だが, 非対称や片側性のこともある[5].
・程度：末梢ほど強い.
②膀胱直腸障害 (S3〜S5の障害があるとき) [5]
・尿閉, 尿失禁, 便秘, 便失禁[7]
③腰痛[5]
④片側もしくは両側下肢に放散する痛み (坐骨神経痛)[1,5]
⑤性機能障害
⑥運動障害[1,2,8]
・下肢の筋力低下・筋萎縮・下垂足

＊①〜⑥のすべての症状が揃うわけではない.

表3 馬尾症候群の身体所見

・アキレス腱反射：低下もしくは消失[5]
・バビンスキー反射：陰性
・肛門反射 (肛門に入れた示指で肛門粘膜を刺激すると肛門括約筋が収縮する)
　：減弱もしくは消失

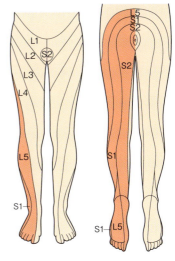

図2 馬尾症候群の感覚障害領域

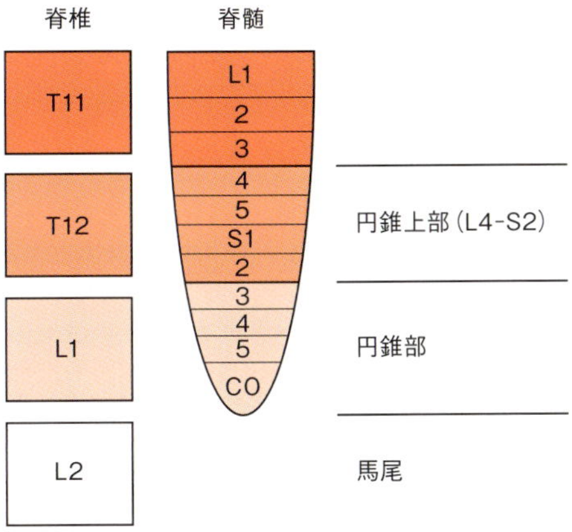

図3 胸腰椎移行部の脊椎と脊髄の位置関係

表4 円錐上部症候群・円錐症候群・馬尾症候群の鑑別ポイント

	円錐上部症候群	円錐症候群	馬尾症候群
障害部位	L4〜S2髄節	S3髄節以下	L2以下神経根
感覚障害	下肢	会陰部 (サドル型)	会陰部〜下肢
自発痛	＋	＋	＋＋＋
運動障害	下垂足	−	下垂足
筋萎縮	＋＋＋	−	＋
PTR	低下〜亢進	正常	低下〜正常
ATR	低下〜亢進	正常	低下
バビンスキー	＋	−	−
肛門反射	＋	−	−
膀胱直腸障害	−〜＋	＋＋＋	−〜＋
間歇性跛行	−(〜＋)		＋＋＋

(文献8, 10より改変)

鑑別疾患 (図3) (表4)

①円錐上部症候群
・下腿の筋力低下と筋萎縮が特徴的で, 膀胱直腸障害は目立たない.

②円錐症候群
・会陰部 (サドル型) の感覚障害と高度な膀胱直腸障害が特徴的で, 下腿の筋力低下はみられない.

ピットフォール

・臨床症状・身体所見はいずれも感度・特異度が低い[3].
・臨床的に馬尾症候群が疑われても, ①腰椎MRI検査で馬尾症候群をきたすほどの馬尾の圧迫を認めるのは14〜33%のみ, ②専門医でも症状と画像が一致したのは57%のみ, との報告がある[11].

一発診断：馬尾症候群

ワンポイントアドバイス：会陰部・両下肢のしびれを伴った膀胱直腸障害をみたら, 馬尾症候群を疑って, 肛門のトーヌスを確認する.

77 右上のお腹が痛いんです…

40歳代女性 | **頻度 ★★★**

4 腹部・腰部領域での一発診断

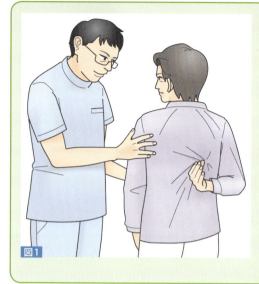

症状 午後9時頃から右上腹部痛を認め，自宅で様子をみていたが改善しないため救急外来を午後11時過ぎに受診した46歳の女性．特記すべき既往歴はない．1度嘔吐した．以前にも同様の症状があったが自然に改善したという．痛みは30分以内にピークに達し，持続性で，深呼吸，体動で悪化しない．

所見 体温36.8℃，血圧138/68 mmHg．右上腹部に圧痛を認める．同部位の知覚過敏なし．Murphy徴候は陰性．右肩甲骨下端に知覚過敏あり（Boas〈ボアス〉徴候陽性）．右手を背部に回して母指を上向きに立てると，痛みが右肩甲骨下端に放散した（Collins〈コリンズ〉徴候陽性）（図1）．血液検査では白血球，CRP，肝・胆道系酵素の上昇なし．診断は？

解説 40歳代の女性にみられた，夜間に発症した右上腹部の持続痛である．右上腹部の圧痛・Boas徴候陽性より，胆石発作・急性胆嚢炎が考えられた．発熱なし・Murphy徴候陰性・Collins徴候陽性・以前にも同様の症状を認めていることから，胆石発作の可能性が高まった．腹部超音波検査を施行したところ，胆嚢頸部に結石を認めた．急性胆嚢炎を疑う所見（sonographic Murphy's sign・胆嚢壁肥厚）はみられなかったことから確診した．非ステロイド性消炎鎮痛薬（NSAIDs）の坐薬を使用したところ，症状は消失した．

＊sonographic Murphy's sign：超音波検査で胆嚢を描出しながら，Murphy徴候の有無を調べる．

- Boas（ボアス）徴候の特徴は以下のとおり．
  ①胆石発作でみられる関連痛である．
  ②右肩甲骨下端（第10～12胸椎の高さ）に知覚過敏（・疼痛）を認める（圧痛ではない）[1～3]．
  ③知覚過敏は右上腹部にもみられることがある[2]．
  ④右肩甲骨下端や右上腹部の知覚過敏の胆石発作での感度は7％と報告されているが，実際にはもっと頻度が多いといわれている[2]．

- Collins（コリンズ）徴候の特徴は以下のとおり．
  ①胆石発作でみられる関連痛（放散痛）を誘発する身体所見である．
  ②右手を背部に回して母指を上向きに立てると，痛みが右肩甲骨の下端に放散する（図1）[4]．
  ③胆石発作患者の51.5％でみられる[4]．
  ・右上腹部痛で受診した逆流性食道炎・胃炎・消化性潰瘍の患者群では7.5％にみられたとの報告がある[4]．
  ・コリンズ徴候が胆石発作か他疾患かのオッズ比は12.1である[4]．

- 胆石発作（胆道疝痛 biliary colic）は，嵌頓した結石によって胆嚢管が攣縮して生じる持続性の痛みをいう．

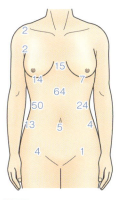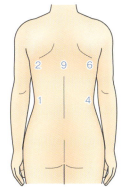 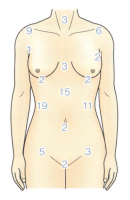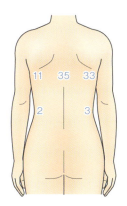

図2 胆石症でみられる痛みの最強点
（数字は%を表す）

図3 胆石症でみられる放散痛の部位
（数字は%を表す）

- 胆石発作の特徴は以下のとおり．
  ①発症：1時間以内に痛みがピークに達して，6時間以内に改善する[5]．
  ②誘因：食後に多い．多くの患者が夜間に発症する[5]．
  ③性状：持続性の鈍痛である[5]．
  ④部位：右季肋部〜心窩部に多い（図2）[2]．
  ⑤症状：腹部膨満感，嘔気・嘔吐，鼓腸，げっぷ，胸やけ，冷汗，胸痛[2,4,5]．
  ⑥放散痛：右肩甲骨下端とその内側に多い（図3）[2]．
  ⑦再発：数時間〜数年までとさまざまである[5]．
- 腹部超音波検査による急性胆嚢炎の診断精度は，感度88％・特異度80％である[6]．
- 以下の所見があれば胆石発作ではなく，急性胆嚢炎と考える（カッコ内は陽性適中率）[7]．
  ① sonographic Murphy's sign（92.2％）
  ② 胆嚢壁肥厚（≧4 mm）（95.2％）
- NSAIDsを使用する．急性胆嚢炎への移行を抑制する効果がある[8]．
- 胆石発作を起こすと，約70％の症例が2年以内に再発し，胆石発作の合併症（胆嚢炎，膵炎，総胆管結石）をきたすと重症化しやすい．よって，一度でも発作があれば胆嚢摘出術を行う[5]．

鑑別疾患 ▶ 右上腹部〜心窩部痛をきたす疾患
- 十二指腸潰瘍穿孔，急性胆嚢炎，急性虫垂炎，急性肝炎，胸膜炎，急性腎盂腎炎など．

ピットフォール
- 胆石発作でもMurphy徴候が陽性となることがある[9]．
- 急性胆嚢炎でもBoas徴候が陽性となることがある[1,3]．

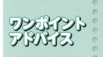 **一発診断：胆石発作**

ワンポイントアドバイス　夜間に発症した，1時間以内にピークに達する右上腹部〜心窩部痛で，Boas徴候，Collins徴候があれば胆石発作・胆嚢炎を疑い，腹部超音波検査で鑑別診断を行う．

78　右上のお腹と右背中が痛いんです…

4　腹部・腰部領域での一発診断

60歳代女性　頻度 ★★★

症状　夕食を摂って2時間後から右上腹部痛と右背部痛を認め，自宅で様子をみていたが改善しないため翌朝に受診した66歳の女性．1度嘔吐した．痛みは一晩中続き，一睡もできなかった．痛みは体動で悪化する．

所見　体温37.0℃，血圧142/70 mmHg．右上腹部に圧痛を認める．右上腹部と右肩甲骨下端に知覚過敏を認める（Boas〈ボアス〉徴候陽性）．Murphy徴候は陰性．肝の叩打痛を認める．血液検査は白血球9800/μL，CRP 0.6 mg/dL．肝・胆道系酵素の上昇なし．診断は？

解説　高齢女性にみられた，夕食後に発症した右上腹部の持続痛である．右上腹部の圧痛・Boas徴候陽性（→項目77参照）・症状の持続が4時間以上，より急性胆嚢炎が考えられた．発熱なし・Murphy徴候陰性であったが，血液検査で白血球が軽度上昇していることから，急性胆嚢炎の可能性が高まった．腹部超音波検査を施行したところ，胆嚢腫大（長軸径>8 cm・短軸径>4 cm），胆嚢壁肥厚（≧4 mm），胆嚢頸部に結石を認めたことから確診した．

- 急性胆嚢炎は，胆石などによる胆汁うっ滞などによって胆嚢内に炎症をきたすものをいう．
- 原因の90〜95%が胆石である[1]．
- 表1に症状を示す[2]．
- 痛みが出現する1時間以上前に脂肪分の多い食事を摂取していることがある[1]．
- 痛みは持続性で，4〜6時間以上続く[1]．
- 発熱，嘔気・嘔吐，食欲不振をきたすことがある[1]．
- 体動で痛みが悪化するため，動かずにじっとしている[1]．
- 表1に身体所見を示す[2]．
- 肝の叩打痛（右下位肋骨上に左手掌を当て，その上から右拳にて叩打し痛みが誘発される）も有用であるとの報告がある[3]．
- Boas（ボアス）徴候を認めることがある[4,5]．
- 通常肝・胆道系酵素は上昇しない（胆泥が総胆管を通過した場合は軽度上昇することがある）[1]．
- 表2に急性胆嚢炎の診断基準を示す[6]．
- 腹部超音波検査は，感度88%・特異度80%で，まず施行すべき検査である[1]．
  腹部CT検査は，感度94%・特異度59%である[1]．
- 腹部超音波検査所見は以下のとおり．
  ・sonographic Murphy's sign：陽性適中率92.2%[7]
  ・胆嚢壁肥厚（≧4 mm）：陽性適中率95.2%[7]

表1　急性胆嚢炎における症状・身体所見

	感度(%)	特異度(%)	陽性尤度比	陰性尤度比
悪寒	13	95	2.6	0.9
発熱	35	80	1.8	0.81
右上腹部痛	81	67	2.5	0.28
右上腹部圧痛	77	54	1.7	0.43
胆嚢を触知	2	99	2.0	0.99
Murphy徴候	65	87	5.0	0.4
Murphy徴候（高齢者）	48	79	2.3	0.66

（文献2より作成）

表2	急性胆嚢炎の診断基準

A．局所の臨床徴候
　①Murphy徴候：吸気時に右季肋部を押さえると痛みのために呼吸が止まる
　②右上腹部の腫瘤触知・自発痛・圧痛
B．全身の炎症所見
　①発熱
　②CRP上昇
　③白血球上昇
C．急性胆嚢炎の特徴的な画像所見
　①腹部超音波検査（**太字**は特に重要な所見）
　　・**胆嚢壁肥厚**
　　・sonographic Murphy's sign
　　・**胆嚢周囲の液体貯留**
　　・嵌頓した胆嚢結石
　　・胆嚢腫大
　　・肥厚した胆嚢壁内にみられる低エコー帯（sonolucent layer）
　　・胆泥の存在
　②腹部CT検査
　　・胆嚢腫大
　　・胆嚢壁肥厚
　　・胆嚢周囲の液体貯留
　　・胆嚢脂肪織内の線状高吸収域

疑い診断：Aのいずれか＋Bのいずれかを認める．
確定診断：Aのいずれか＋Bのいずれか＋Cを認める．
＊ただし，急性肝炎や他の急性腹症，慢性胆嚢炎が除外できるものとする．

（文献6より作成）

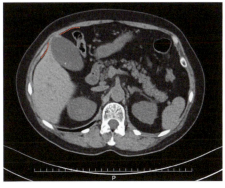

図1　tensile gallbladder fundus sign

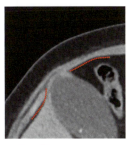

図2　図1の強拡大

- 胆石がなく，sonographic Murphy's signもしくは胆嚢壁肥厚がない：陰性適中率95％→胆嚢炎を否定できる[7]．
- tensile gallbladder fundus sign（腹部CT検査所見）の特徴は以下のとおり[8]．
  - 胆嚢が腫大し，胆嚢底部が前腹壁内に膨らんで歪んで見える（図1）．
  - 他の炎症所見がまだみられていない初期の急性胆嚢炎の所見として有用．
  - 感度74.1％・特異度96.9％．
- 治療は，抗菌薬，胆嚢ドレナージ，腹腔鏡下胆嚢摘出術を行う（詳細は引用文献を参照）[6]．

鑑別疾患　右上腹部〜心窩部痛を来たす疾患
- 十二指腸潰瘍穿孔，急性虫垂炎，急性肝炎，胸膜炎，急性腎盂腎炎など．

ピットフォール
- 胆嚢の大きさよりも胆嚢が緊満していることが診断に重要である[8]．
- 胆嚢が大きいこと自体は急性胆嚢炎に特異的ではない[8]．
- 初期には胆嚢腫大があっても，胆嚢壁肥厚がはっきりしないことがある．
- 肝・胆道系酵素が上昇している場合は，急性胆管炎，総胆管結石，Mirizzi（ミリッチ）症候群（胆嚢管に嵌頓した結石が総胆管を圧迫する病態）を考える[1]．

一発診断：急性胆石性胆嚢炎

ワンポイントアドバイス：右上腹部痛を訴える患者でBoas徴候があれば胆石発作・急性胆嚢炎が考えられ，腹部超音波検査でsonographic Murphy's sign，胆嚢壁肥厚を確認して急性胆嚢炎と診断する．

79　踵が痛いんです…

5　四肢領域での一発診断

60歳代男性　頻度 ★★★

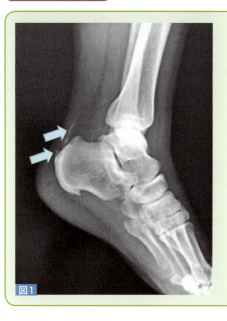

図1

症状 夜中に突然左の踵付近が痛くなって歩けないと訴えて受診した64歳の男性．外傷歴はなく，思い当たることはない．

所見 アキレス腱付着部に発赤，圧痛，軽度の腫脹を認める．足関節の可動時痛を認める．白血球5,600/μL，CRP 0.4 mg/dL．X線写真を示す（図1）．診断は？

解説 外傷などの受傷機転がなく，アキレス腱部に発赤，疼痛，腫脹を認め，X線写真で同部位に石灰沈着がみられたことから，石灰沈着性アキレス腱炎と診断した．

- 石灰沈着性腱炎は腱内にカルシウム塩（ハイドロキシアパタイト）が沈着して発症するものをいう[1]．
- 組織の低酸素状態により腱が変性し，その周囲が石灰化するといわれているが，はっきりしていない[1]．
- 中年女性に多くみられるが，高齢者でも起こりうる[2]．
- 大部分は特発性である[2]．
- 1/3で軽微な外傷が先行している[2]．
- 肩関節部が最も多く，次いで股関節部であるが，以下に挙げる部位でも起こりうる（**太字**は頻度の高い部位）[3]．
  ①肩部：**腱板**（**棘上筋**・棘下筋・小円筋・肩甲下筋），上腕二頭筋，**大胸筋**など
  ②手首・手部：**尺側手根屈筋**，手内在筋など
  ③頸部：**頸長筋（石灰沈着性頸長筋腱炎）**など
  ④臀部：大臀筋，小・中臀筋，大内転筋，梨状筋，大腿四頭筋，大内転筋，内・外閉鎖筋など
  ⑤膝部：大腿四頭筋，大腿二頭筋など
  ⑥足部：腓腹筋，ヒラメ筋，長腓骨筋，アキレス腱，長・短母趾屈筋，長・短趾屈筋など
- 発赤，疼痛，腫脹，運動制限を認め，罹患部位に圧痛を認める[4]．
- 通常発熱は認めず，あっても微熱である[4]．
- 血液検査で炎症反応の上昇はまれで，あっても軽度である[4]．
- X線写真で，疼痛部位に一致して内部が均一で球形または不整形（雲状）の石灰化を認める[2,4]．
- 冷却，消炎鎮痛薬の内服，ステロイドの局所注射，装具固定にて多くは2～4週間以内に改善する[2,4]．

- 効果が乏しい場合，もしくは再発を繰り返す場合は，石灰除去などの外科的治療を行うことがある[4]．
- 石灰化は数週間〜数ヶ月で自然消失する[3,4]．
- H_2受容体拮抗薬を使用すると早期に縮小・消失するといわれている[5]．

鑑別疾患

① **痛風**（→第1巻項目1参照）
・第1中足趾節（MTP）関節，膝関節，足関節に多い．
・石灰化は認めない．
・過食，飲酒，脱水，運動，尿酸降下薬，ストレスが誘因となる．

② **偽痛風**（→第1巻項目92参照）
・半月板，関節軟骨の石灰化が特徴で，靱帯，腱にもみられることがある．
・高齢女性に多く，膝・手首・肩に好発する．
・肺炎・尿路感染症などの感染症，脳卒中，外傷，手術，心筋梗塞などの重篤な疾患が誘因となる．

ピットフォール

・足関節に発症する痛風と誤診されている可能性がある．
・まれにX線写真で石灰化がはっきりしないことがあるので，その場合はCT検査で確認する．

一発診断：石灰沈着性アキレス腱炎

ワンポイントアドバイス：特に誘因なく，腱周囲に発赤，疼痛，腫脹を認め，X線写真で同部位に石灰化があれば石灰沈着性腱炎．

80 関節が腫れるのを繰り返しているんですが，痛風でしょうか…？

5 四肢領域での一発診断　40歳代男性　頻度 ★★★

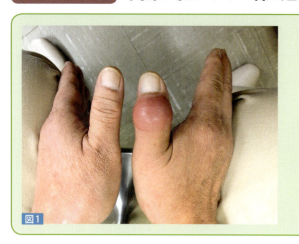

症状 本日夕方から突然指が腫れて，痛みもあるため受診した48歳の男性．2週間前にも同症状があったが数日で軽快したという．飲酒なし．

所見 右指節間（IP）関節とその周囲に発赤，熱感，疼痛，腫脹を認める（図1）．X線写真で骨破壊や変形，右IP関節の周囲に石灰化は認めない．診断は？

解説 短期間で寛解する急性単関節炎を繰り返し，間欠期には無症状で，X線写真で異常がないことから，回帰性リウマチと診断した．

- 回帰性リウマチは，再発性の急性単〜少関節炎で，間欠期には無症状のものをいう[1]．
- 比較的まれな疾患といわれていたが，見逃されているだけで実際は頻度が多いともいわれる[2]．
- 病因ははっきりしていない[2]．
- 発症年齢は平均45歳（20〜80歳）で，男女差ははっきりしない[2]．
- 発作時の症状の特徴を示す[2〜4]．

  ①発作期間
  ・大部分が数時間〜2日以内と短い．

  ②頻度
  ・ほぼ毎日〜隔月までさまざまである．

  ③部位
  ・通常は単〜少関節性である．
  ・すべての関節に発症しうるが，上肢の関節に多い．
  ・中手指節間（MCP）関節・近位指節間（PIP）関節が最も多い．次いで手・肩・膝・足などである．
  ・発作ごとに部位が異なることがある．

  ④誘因
  ・気道感染，気候の変化，出産，運動など．

  ⑤随伴症状
  ・罹患関節とその周囲に発赤，熱感，疼痛，腫脹を認める．発熱はまれである．

- 約半数で手の腱や指腹に圧痛を伴う小さな皮下結節を一時的に生じることがある[2]．
- 間欠期は無症状である．
- 発作時には血液検査で炎症反応がみられるが，間欠期には認めない[1]．
- 高尿酸血症はみられない[1]．
- 約30〜60％でリウマトイド因子が陽性である[3]．

- 約半数で抗CCP抗体が陽性になる[3].
- X線写真は正常で，骨破壊や変形，関節裂隙の狭小化，罹患関節の周囲に石灰化は認めない[1].
- 自然寛解する症例，再発する症例，関節リウマチへ移行する症例がそれぞれ1/3である[2].
- 他の膠原病疾患（全身性エリテマトーデス，ベーチェット病など）へ移行したとの報告もある（5％）[5].
- 関節リウマチおよび他の膠原病への移行の危険因子は以下のとおり[5].
  ①リウマトイド因子陽性
  ②手関節および近位指節間 (PIP) 関節の罹患
  ③女性
- 抗CCP抗体が関節リウマチへの移行の危険因子となるかは不明である．
- 発作時には非ステロイド性消炎鎮痛薬で対症療法を行う[2].
- 発作を繰り返す場合，海外では抗マラリア薬（クロロキン），抗リウマチ薬が用いられることがあるが，エビデンスは確立していない[6].

鑑別疾患 反復性の急性単関節炎をきたす疾患

①痛風 (→第1巻項目1参照) [7,8]
- 第1中足趾節 (MTP) 関節，第1MTP関節以外の足趾関節，膝関節，足関節など下肢に多い．
- 過食，飲酒，脱水，運動，尿酸降下薬，ストレスが誘因となる．
- 高尿酸血症を認めることが多い．
- 1〜2日で痛みのピークとなり，5〜14日で軽快する．
- 関節液に尿酸結晶を認める．
- 自己抗体は認めない．

②偽痛風 (→第1巻項目92参照)
- 半月板，関節軟骨の石灰化が特徴で，靱帯，腱にもみられることがある．
- 膝・手首・肩に好発し，発熱を認めることが多い．
- 高齢女性に多い．
- 肺炎・尿路感染症などの感染症，脳卒中，外傷，手術，心筋梗塞などの重篤な疾患が誘因となる．

ピットフォール
- 発作期間が数時間と短いこともある[3].
- 高尿酸血症をもつ中年男性では鑑別が困難な場合がある（ので，尿酸値を正常に維持しながら発作が起こるかどうか経過をみていく）．

一発診断 回帰性リウマチ

ワンポイントアドバイス 短期間で軽快する反復性の単〜少関節炎で，X線写真で異常がなければ回帰性リウマチを疑う．

81 手足が熱く，焼けるように痛いんです…

60歳代男性 頻度 ★★★

5 四肢領域での一発診断

症状 手足の焼けるような痛みを訴えて受診した60歳の男性．外傷を含め，特記すべき既往歴はない．起床時は症状が軽いが，日中になると徐々に症状が強くなる．靴下を履くと症状が強くなるため裸足になっている．歩くなどの運動負荷や入浴にて症状が悪化する．症状緩和のため氷で冷やすことがあり，多少の効果がある．症状出現時に手足の蒼白，紫色の変色はない．関節痛なし．

所見 手指，足底の一部が紅潮しており，軽度の熱感を認める（自宅では紅潮，熱感はもっと顕著であり，診察時はかなり良い状態とのことであった）（図1，図2）．足背動脈の触知良好，神経学的所見に異常なし．皮疹なし．血液検査，尿検査は異常なし．診断は？

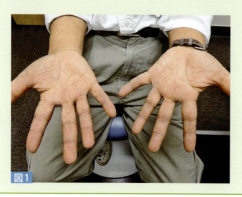
図1

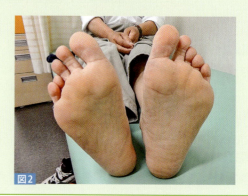
図2

解説 両足底・手指に焼けるような痛み，紅潮，皮膚温の上昇を認め，温熱で増悪し，冷却で改善することから肢端紅痛症と診断した．

- 肢端紅痛症は，手足の紅潮，皮膚温の上昇，焼けるような痛みを特徴とする疾患をいう[1,2]．
- 病因として血管説，神経説（特に小径線維ニューロパチー），遺伝子異常などがいわれているが，十分にわかっていない[3]．
- 1年間に人口10万人あたり0.36～1.3人が発症する[4]．
- 女性に多い（男性の約3倍）[3]．
- 診断時の平均年齢は61歳であるが，あらゆる年齢に起こる[2,3]．
- 特発性と続発性に分けられる（表1）[2,3]．
- うずくような違和感から始まり，手足の紅潮，皮膚温の上昇，焼けるような痛みが出現する[5]．
- 症状の特徴を示す[1,3,5,6]．
  ①発症様式
  ・大部分（97％）が発作性であるが，持続性のこともある．
  ・夜間に多い．
  ②増悪因子
  ・温熱・運動（立位・歩行など）・飲酒
  ③寛解因子
  ・冷却・下肢挙上

④部位
- 足（足趾・足底・足背・下肢全体）（90％以上）
- 手（手指・手背・手全体）（25％）
- 頭頸部（耳・鼻・顎）（2～3％）
- 通常左右対称であるが，片側のみのこともある．

⑤程度
- 軽度～重度とさまざまである．

⑥持続時間
- 数分～数日（時に数週間）とさまざまである．

表1	続発性の原因疾患
①血液疾患（本態性血小板増加症・真性多血症・白血病など）	
②循環器疾患（動脈硬化・高血圧など）	
③内分泌疾患（糖尿病・痛風など）	
④膠原病（関節リウマチ・全身性エリテマトーデス・血管炎など）	
⑤筋骨格系疾患（坐骨神経痛など）	
⑥神経疾患（末梢神経障害・多発性硬化症など）	
⑦薬剤性（カルシウム拮抗薬・麦角系ドパミン受容体作動薬製剤）	
⑧妊娠	

- 2/3以上で，発作間欠期に手足を触ると冷たく，紫色に変色していることがある[3]．
- 特異的な検査はない[2, 5]．
- 誘因を避け，患肢を挙上する[3]．
- ガバペンチン，SNRI（ベンラファキシン），SSRI（セルトラリン），三環系抗うつ薬（アミトリプチリン），プレガバリン，ミソプロストールなどが有効である[3]．
- 続発性（特に骨髄増殖性疾患）にはアスピリンが有効である[5, 6]．

鑑別疾患 四肢の痛み・皮膚の色調変化をきたす疾患

①**複合性局所疼痛症候群**（complex regional pain syndrome：CRPS）[7]
- 外傷・手術後に四肢の激しい痛みや腫脹を生じるもの．
- ほとんどが片側上肢に起こる．
- 痛みは持続性のことが多く，運動，接触，温度変化，ストレスで増悪する．

②**レイノー現象**（→第1巻項目60参照）
- 手指や足趾の細動脈が発作性に収縮するために血流不足となり，皮膚の色調に変化が現れるもの．
- 白（蒼白），紫（チアノーゼ），赤（紅潮）の3段階に色調変化する．
- 寒冷刺激，ストレスで増悪する．

③**肢端紫藍症（アクロチアノーゼ）**（→第1巻項目60参照）
- 四肢末梢の毛細血管の拡張とうっ血のために生じる持続性のチアノーゼ．
- 指趾は冷たく湿っており，腫脹を訴えることもあるが，痛みはない．
- 寒冷刺激で増悪するが，手を挙上するとチアノーゼが消失する．

ピットフォール
- 続発性の場合，肢端紅痛症が数年先行するため，経過観察が必要である[6]．
- 四肢近位部に症状が出ることもある[3]．

一発診断：肢端紅痛症

ワンポイントアドバイス：両脚の焼けるような痛み・紅潮・皮膚温の上昇が，温熱で増悪，冷却で寛解したら肢端紅痛症．

82 足が腫れてきたんです…

60歳代女性　頻度 ★★☆

5　四肢領域での一発診断

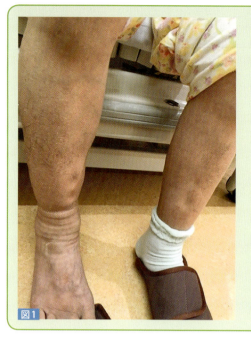

図1

症状　1ヶ月前からの両下腿のむくみを訴えて受診した68歳の女性．一人暮らし．うつ病で精神科に通院中．かかりつけ医から臨時で利尿薬を処方されたが改善なく，悪化傾向だという．胸痛なし，呼吸苦なし，便秘なし．腹部の手術歴なし．定期内服薬はエスシタロプラム，ニトラゼパム，酸化マグネシウムで，ここ1年以上追加・変更はない．

所見　血圧130/70 mmHg，脈拍数82回/分（整），呼吸数14回/分，SpO_2 97％，心音，呼吸音に異常なし．両下腿に圧痕性浮腫（slow edema）を認める（図1）．下肢静脈瘤なし．紅斑，色素沈着なし．検査所見はヘモグロビン，アルブミン，血糖，肝機能，腎機能，TSH，検尿，すべて異常なし．心電図異常なし．胸部X線写真で心拡大，肺うっ血なし．診断は？

解説　心・腎・肝・内分泌疾患，薬剤性，低アルブミンによる低栄養性は否定的であった．一人暮らしであるため食生活を詳しく聞いたところ，3食しっかり摂取しているが，偏食傾向であることがわかった．ビタミンB_1欠乏を疑って身体所見を取り直したところ，腱反射が消失していた．ビタミンB_1欠乏による浮腫を考えビタミンB_1を投与したところ，浮腫は数日で速やかに改善し（図2），腱反射は正常となった．後日ビタミンB_1 16 ng/mLと低値であることが判明し確診した．

- ビタミンB_1欠乏でみられる浮腫の機序として，高拍出性心不全（脚気心）のほか，局所因子（細動脈の拡張と細静脈の収縮による毛細血管圧の上昇）がいわれている[1]．
- このため，心不全の症状がなくても，ビタミンB_1欠乏による局所因子が原因で浮腫は起こりうる．本例では，心電図，胸部X線写真，追加で施行した心エコー検査から高拍出性心不全（脚気心）は否定的であり，ビタミンB_1欠乏による局所因子が原因と考えられた．
- ビタミンB_1の投与により浮腫は速やかに消失する．
- ビタミンB_1欠乏の危険因子は表1のとおり[2~4]．
- 魚・貝類にはビタミンB_1を分解させるチアミナーゼが含まれている．茶・コーヒーには抗チアミン作用のある成分が含まれている．表1の危険因子のある患者では，これらの大量摂取を控えるよう指導する[2]．

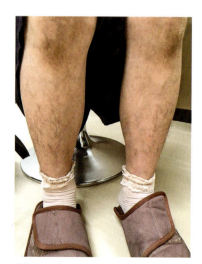

図2　治療開始7日後の写真．
浮腫は消失している．

表1 ビタミンB₁欠乏の危険因子

- アルコール中毒
- 白米中心の食事
- 偏食
- 飢餓
- 低栄養
- 妊娠悪阻
- 嘔吐
- 慢性下痢
- 消化管手術後
- 悪性腫瘍
- 化学療法
- 全身性疾患（腎障害・炎症性腸疾患・AIDS・感染症・甲状腺中毒症など）
- 精神疾患（神経因性食思不振症・うつ病・統合失調症など）
- マグネシウム欠乏
- 薬剤性（制酸剤・利尿薬・ニトログリセリンなど）
- 静脈栄養など

鑑別疾患 全身性（両側性）浮腫の原因疾患[6]

・心・腎・肝・内分泌疾患，薬剤性，低栄養性，妊婦，月経前，特発性など．

ピットフォール 利尿薬はビタミンB₁の排泄を促進するため，心不全で入院中の患者3人に1人がビタミンB₁欠乏といわれている[5]．適切な心不全管理をしているにもかかわらず，浮腫の改善が乏しい場合は，ビタミンB₁の血中濃度を測定してみる．

一発診断 ビタミンB₁欠乏による下腿浮腫

ワンポイントアドバイス 全身性浮腫をみたら生活歴を確認し，腱反射の有無をチェックする．

83 知らないうちにあざができたんです…

5　四肢領域での一発診断

20歳代女性　頻度 ★★★

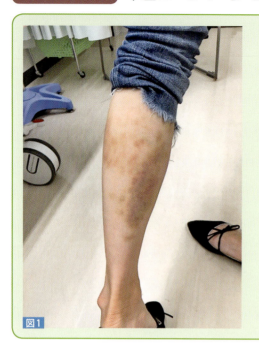
図1

症状 3日前に左下腿屈側にあざができていることに気づいたため受診した28歳の女性．思いあたることはない．他に症状なし．長時間の立位や外傷歴なし，定期内服薬なし．

所見 下腿屈曲に浸潤を触れない紫斑を認める（図1）．血液検査では血小板数，凝固系，その他に異常なし．診断は？

解説 特に既往のない若年女性にみられた，下肢の浸潤を触れない紫斑である．紫斑以外に症状がなく，長時間の立位，外傷歴，内服歴もなく，血液検査で異常がみられないことから，単純性紫斑病と診断した．

- 単純性紫斑病は，特に誘因なく，四肢（特に下肢），臀部に好発する，浸潤を触れない点状〜斑状の紫斑（non palpable purpura）をいう．
- 血管の脆弱性が原因といわれているが，はっきりしていない[1]．
- 基礎疾患のない若年〜中年女性に多い．
- 家族性にみられることもある[4]．
- 春や秋の季節の変わり目に多い[1]．
- 月経時や疲労時にみられる[3]．
- 発熱，関節痛，腹痛，出血症状など他の症状はみられない．
- 上肢・胸部にみられることもある[1]．
- 軽度圧痛を伴うことがあるが，紫斑の周囲には炎症所見を認めない[1]．
- 色素沈着を残すこともある[1]．
- 血液検査で異常は認めない．
- 予後は良好で，1〜2週間で自然消退する[3]．
- 血管強化薬（ビタミンCを含む）を使用することもあるが，効果は一定ではない[1,3]．

鑑別疾患 紫斑をきたす疾患

① **特発性血小板減少性紫斑病**[5,6]
- 血小板減少をきたす自己免疫疾患で，浸潤を触れない紫斑をきたす．

- PA-IgGは感度91％，特異度27％のため，除外診断には一定程度役立つが診断確定には使えず，2007年の「診断基準案」からは除外されている．

②アレルギー性紫斑病（アナフィラクトイド紫斑病）
- 関節痛，腹痛，腎炎を伴う，浸潤を触れる紫斑をきたす．血管炎によって生じる．
- 溶連菌の先行感染の有無を確認．

③ステロイド紫斑病
- ステロイドの長期使用により，血管支持組織が脆弱化することで生じる．

④怒責性紫斑 (mask phenomenon)[7]
- 激しい咳込み，嘔吐，排便などの力みにより血管内圧が上昇することで生じるもの．
- 顔面，頸部に多い．

⑤起立性紫斑病[8]
- 長時間の立位で血流がうっ滞し，血管内圧が上昇することで下肢に出現する紫斑．

⑥心因性紫斑病（自己赤血球感作性紫斑病・Gardner-Diamond症候群）[7,8]
- 四肢や顔面に多くみられる有痛性の紫斑．
- 紫斑が出現する前に，焼けるような，針で刺されるような知覚異常に続いて熱感，腫脹，紅斑，かゆみがみられる．
- 外傷，手術，ストレスなどが契機となる．
- ほとんどの症例が女性である（男性は約5％のみ）．

ピットフォール 紫斑を主訴に受診した患者の約3割が単純性紫斑病といわれている[11]．

一発診断：単純性紫斑病

ワンポイントアドバイス：特に誘因なく，若年女性の下肢に触知しない紫斑を認め，他に症状がなく，血液所見で異常がなければ単純性紫斑病．

84　手がふるえて止まらないんです…

5　四肢領域での一発診断　　20歳代女性　頻度 ★★★

症状　友人と立ち話をしていたら突然，右手が震え出して止まらなくなったため受診した24歳の女性．

所見　震えは安静時，姿勢時，動作時のいずれにもみられた．患者は震えている右手が気になり，ずっと見ている．手指は震えていない．震えている手に注意を向けると震えは増強した．100から7を順に引き算してもらったところ，震えが減弱した．震えていない側の手関節を屈曲・伸展させると，震えが随意運動に同調した．診断は？

解説　特に既往のない若年女性にみられた，突然発症の安静時・姿勢時・動作時振戦である．振戦は注意を向けると増強し，注意をそらすと減弱し，随意運動に同調することから心因性振戦と診断した．追加の問診で最近ストレスを抱えていることが判明した．

- 心因性振戦は，突然発症し，自然に寛解する，性状に一貫性がなく，注意をそらすと減弱することを特徴とする振戦をいう[1]．
- 心因性運動障害の中で最も多い(55%)(ほかにはジストニア，ミオクローヌス，チックなどがある)[2]．
- 女性に多い(男性の3倍)[2]．
- 若年者に多いが[2]，あらゆる年齢に起こる[3]．
- 利き手に起こりやすい[2,3]．
- 手首，前腕，肘，肩によくみられる[4]．
- 頭，脚，体幹にみられることもある[4]．
- 通常手指には起こらない[2,5]．
- 声，顔，舌の振戦を認めることはまれである[3]．
- 多くは身体的・精神的ストレスにより突然発症する[4]．
- 安静時，姿勢時，動作時のいずれもみられる[6]．
- 動き，振幅，周波数が一定せず変動し，一貫性に乏しいのが特徴である[6]．
- 日によって振戦の性状が変わる[1]．
- 振戦している部位を気にして見ていることが多い[7]．
- 振戦は，注意を向けると増強し，注意をそらすと減弱する[1]．
- 震えている手足に荷重をかけると，振戦を保とうと振戦が増強する[3,6]．
- 健側の指でのタッピングや，100から7を順に引き算してもらうなど気をそらせると，振戦が減弱する[8]（表1）．
- 健側の手関節を繰り返し屈曲・伸展させると，その随意運動に振戦が同調する[8]．
- 過換気や前頭部に音叉を当てて振動させて暗示をかけると，振戦が誘発される[8]．
- 神経学的所見を認めない[1]．
- 筋力はあるが急に力が入らない(give-way weakness)，随意運動の意図的な遅さ，解剖学的に説明がつかない感覚障害，を認めることがある[6]．

表1 心因性振戦の身体所見

	感度(％)	特異度(％)
■ 気をそらすことで振戦が減弱		
・健側の指でタッピングをする	72.7	73.3
・100から7を順に引き算してもらう	58.3	84.4
■ 随意運動に振戦が同調する		
・健側手関節で屈曲・伸展を繰り返す	16.7	96.8
■ 暗示をかけて振戦を誘発する		
・過換気するよう指示する	50.0	81.8
・前頭部に音叉を当てる	41.7	87.9

(文献8より引用)

- 血液検査・画像検査で異常がない[1]．
- 自然寛解する[1]．
- プラセボが有効である[1]．
- 心理療法で寛解が得られる[9]．

鑑別疾患 振戦をきたす疾患

①**本態性振戦**
・気をそらすと，振戦が悪化する[6]．
・震えている手足に荷重をかけると，振戦が減弱する[3,6]．

②**生理的振戦**
・通常両側性の手・指にみられる，姿勢時・動作時振戦である[10]．
・カフェイン過量摂取，アルコール，疲労，不安などで増強する[6]．

ピットフォール 複数の身体化，精神障害の合併，二次的利益の存在，過去に機能障害がある，訴訟を抱えている，などの患者背景が存在することがある[1]．

一発診断 心因性振戦

ワンポイントアドバイス 注意を向けると増強，注意をそらすと減弱する，突然発症し，自然に寛解する安静時・姿勢時振戦は心因性振戦．

85　足の指の付け根が痛いんです…

5　四肢領域での一発診断

40歳代男性　頻度 ★★★

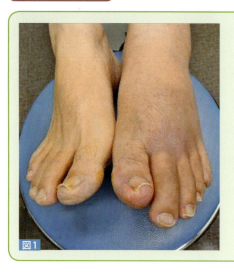

症状 2日前から左足の指の付け根が痛いと訴えて受診した42歳の男性．痛風の既往あり．定期内服薬なし．

所見 体温37.2℃．左第2～4趾基部・足背にかけて発赤，熱感，疼痛，腫脹を認める（図1）．同部位の中足趾節（MTP）関節に圧痛，自動時痛を認めたが，他動時痛はない．診断は？

解説 患者は痛風でしょうか，と言って受診していた．熱感，疼痛，腫脹を伴う，正常皮膚との境界が不明瞭で，盛り上がりが少ない紅斑が左第2～4趾基部・足背に広がっている．MTP関節部に圧痛を認めるが，他動時痛はない．これらのことから痛風ではなく，蜂窩織炎と考えた．足趾間を診察したところ，白色に湿潤した皮膚に亀裂を認めたため，足白癬を門戸とした蜂窩織炎と確診した（図2）．

- 蜂窩織炎は，真皮深部から皮下組織にかけての感染症である[1]．
- 通常片側性である[1]．
- 通常下肢にみられるが，あらゆる部位に起こる[1]．
- 危険因子は以下のとおり（**太字**は頻度の高いもの）[1,2]．
  ①全身性：年齢・肥満・ホームレス・免疫不全
  ②局所性：**皮膚バリアの破壊**（創，潰瘍，外傷）・趾間の感染症（真菌，ウイルス，細菌）・**浮腫（リンパ浮腫）**・蜂窩織炎の既往・**静脈還流不全**・乾皮症・伏在静脈切開術・乳房温存手術の既往
- 77％で感染の侵入門戸があり，55％が真菌感染（通常は足白癬）である[1]．
- 溶連菌，ブドウ球菌が起炎菌のことが多い[1]．
- 数日かけて発症する[2]．
- 紅斑は，正常皮膚との境界が不明瞭で，盛り上がりは少ない[1]．
- 熱感，疼痛，腫脹を伴う．
- 発熱（22.5～77.3％），寒気などの全身症状を伴う[1,3]．
- 症状・徴候は，非関節領域に徐々に広がる[3]．

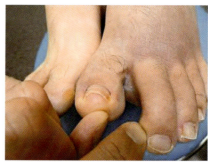
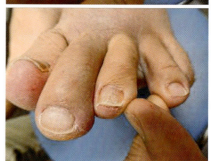

図2　足白癬（趾間型）

- 特異的な血液検査や画像所見はない[1]．
- 穿刺吸引やパンチ生検による培養の陽性率は16％，血液培養の陽性率は約8％であるため[1]，ルーチンの培養検査は実施しない（担癌患者，重症〈高熱・血圧低下〉，浸水損傷，動物咬傷，好中球減少症，免疫不全患者では，菌血症の合併リスクがあるため実施する）[4]．
- 全身性炎症反応症候群（systemic inflammatory response syndrome：SIRS）（表1）の診断基準をいくつ満たすか評価し，治療を行う[1]．
    ① 1項目：経口抗菌薬（セファレキシン・アモキシシリン/クラブラン酸）
    ② 2項目以上：静注抗菌薬
        ①血圧低下，②免疫不全患者，③症状の急激な進行のうち
        ・いずれにも当てはまらない場合：セファゾリンorセフトリアキソン
        ・いずれかに当てはまる場合：バンコマイシン＋タゾバクタム/ピペラシリンorイミペネムorメロペネム
- 抗菌薬に消炎鎮痛薬を追加すると，症状の改善が早まるので併用する[1]．
- 再発は同じ場所に多く，1年以内に14％，3年以内に45％といわれている[1]．

表1 SIRSの診断基準

①体温＞38℃もしくは＜36℃
②心拍数＞90回/分
③呼吸数＞20回/分
④白血球数＞12,000/μLもしくは＜4,000/μL

鑑別疾患

① **痛風**（→第1巻項目1参照）[3,5,7]
- 第1MTP関節，第1MTP関節以外の足趾関節，足関節，膝関節など下肢に多い．
- 隣接する関節周囲に炎症が及ぶと蜂窩織炎との鑑別が重要となる．
- 発作は夜間に多く，痛みで目が覚める．
- 発作中の尿酸値は必ずしも高値を示さないため（正常のこともある），尿酸値は診断に役立たない．発作が治まった後に再検を行う．
- 通常CRPは上昇するため，鑑別に役立たない．
- 関節の疼痛・腫脹がある，現在または2週間以内に関節の腫脹がある，または痛風結節らしきものがある，これらのために痛風の可能性があると医師が考えた患者群の中で痛風のオッズ比が高い所見は以下のとおり[5,7]．
    ①歩けないほどの痛み（7.34）
    ②痛風結節（7.29）
    ③超音波検査でdouble contour sign（7.23）（感度83％・特異度76％）（関節軟骨表面にみられる線状の高エコー像で，尿酸塩結晶の沈着を表す）

② **丹毒**（→第1巻項目67参照）[1]
- 真皮表層とリンパ管の感染症．
- 境界明瞭で，表皮が盛り上がって鮮紅色をしている．

ピットフォール 高尿酸血症を伴う関節周囲の痛みを，即座に痛風と診断しない．

一発診断：蜂窩織炎

ワンポイントアドバイス 熱感，疼痛，腫脹を伴う，正常皮膚との境界が不明瞭で，盛り上がりが少ない片側下肢の紅斑をみたら蜂窩織炎を疑う．

86 文字がうまく書けないんです…

40歳代男性 | **頻度 ★★☆**

5 四肢領域での一発診断

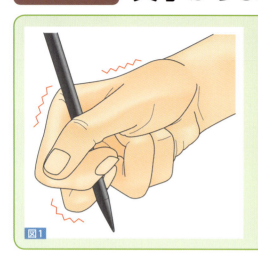

図1

症状 数ヶ月前から，文字を書こうとすると手がこわばって，うまく文字が書けないため受診した48歳の男性．事務職．時々手も一緒に震えるという．文字を書くとき以外には問題はない．

所見 神経学的所見に異常なし．文字を書いてもらったところ，手指に力が入り，振戦がみられた（図1）．文字を書くとき以外には振戦はみられない．診断は？

解説 書字のときのみに手のこわばり，振戦があり，書字が困難な中年男性である．書字のとき以外に振戦（安静時・姿勢時・動作時）を認めず，神経学的所見に異常がないことから書痙と診断した．

- 書痙は，局所性ジストニアのひとつである．書字のときのみに起こる（動作特異性），手，指，上肢の異常な筋緊張が生じて書字が困難になる[1,2]．
- 大脳基底核の機能異常などが原因となる[1]．
- 長時間の書字，手の酷使などが誘因となる[2]．
- わが国での人口10万人あたりの有病率は0.28～4.4人であり[3]，40歳前後の男性に多い[2,4]．
- 家族歴がある（5～20%）[2]．
- 分類は以下のとおり[1,2]．
  ①書字のみ障害される単純型
  ②初期から書字以外の動作も障害されるジストニア型
  ③単純型からジストニア型に移行する進行型
- 手，指，上肢が不随意に屈曲もしくは伸展した肢位をとる[2]．
- 前腕のだるさ，こわばりを訴える[2]．
- 振戦を伴うことがある（45%）[2]．
- 書字のスピードが遅くなる[2]．
- 数ヶ月かけて症状が進行していく[2]．
- 経過中に症状が患側の近位に広がったり，利き手を変えても変えた側に症状が広がったりする（25%）[2]．
- 感覚トリック（20%）[2,5]：特定の刺激で症状が軽快する．
  （例）筆記具をかえる，ラバークリップをつける，黒板にチョークで文字を書く，健側の手で患側の手を添える，手を冷やすなど[2,6]
- オーバーフロー現象：書字の際に必要ではない部位まで筋収縮をきたす．

(例) 健側の手にもジストニアがみられる (ミラージストニア) (45%)[2]
- 神経学的所見がなければ，画像検査は不要である[2].
- 非薬物療法として，手の酷使を避ける，禁煙する，筆記具をかえる，ラバークリップをつける，などがある[2,7].
- 内服治療として，レボドパ製剤，抗コリン薬 (トリヘキシフェニジル)，ゾルピデム，ベンゾジアゼピン系抗不安薬 (クロナゼパム)，GABA作動薬 (バクロフェン)，がある[2,8].
- ボツリヌス毒素の局所注射も行われる[2,4,8].
- その他に視床凝固手術，深部脳刺激療法，経頭蓋磁気刺激，経頭蓋直流電気刺激などがある.
- 自然寛解は5%以下である[2,6].

鑑別疾患 手指の振戦をきたす疾患

①**本態性振戦** (→第1巻項目17参照)
・主に姿勢時，動作時振戦をきたす.
・通常両側性である.
・動作特異性はない.
・精神的緊張で症状が悪化する.

②**本態性書字振戦**[2,9]
・書字時のみ振戦をきたし，書字困難をきたす (動作特異性).
・ジストニアはない.
・進行性ではない.
・書字以外の姿勢時，動作時の振戦はない.

ピットフォール 頸椎神経根症，関節炎，腱鞘炎でも，手指のこわばりを認めることがある[2].

一発診断：書痙

ワンポイントアドバイス 書字時のみの手のこわばり・振戦で，神経学的所見に異常がなければ書痙.

87 足が腫れているんです…

5　四肢領域での一発診断

80歳代女性　頻度 ★★★

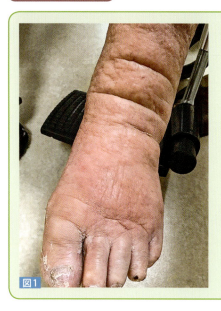
図1

症状 1年前からの両下腿浮腫を訴えて受診した82歳の女性．内服薬なし．浮腫の日内変動はない．特記すべき既往歴はない．

所見 身長154 cm・体重68 kg．両下腿以下に非圧痕性浮腫を認める（図1）．皮膚に熱感，圧痛はない．皮膚のしわが深い箇所がある（図1）．第2趾の基部をつまみ上げようとしても，皮膚を持ち上げることができなかった（Kaposi-Stemmer徴候陽性）．診断は？

解説 慢性に経過する非圧痕性の両下腿浮腫をきたした，肥満傾向の高齢者である．浮腫に日内変動がなく，皮膚のしわが深い所見があり，Kaposi-Stemmer徴候が陽性であることからリンパ浮腫と診断した．肥満が原因と推察した．

- リンパ浮腫は，間質へのリンパ液の過剰な蓄積により生じる浮腫をいう[1]．
- 原因は表1のとおり[1〜4]．
- 女性に多い[1]．
- 二次性の有病率は1,000人に1人である[1]．
- 診断時の平均年齢は50〜58歳である[1]．
- 圧倒的に下肢に多いが，上肢にも起こりうる[1]．片側性のことが多い（70％）[2]．
- 初期は，（パン生地のように）柔らかい皮膚で，圧痕性浮腫である[2,5]．
- 血中アルブミン濃度が高くても，浮腫が戻るまでの時間が速い[6]．
- 内果より遠位（足背・足趾）まで腫れる[7]．

表1 リンパ浮腫の原因

① 一次性（まれ）
② 二次性（99％）
・術後（リンパ節郭清後）
・放射線治療後
・外傷
・悪性腫瘍（前立腺癌，リンパ腫，悪性黒色腫など）
・感染（フィラリアなど）
・最近の蜂窩織炎の既往
・肥満
・腎不全
・その他

- 就寝後の改善は乏しい（日内変動はほとんどみられない）[5].
- 下肢を挙上しても改善しない[1].
- 通常圧痛はない[2,5].
- 初期に痛み，重圧感，緊満感，不快感を伴うことがある（特に1日の終わり）[1,4,8].
- 晩期は，皮膚は肥厚・硬化し，角化組織の増加がみられ，疣状の皮膚となる[2,9]．しわは深くなり[9]，非圧痕性浮腫となる[2,7].
- 第2趾基部の皮膚をつまみ上げようとしてもできない（Kaposi-Stemmer徴候）[4,5].
  Kaposi-Stemmer徴候は偽陰性となる可能性はあるが，偽陽性となることはまれである．初期～晩期までみられる所見である[4].
- 大部分の症例で検査は必要ない．他疾患との鑑別に苦慮する場合，外科的治療が必要な場合に行う[10].
- 超音波検査で，皮膚と皮下組織の境界が不明瞭となり，皮下組織が肥厚し，敷石状となる[11].
- リンパシンチグラフィーは感度73％・特異度100％である[10].
- 用手的リンパマッサージ・弾性包帯・弾性ストッキング，スキンケア，間欠的空気圧迫療法などを行う[2,10].
- リンパ管静脈吻合術が有効である[8].
- 利尿薬は無効である[4,9].
- 蜂窩織炎を合併しやすい[1].

鑑別疾患 下腿浮腫をきたす疾患

①**慢性静脈不全**（→項目91参照）[3,5]
・就寝後に改善する．
・下肢を挙上すると改善する．
・内果より遠位（足背・足趾）は腫れないことが多い．

②**脂肪性浮腫**[1]
・ほとんどが女性に発症する．
・通常非圧痕性で両下腿にみられる（足首以下は保たれる）．
・圧痛がある．

③**薬剤性浮腫**（→第2巻項目92参照）
・内服薬の確認（カルシウム拮抗薬＜特にジヒドロピリジン系＞，消炎鎮痛薬，ピオグリタゾン，プレガバリン，甘草を含む漢方薬など）

ピットフォール
・両側性のことがある（30％）[2].
・早期のリンパ浮腫と慢性静脈不全は鑑別が困難なことがある[1].
・慢性静脈不全にリンパ浮腫を合併することがある（20％）[1].

一発診断　リンパ浮腫

ワンポイントアドバイス　日内変動がなく，就寝や下肢挙上で改善しない，内果より遠位を含めた下腿浮腫で，皮膚のしわが深く，Kaposi-Stemmer徴候が陽性ならリンパ浮腫．

88　手首が痛いんです…

5　四肢領域での一発診断　　20歳代男性　頻度 ★★☆

症状　自転車でバランスを崩して転倒してから左手首が痛いため受診した22歳の男性．肘を伸ばした状態で手掌を地面についたという．

所見　視診で左手関節周囲の変形・腫脹・皮下血腫はない．長母指伸筋腱と短母指伸筋腱でできるくぼみ（嗅ぎタバコ窩：snuff box）(図1)，手首皮線上の橈側の骨隆起に圧痛を認める（図2）．第1指を伸展させ，長軸方向に押すと痛みが誘発された．診断は？

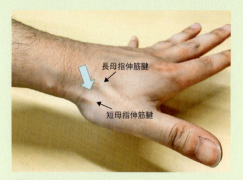
図1　本患者の圧痛部位（⇨）

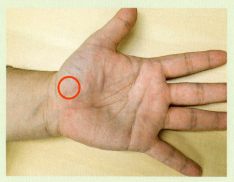
図2　本患者の圧痛部位（○）

解説　肘を伸ばした状態で手掌をついて転倒した（fall on out-stretched hand：FOOSH＜フーシュ＞）20歳代男性である．①嗅ぎタバコ窩（snuff box）の圧痛（図1），②舟状骨結節（図2）の圧痛，③第1指の長軸方向ストレスで誘発される疼痛を認めたことから舟状骨骨折を疑い，X線写真を撮影して確診した（図3）．

- 舟状骨骨折は，8つある手根骨の骨折の中で最も多い（60〜70％）[1,2]．
- 15〜30歳代の男性に多く，小児や高齢者には少ない[3]．
- 骨折部位は腰部が多く（約65％），次いで近位端（15％），遠位部（10％），結節部（8％）である（図4）[2]．
- 手首の手背橈側に鈍痛を訴え[1,3]，痛みは強く握ったり，強く締めつけたりすると悪化する[3]．
- 嗅ぎタバコ窩に圧痛を認める（感度96％・特異度39％・陰性尤度比0.15）(図1)[4]．また，舟状骨結節に圧痛を認める（感度92％・特異度47％・陰性尤度比0.23）(図2)[4]．この2ヶ所に圧痛がなければ否定できる[3]．
- 第1指を伸展させ，舟状骨へ向かって長軸方向に押すと痛みが誘発される（scaphoid longitudinal compression test）（感度82％・特異度58％・陰性尤度比0.24）(図5)[4]．

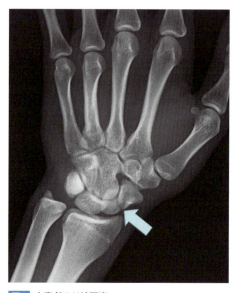
図3　本患者のX線写真

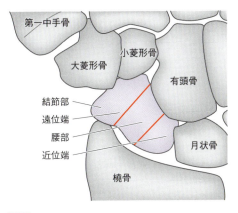

図4 舟状骨の部位・名称

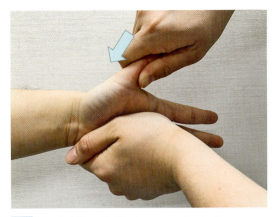

図5 scaphoid longitudinal compression test

- 検者は患者と握手し，手関節に力を入れてもらい，手関節を回内から回外させると痛みが誘発される（感度94％・特異度73％・陽性尤度比6.1・陰性尤度比0.09)[4]．
- 手首の手背橈側の腫脹は軽度でほとんど気づかないが，嗅ぎタバコ窩が消失していることがある[1]．
- 受傷後24時間以内の診察で，以下の3つを満たせば感度100％・特異度74％である[5]．
  ①嗅ぎタバコ窩の圧痛，②舟状骨結節の圧痛，③scaphoid longitudinal compression test陽性．
- 握力は通常低下する[2]．
- X線写真で，手関節2方向と舟状骨撮影（scaphoid view）を撮影する[1]．骨折線が明らかでない場合（14％），CTもしくはMRI検査を施行する[1,3]．
- 舟状骨は血流が乏しいため，骨折した場合骨癒合しにくいので，①無腐性骨壊死（骨組織への血流が断たれて病理学的変化が生じ，脆弱になる），②偽関節（骨癒合せず，関節のように動く）（8～10％）（特に近位端）になりやすい[1]．
- 骨折により手根骨の配列が乱れ，変形性手関節症に至ることがある[1]．
- 骨折部位，転位の程度により保存的治療か手術を選択する．

鑑別疾患 FOOSHでの他の鑑別診断
- 橈骨遠位端骨折，橈骨骨頭骨折，上腕骨顆上骨折．

ピットフォール
- 痛みは軽度であることが多いため，患者は打撲・捻挫と思い込み，受診が遅れることがある[3]．
- 嗅ぎタバコ窩に圧痛があるからといって，必ずしも舟状骨骨折があるとは限らない（同部位を走行する橈骨神経の枝が圧迫されて痛みが生じていることがある）[3]．
- 骨折が疑われるが（CTまたはMRI検査が施行できず）X線写真では骨折線が明らかではない場合は，骨折として治療を開始し，2週間後に再評価する[3]．

一発診断 舟状骨骨折

ワンポイントアドバイス FOOSH（フーシュ）の受傷機転で，嗅ぎタバコ窩・舟状骨結節の圧痛，scaphoid longitudinal compression test陽性は舟状骨骨折．

89 右腕が腫れてきたんです…

10歳代女性 頻度 ★★☆

5　四肢領域での一発診断

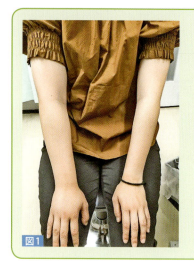

症状 2日前からの右上肢の腫脹を訴えて受診した19歳の女性．特記すべき既往歴はない．定期内服薬はない．

所見 発熱なし．右上腕・前腕・手背の非圧痕性浮腫を認めた（図1）．発赤，熱感，圧痛，皮膚色変化なし（図1）．上肢の挙上による症状の悪化はない．超音波検査は鎖骨下静脈以下の閉塞や血栓なし．皮下組織は健側に比して肥厚していた．血液検査ではCK 3,525 U/L，Dダイマーは陰性．診断は？

解説 若年者にみられた急性の片側上肢の腫脹である．発熱なく，患肢の発赤，熱感，圧痛，皮膚色変化がないことから皮膚感染症は否定的である．上肢の挙上により症状の悪化がないこと，超音波検査で鎖骨下静脈以下の閉塞や血栓がなく，Dダイマーが陰性であることから原発性鎖骨下静脈血栓症（Paget-Shroetter症候群）も否定的である．上腕・前腕・手背の非圧痕性浮腫を認め，超音波検査で皮下組織の肥厚がみられたことから何らかの原因でリンパ浮腫をきたしていると考えられた．血液検査でCKが上昇していることから，横紋筋融解症を疑った．HMG-CoA還元酵素阻害薬（スタチン），その他の内服薬はなかった．追加の問診を行ったところ，陸上部に所属しており，8日前に久しぶりに腕立て伏せをしたことが判明したため，運動誘発性横紋筋融解症と考えた．MRI検査を施行したところ，上腕三頭筋は腫大し，T2強調画像およびSTIR画像で同筋の内側頭と外側頭に限局した高信号を認めた（前腕筋群に異常なし）（図2）．リンパ浮腫は，上腕三頭筋の腫大により同部のリンパ管が圧排されたために生じたと思われた．受診6日後には上腕・前腕・手背の腫脹は消失し（図3），CKもほぼ正常化した．以上より，腕立て伏せの過負荷により片側性に発症した上腕三頭筋の横紋筋融解症と診断した．

- 横紋筋融解症の3大原因は，外傷，薬剤，運動である[1]．
- 運動誘発性横紋筋融解症は，1年間に人口10万人あたり22.2人が発症する[2]．
- 男性に多い（女性の約4〜8倍）[1,2]．
- 短縮性（コンセントリック）収縮をきたす運動よりも，伸張性（エキセントリック）収縮をきたす運動で生じやすい[3]．
- 罹患筋の痛み・腫大，筋力低下，色素性尿を認める[1,2]．
- 嘔気，頭痛，倦怠感を訴えることもある[3]．
- 100gの骨格筋が融解した場合にミオグロビン尿をきたす[4,5]．
- 200gの骨格筋が融解した場合に著明な赤褐色尿となる[4]．

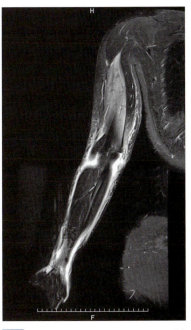

図2 受診時の右上肢のMRI検査（STIR画像）

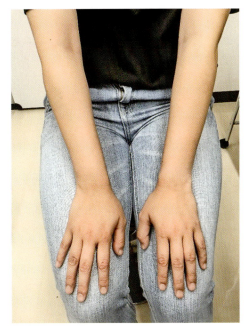

図3 受診6日後

- MRI検査は罹患筋をみつけるのに最も優れている（感度100％）（CT検査は62％・超音波検査は42％）[6]．T2強調画像およびSTIR画像で高信号，T1強調画像で低信号となる[6]．
- 横紋筋融解症の合併症として，急性腎障害，肝機能障害，コンパートメント症候群，心不全，不整脈，電解質異常などがある[3]．
- 筋腫大により同部のリンパ管が圧排され，リンパ浮腫をきたすことがある．
- 急性腎障害の合併頻度は5～30％とばらつきがある[3, 7]．

鑑別疾患 原発性鎖骨下静脈血栓症（Paget-Shroetter症候群）[8]

- 上肢の深部静脈血栓症の1～4％を占める（ほとんどが二次性）．
- 安静で軽快し，心臓の高さまで挙上すると改善する上肢の腫脹，疼痛を認める．
- 患側肢を挙上しすぎると症状は悪化する．
- 患側肢の手・手指にチアノーゼを認めることがある．
- 神経の圧迫を伴うことがある．

ピットフォール

- ミオグロビン尿を認めても，必ずしも肉眼的に赤褐色にはならない[5]．
- 運動の種類，頻度，強さ，持続時間が発症に影響する（普段とどのように異なるかが重要）[3]．患者は運動を発症の誘因と感じていないことがある．

一発診断 運動誘発性横紋筋融解症（＋リンパ浮腫）

ワンポイントアドバイス 運動後に筋の痛み・腫大，筋力低下，ヘモグロビン尿を認め，CK上昇がみられたら運動誘発性横紋筋融解症．

90　5　四肢領域での一発診断

左手に力が入らないんです…

30歳代男性　頻度 ★★★

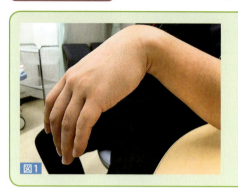

症状 朝起きたら左手に力が入らないため，脳卒中ではないかと心配して受診した36歳の男性．

所見 左上肢の挙上，左肘の曲げ伸ばしは可能．左手首や左手指を伸ばそうと思っても，伸ばすことができない（図1）．左手背の第1と第2指間にしびれを認める．診断は？

解説 急性発症した左手の局所の脱力である．上肢の挙上，肘関節の屈曲・伸展はできるが，手首の背屈や手指の伸展はできず（下垂手・下垂指），橈骨神経の固有知覚領域に感覚障害がみられる．以上のことから，高位（上位）型橈骨神経麻痺（橈骨神経溝もしくはその遠位での絞扼）を疑った（図2）．追加の問診をしたところ，酔っぱらって腕を下敷きにしてうたた寝していたことがわかり確診した．

- 橈骨神経麻痺は，橈骨神経が圧迫されることで生じる絞扼性神経障害である．
- ①高位（上位）型，②低位（下位）型，③浅枝型，に分けられる（図2）[1]．
- 高位（上位）型（橈骨神経溝もしくはその遠位での絞扼）の原因は，不良肢位（椅子やベンチの縁で上腕をぶら下げる，上腕を下敷きにする）での居眠り（Saturday night palsy），腕枕（honeymoon palsy），長時間の手術，上腕骨（骨幹部）骨折，外傷など，である[1～4]．
- 症状は，下垂手，下垂指，手背の第1と第2指間のしびれ（橈骨神経の固有知覚領域）（図3）がみられ，上腕後側～前腕のしびれはない．腕の痛みを伴うことがある[1]．
- 身体所見[1]は，上腕三頭筋の筋力は正常（例：肘関節の伸展は可能）．上腕二頭筋反射，上腕三頭筋

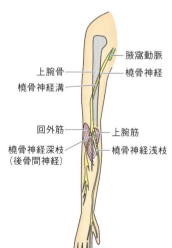

	運動症状			知覚症状	
	肘関節伸展障害	下垂手	下垂指	上腕および前腕後側	手背橈側
高位型 ①橈骨神経溝より近位	+	+	+	+	+
②橈骨神経溝もしくはその遠位	−	+	+	−	+
低位型	−	−	+	−	−
浅枝型	−	−	−	−	+

図2 橈骨神経麻痺の分類と症状（文献1，2を参考に作成）

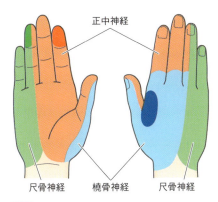

図3 橈骨神経の知覚分布
橈骨神経の固有知覚領域は、手背の第1、2指間部である（色の濃い範囲が固有知覚領域）.

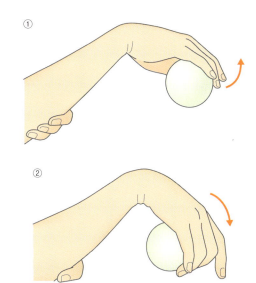

図4 高位橈骨神経麻痺での握り動作
握り動作をさせると、正常では手関節が背屈する（①）が、橈骨神経麻痺では手関節は背屈せず、逆に掌屈してしまう（②）.

反射も正常だが、腕橈骨筋反射は減弱もしくは消失する[1]. 握力は、手関節掌屈位（下垂手）の状態では低下するが、手関節背屈位の状態では正常である[1]. 握り動作をさせると、正常では手関節が背屈するが、橈骨神経麻痺では手関節は背屈せず、逆に掌屈してしまう（図4）[2]. 手首と中手指節（MP）関節部を検者が固定すると、手指の伸展が可能となる（脳梗塞などの中枢性では不可能. ピットフォール参照）（図5）.

- 数ヶ月以内に自然治癒する[1,5].
- 症状が強い場合は、手首のスプリント固定も有用である[1].
- 外傷が原因の場合、4ヶ月の経過観察で改善が乏しければ手術を考慮する[1].

鑑別疾患 後骨間神経麻痺（低位型橈骨神経麻痺）[1,4]

・特発性、骨折、占拠性病変（ガングリオンなど）、Frohse（フロセ）のアーケード（後骨間神経が回外筋に入っていくトンネル）（図2参照）での絞扼性神経障害などが原因となる.
・下垂指がみられる. 下垂手はないが、手関節は橈側に偏位する.
・知覚障害はない.

ピットフォール 偽橈骨神経麻痺と間違えない. 中心前回運動野（precentral knob）の脳梗塞による中枢性の下垂手である. 末梢性と違い、①知覚障害がない、②検者が手首を固定して橈骨神経麻痺の影響をなくしても、指を伸展させることができない[6].

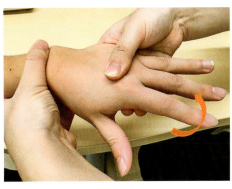

図5 手首とMP関節部の固定で、手指の伸展が可能に

一発診断 高位（上位）型橈骨神経麻痺（Saturday night palsy）

ワンポイントアドバイス 突然の下垂手・下垂指で、第1・第2指の背側指間部の感覚が低下し、上肢挙上、肘の曲げ伸ばしが可能であれば高位（上位）型橈骨神経麻痺.

91　半年前から足がむくんで，重だるいんです…

60歳代女性　頻度 ★★★

5　四肢領域での一発診断

症状 半年前から両下肢のむくみと重だるさがあるため受診した62歳の女性．特記すべき既往歴はない．むくみ（浮腫）は歩行で改善し，長時間の立位で増悪する．また，起床時には消失しているが，夕方から夜にかけて悪化するという．

所見 身長154 cm・体重60 kg．前脛骨～内果周囲にかけて圧痕性浮腫を認める（足背を除く）（図1）．pit recovery time*は40秒以上である（*浮腫の凹みが元に戻るまでの時間．40秒以上の場合低アルブミン血症は否定的である．→第1巻項目34参照）．内果下方に青色の血管拡張像がみられた（図2）．胸部X線写真は異常なし．血液・尿検査は腎機能・肝機能・TSH・BNPを含め異常なし．下肢静脈の超音波検査で下肢静脈内血栓，解剖学的異常はみられない．診断は？

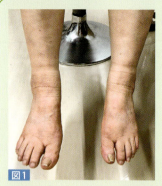
図1

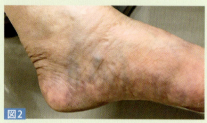
図2

解説 肥満傾向（BMI 25.3）のある，特に既往のない高齢女性にみられた，足背を除く両下腿の圧痕性浮腫である．浮腫は臥位，歩行で改善し，長時間の立位や夕方から夜にかけて悪化すること，胸部X線写真，血液検査で異常がないことから，下肢静脈の超音波検査で明らかな異常はなかったが，慢性静脈不全（chronic venous insufficiency：CVI）と診断した．

- 慢性静脈疾患（chronic venous disease：CVD）は，静脈の形態的または機能的異常（静脈弁不全または静脈閉塞）により，さまざまな症状をきたすものをいう[1]．
- CVDの診断にはCEAP分類（表1）の臨床症状（C）がよく用いられている（表2）[1,2]．
- CVIは，一般的にCEAP分類のC3～C6を指す[3]．静脈瘤も静脈弁の機能不全や静脈圧の上昇を伴うので，CVD全般をCVIと呼ぶこともある[4]．
- 全人口の30％にみられ（浮腫の原因として最多．参考：心不全は1％）[5]，中年以降に好発する[6]．危険因子は，表3のとおり[2,4,5,7,8]．
- ズキズキする・焼けるような・うずくような局所もしくは下肢全体の痛み（50％），重だるさ（50％），浮腫（25～75％），むずむず脚症候群，がよくみられる[2,5,7,9]．
- 痛みは，長時間の立位・坐位で悪化し，下肢挙上，歩行で改善する[2,4,5]．
- かゆみ，夜間の足のつり，しびれ，倦怠感がみられることがある[2,9]．

表1　CEAP分類

C＝臨床症状（Clinical signs）
E＝病因（Etiologic classification）
A＝解剖学的部位（Anatomic distribution）
P＝病態生理（Pathophysiologic dysfunction）

表2　CEAP分類のC（臨床症状）

C0：視診・触診で静脈疾患なし
C1：毛細血管拡張，網目状静脈瘤，内果の血管拡張像（ankle flare）（図2）
C2：静脈瘤
C3：皮膚病変を伴わない浮腫
C4：静脈疾患に伴う皮膚変化
　C4a：色素沈着・湿疹
　C4b：脂肪皮膚硬化・白色皮膚萎縮
C5：治癒期の潰瘍を伴う皮膚変化
C6：活動期の潰瘍を伴う皮膚変化

表3 危険因子	
・加齢	・長時間の立位・坐位
・女性	・遺伝
・静脈瘤の家族歴	・深部静脈血栓症の既往
・肥満	・1日の歩行距離が短い
・妊娠	・足関節の可動域制限
・静脈炎	・喫煙
・下肢外傷の既往	・その他

表4 CVIによる下腿浮腫の特徴

- 初期はしばしば片側性で，圧痕性である[2,5].
- 浮腫は内果周囲から始まる[4].
- 足首の浮腫は男性の7％，女性の16％でみられる[7].
- 通常内果より遠位（足背・足趾）は腫れないことが多い[4].
- 浮腫は夕方から夜にかけて悪化し，臥位で改善する[2,5].
- 長時間の立位で悪化し，下肢挙上，歩行で改善する[2].
- 月経，妊娠で増悪する[2].
- 経過が長くなると1日中みられるようになる[2].
- 晩期は両側性となり，弾力を伴うようになるため非圧痕性となる[4,6].

- 浮腫の特徴は，表4のとおり．
- 毛細血管拡張（直径1 mm未満）や網目状静脈瘤（直径1〜3 mm）（C1）は高頻度でみられる（男性の80％，女性の85％）[7].
- 静脈瘤（直径3 mm以上で蛇行した静脈）は男性の40％，女性の16％でみられる[7].
- 下肢と足首（特に内果）に赤褐色のヘモジデリン沈着がみられ，色素沈着をきたす[5,6].
- 進行すると，うっ滞性皮膚炎，白色皮膚萎縮，脂肪皮膚硬化，潰瘍がみられる[4,5].
- 活動期もしくは治癒期の潰瘍は一般人口の1％でみられる[7].
- 表在性血栓性静脈炎を合併することがある[4,9].
- 下肢静脈の超音波検査の特徴は以下のとおり．
  - 解剖学的（形態的）異常がみられる（表在静脈に50〜88％，深部静脈に48〜72％）[8].
  - 機能的異常（静脈逆流など）がみられる（約20％）[2].
- 治療は，下肢挙上，弾性ストッキングによる下肢圧迫を行う[5].
- 併存疾患（心不全など）がなければ，利尿薬は用いない（反応が乏しいため）[2,6].

鑑別疾患 下腿浮腫をきたす疾患

①**脂肪性浮腫**[6]
- 思春期以降に発症する，慢性の非圧痕性浮腫．
- 臀部，大腿，下腿にみられるが，内果より遠位（足背・足趾），上半身（上肢を含む）はみられない．
- 大腿内側，脛骨に圧痛を認める．
- 外果の前面に脂肪パッドを認めることがある．

②**リンパ浮腫**（→項目87参照）
- 内果より遠位（足背・足趾）まで腫れる．
- 臥位になっても改善しない．

ピットフォール
- 無症状のことも多い[5].
- 典型的な症状があっても，身体所見がみられないことがある（20％）[2].
- 下肢静脈瘤はあってもなくてもよい[5].
- 超音波検査で表在・深部静脈に異常を認めないことがある[8].

一発診断 慢性静脈不全（CVI）による下腿浮腫

ワンポイントアドバイス 慢性の下腿浮腫で最も多い原因は慢性静脈不全．

92 足裏の指の付け根が痛いんです…

30歳代女性 頻度 ★★★

5 四肢領域での一発診断

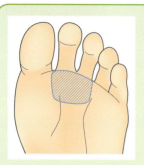

図1 本患者の疼痛と感覚異常の範囲

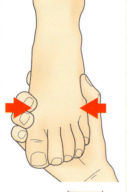

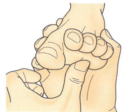

図2 マルダー試験
片手で中足骨頭を内外側から圧迫すると疼痛が誘発され，もう一方の手で趾間部を底側から圧迫するとクリックを触知する．

症状 2週間前から歩行時に左足底部の指の付け根が痛いため受診した32歳の女性．特記すべき既往歴はない．外傷なし．

所見 疼痛部位は第2・第3中足骨頭の足底側である（図1）．同部に圧痛と感覚異常を認める（図1）．片手で中足骨頭を内外側から圧迫しても疼痛は誘発されず，また，もう一方の手で趾間部を底側から圧迫すると圧痛はあるが，クリックは触知しなかった（マルダー試験陰性）（図2）．中足骨のX線写真で骨折なし．診断は？

解説 特に既往のない30歳代女性にみられた，第2・第3中足骨頭の足底側の痛みとその周囲の感覚異常である．中足骨のX線写真で骨折はなく，マルダー試験が陰性であることから，中足骨痛（中足骨頭痛）を疑った．追加の問診で，ハイヒールを履くことが多いとわかり確診した．

- 中足骨痛（中足骨頭痛）は，中足骨頭の足底側に限局した痛みをきたすものをいう[1]．
- 第2，第3中足骨に多い[1]．
- 中足骨頭で形成される横アーチ（MTP関節の高位を横切る線で，第2・第3中足骨頭付近を頂点とする）が破綻（低下）することで生じる（図3）[1]．
- 分類は以下のとおり[1,3]．
    ① 一次性
    ・解剖学的な異常により，過負荷が中足骨頭に加わることで発症．外反母趾，強剛母趾，扁平足，凹足，尖足，中足骨頭の突起，第1中足骨が短い，第2中足骨が長いなどの中足骨の長さの不一致．
    ② 二次性
    ・中足骨頭への直接的な過負荷ではなく，前足部への負荷により発症．ハイヒールの使用，外傷，痛風，関節リウマチ，MTP関節不安定症，モートン病，足根管症候群，フライバーグ病など．
    ③ 医原性
    ・外反母趾などの前足部の術後．

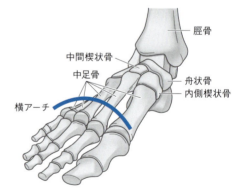

図3 足部の骨の名称と横アーチ

- 女性に多い[1]．
- 加齢は危険因子である[1]．
- 横アーチの平坦化，立位での足趾の広がり（開帳足）がみられる[1]．
- 体重がかかるような動作で，中足骨頭部に一致して足底部痛を訴える[4]．
- 坐位や前足部を保護するようなシューズの着用で軽快し，素足で歩くと悪化する[1]．
- 足背の痛みはないか，あっても軽度である[4]．
- つま先のしびれ・感覚異常がみられることがある[4]．
- 中足骨頭に圧痛を認める[1]．
- 横アーチが低いため，中足骨頭に一致して胼胝が形成されることが多い[1]．
- X線写真，超音波検査は診断に有用ではない[1]．
  画像検査の適応は以下のとおり[1]．
  ①疲労骨折が疑われる場合
  ②治療の効果が乏しく，転移性腫瘍や骨嚢胞などまれな疾患の可能性がある場合
- ヒールが高い靴，靴底が薄い靴は避ける．
- 局所の安静，腓腹筋のストレッチを行う[5]．
- 消炎鎮痛薬の内服，ステロイドの局所注入を行う[5]．
- 治療靴，中足骨パッド（中足骨頭を挙上させ，横アーチを保持することで，床面から中足骨頭を離し，中足骨頭に加わる圧を分散させる），インソールを作製する[1,4,5]．
- 胼胝を切除する[5]．
- 改善が乏しい場合は，外科的手術を行う[5]．

鑑別疾患 中足部痛をきたす疾患[1,6]

①疲労骨折
・第2，第3中足骨に多い．

②フライバーグ病
・中足骨頭の無腐性壊死．
・思春期の女性に多い．
・第2中足骨頭に多い．

③モートン病（→第2巻項目87参照）
・中足骨頭間で底側趾神経が圧迫されて起こる絞扼性神経障害．
・マルダー試験陽性．

ピットフォール 二次性による中足骨痛を見逃さない．

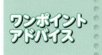　**一発診断　中足骨痛（中足骨頭痛）**

ワンポイントアドバイス　第2・第3中足骨頭の足底側に限局した痛み・しびれで，胼胝を伴い，X線写真に異常がなければ中足骨痛．

93 手首が痛いんです…

40歳代女性 頻度 ★★★

5 四肢領域での一発診断

症状 1週間前に右手掌を下にして肘を伸ばした状態で転倒してから手首の痛みが続いているため受診した48歳の女性．X線写真を示す（図1）．X線写真で手首の痛みをきたすような所見（橈骨遠位端骨折，橈骨骨頭骨折，舟状骨骨折など）は認めなかったが，第5中手骨に異常影を認めた．診断は？

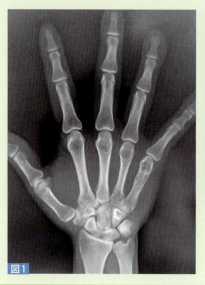
図1

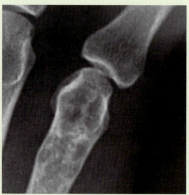
図2 図1の強拡大像

解説 X線写真で偶然に指摘された右第5中手骨の異常影である．内部に微細な石灰化を伴う比較的境界明瞭な骨透亮像，骨皮質の菲薄化，骨の軽度膨隆を認め，骨皮質の破壊や骨膜反応がないことから内軟骨腫と診断した．

- 内軟骨腫は，骨の内部に軟骨基質を形成する良性腫瘍をいう[1,2]．
- 手の腫瘍の中で最も多く（47.1％）[4]，手の原発性骨腫瘍の約90％を占める[2]．
- 30～40歳代に多い[1]．
- 手骨の中で基節骨に最も多くみられる（48.9％）[1,3]
- 次いで中節骨，中手骨，末節骨の順である[1]．
- 第5指に多い（34.3％）[3]．
- 尺側に多い[2]．
- 大部分が単発性である（多発性はまれ）[1]．
- 手の短管骨では，骨幹端，骨幹，骨端，もしくは骨全体にみられる[1]．
- 長管骨では骨幹端にみられる[1]．
- 多くの場合が無症状で，（本症例のように）X線写真で偶然みつかることが多い[1]．
- 症状はあっても，疼痛，腫脹，変形など非特異的である[1]．
- 些細な動作（物を動かす，運ぶなど）で骨折することがある[1]．
- 病的骨折が初診時に40～60％でみられる[1]．

- 末節骨に発生した場合，爪甲変形をきたすことがある[1]．
- X線写真の特徴は以下のとおり[1,2]．
  ①骨皮質の非薄化と膨隆を伴った境界明瞭な骨透亮像．
  ②内部に点状ないし綿状の石灰化を伴う（点描もしくはポップコーン様の外観となる）．
  ③骨膜反応，関節内伸展，軟部組織病変はみられないことが挙げられる．
- 病変が小さい，無症状，であれば経過観察でよい[2]．
- 病変が大きい，有症状，悪性腫瘍が疑われる場合は，生検，掻爬術を行う[2]．
- 単発性の場合は悪性化することはほとんどない（1.5〜3％）[3]．
- 内軟骨腫から軟骨肉腫への移行はまれである[4]．

鑑別疾患

①単発性（孤立性・単純性）骨嚢腫[4]
- 3〜14歳に好発する（診断時の平均年齢は約9歳）．
- 男児に多い．
- 好発部位は上腕骨や大腿骨近位の骨幹端部，踵骨である．
- X線写真で，骨皮質の菲薄化を伴う境界明瞭な骨透亮像を認める．
- 病的骨折でみつかることがある．

②変形性関節症
- 骨嚢胞を認めることがある．
- 骨棘，関節裂隙の狭小化，骨硬化像を認める．

③手指骨にみられる転移性骨腫瘍[1]
- 末節骨に多い．
- 第1指に多い．
- 単発性が多い（74％）（多発性が26％）．
- 多発性のうち21％が両側性である．
- 原発巣：肺（34％），消化管（25％），腎（10％），乳（5％）など．

ピットフォール 内軟骨腫が多発する場合は，骨肉腫または軟骨肉腫へ移行することが多い（約30％）[2]．

一発診断：内軟骨腫

ワンポイントアドバイス 尺側の指節骨・中手骨に，骨皮質の菲薄化と膨隆を伴った単発性の骨透亮像とその内部に微細な石灰化がみられたら内軟骨腫を疑う．

94　両足がしびれているんです…

5　四肢領域での一発診断　60歳代女性　頻度 ★★★

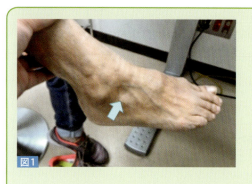
図1

症状 半年以上前からの両足底と足趾のしびれを訴えて受診した66歳の女性．砂の上を歩いている感じがするという．8年以上前に糖尿病と診断され通院中．DPP-Ⅳ阻害薬を内服しており，最近のHbA1cは8.0％程度である．腰痛なし．飲酒なし．

所見 下肢の筋力低下なし．右短趾伸筋が萎縮している（左も同様）（図1：⇨）．両側のアキレス腱反射が消失していた．128 Hzの音叉を母趾基節部の背側に当てて振動覚を調べたところ，持続時間が6秒であった．診断は？

解説 慢性に経過する，両側足底・足趾のしびれ・異常感覚で受診した糖尿病患者である．腰痛なく，両下肢末梢のしびれ・異常感覚であることから遠位対称性多発神経障害（distal symmetrical polyneuropathy：DSPN）を疑った．両側アキレス腱反射の消失，振動覚の低下，短趾伸筋の萎縮がみられることから，糖尿病以外のDSPNをきたす原因は考えにくいため，糖尿病によるDSPN（糖尿病性多発神経障害diabetic polyneuropathy：DPN）と診断した．ビタミンB_{12}の血中濃度は420 pg/mLと正常範囲であった．

- DSPNの最も多い原因は糖尿病である（32〜53％）[1]．
- DPNはDSPNと自律神経障害に分類される．

以下，糖尿病によるDSPNについて解説する．

- 糖尿病患者の約半数でDSPNがみられる[1]．
- 糖尿病と診断されたときにすでに10〜15％の患者でDSPNがみられる[2]．
- 1年間に人口10万人あたり，1型糖尿病患者の2,800人，2型糖尿病患者の6,100人が発症する[1]．
- 最大の危険因子は高血糖の期間と程度である[3,4]．
- ほかに脂質異常症，高血圧，喫煙がある[3,4]．
- 耐糖能異常の段階でも多発神経障害をきたしうる[1]．
- 特発性多発神経障害の40〜50％の患者で耐糖能異常がある[3]．
- 初期症状で最も多いのは，異常感覚（しびれ感など）と痛み（糖尿病性神経疼痛diabetic neuropathic pain：DNP）である[2]．
- 足先から左右対称に始まり，ふくらはぎ（中央まで），両手へと広がっていく（stocking-glove）[3]．
- 痛みは約15〜25％の患者でみられる[1,2]．燃えるような，灼熱のような，うずくような，感電しているような痛みである[2]．通常夜間に悪化する[3]．靴下，靴，寝具と接触することで誘発される[2]．
- 進行するにつれて，自律神経障害と運動障害（筋萎縮・筋力低下）が加わっていく[3,5]．
- 自律神経症状（立ちくらみ・便秘・尿閉・発汗異常・目のかすみ・腹部膨満感など）が前面に出てくる場合は典型的ではないので他疾患を考える[3]．

表1 DPNの身体所見

①アキレス腱反射の減弱・消失
・初期からみられる．より広範囲の腱反射の減弱・消失は晩期でみられる[3]．
②振動覚の低下（128 Hzの音叉）
・内踝ではなく，母趾基節部の背側で行うのがよい[6,7]．
・持続時間10秒以下が陽性（陽性尤度比16）[7]．
③5.07モノフィラメント検査による触覚消失（陽性尤度比11～16・陰性尤度比0.09～0.46）[7]．
・10 gの圧がかかる程度で行う．
・10ヶ所のうち4ヶ所以上で触覚が消失している場合が陽性（図2）．
・第3・第5中足骨頭底側の2ヶ所のうち，いずれかで触覚が消失していればよいとの報告がある（感度93%・特異度100%）[8]．
④短趾伸筋の萎縮[9]
・短趾伸筋は足趾を背屈させた時に外果前下方に盛り上がる筋である．
・下肢の最遠位に位置する筋であるため，運動神経障害の最も初期にみられる．
・筋が萎縮すると足趾を背屈させても筋が不明瞭もしくは消失する．
・筋が萎縮しても無症状である（長趾伸筋が短趾伸筋の働きを代償するため）．
・1型糖尿病の44%，2型糖尿病の48%でみられたという報告がある（15～50歳が対象）[10]．

- 身体所見は表1のとおり．
- 神経伝導速度検査は通常必要ない[3]．以下の場合には施行する[2,3]
  ①診断がはっきりしない，②他疾患が疑われる，③糖尿病性多発神経障害にしては典型的ではない（急性発症，非対称性，運動障害優位）．
- 厳格な血糖コントロールと併存疾患の管理を行う[2]．
- 改善が乏しく，症状が強い場合は内服薬を用いる（カッコ内は治療必要数number needed treat：NNT）[2]：アミトリプチリン（2.1～4.2），デュロキセチン（3.8～11），ガバペンチン（3.3～7.2），プレガバリン（3.3～8.3）．

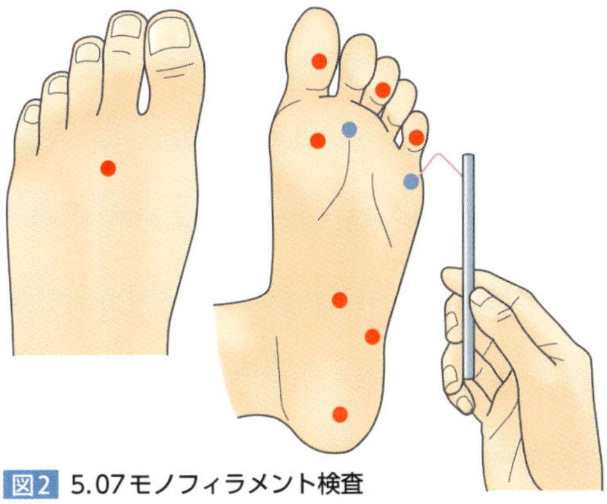

図2 5.07モノフィラメント検査

鑑別疾患 短趾伸筋の萎縮をきたす疾患

①**腰部脊柱管狭窄症**（特にL5神経根症による）[11]
・間欠性跛行を伴う腰下肢痛．
・立位で出現し，前傾姿勢，坐位で改善[12]．
・Kemp徴候（立位で患側に後側屈させると下肢症状が誘発される）．

②**その他**
・正座（膝折坐位）・足組みの生活習慣，急激な体重減少，痩せた臥床患者，血管炎などによる短趾伸筋障害[13]．

ピットフォール
・約半数が無症状である（ただし，身体診察では中等度～重度の感覚異常がみられる）[3]．
・ビグアナイド薬服用患者・高齢者では，ビタミンB_{12}欠乏症が原因でDSPNをきたしている可能性があるので（→項目38参照），ビタミンB_{12}の血中濃度を測定する．

一発診断 糖尿病による遠位対称性多発神経障害（糖尿病性多発神経障害：DPN）

ワンポイントアドバイス 糖尿病患者にみられる，両側下肢遠位優位の異常感覚・痛みで，両側アキレス腱反射の消失，母趾基節部背側での振動覚低下，短趾伸筋の萎縮がみられ，ビタミンB_{12}欠乏がなければ糖尿病性多発神経障害．

95 腕がかゆいんです…

5 四肢領域での一発診断

60歳代女性　頻度 ★★★

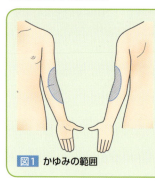

図1　かゆみの範囲

症例 1年前から左前腕の外側にかゆみが続いている62歳の女性．近医を受診し，抗ヒスタミン薬，保湿剤，ステロイド軟膏を処方されたが効果がないという．かゆみの範囲を示す（図1）．

所見 視診上異常なし．神経学的所見に異常なし．

追加の問診 かゆみのある部位にチクチクとした痛みを伴い，冷やすと軽快する．夏に悪化し，冬に軽快する．診断は？

解説 左前腕外側という限局した範囲に痛みを伴うかゆみがみられ，夏に悪化し冷やすと軽快するという特徴から，腕橈骨性搔痒症と診断した．

- 腕橈骨性搔痒症は，前腕の背外側，肘周囲（C5・C6領域）に限局した，感覚異常・痛みを伴うかゆみのことをいう[1,2]．
- 頸椎疾患と日光曝露が原因と考えられているが，はっきりしていない[1~4]．
  大部分（93％）の症例で頸椎X線写真にて頸椎異常（椎間孔の狭窄，椎間板の突出，脊柱管圧迫，脊椎症など）を認めるが，神経根症や末梢神経障害を伴うものは26％との報告がある[5]．
- 60歳以上の女性に多い[2]．
- 症状は夏（日光曝露）に悪化し，冬に軽快する[3]．
- 限局したかゆみ（C3～C8領域でも報告がある），痛み，灼熱感，チクチクとした知覚異常がみられる[1,3]．
- かゆみは上腕，肩，上胸部，頸部，上背部まで広がることがある[3]．
- 冷やすと改善する（"ice pack sign"）[2]．
- 通常皮膚所見はみられないが，二次的に搔爬痕，苔癬，結節性痒疹を認めることがある[1]．
- 抗ヒスタミン薬，ステロイド軟膏は効果がない[1]．
- ガバペンチン，ベンゾジアゼピン系抗不安薬の内服，カプサイシン軟膏などが有効である[1,2]．
- 脊髄血管腫，神経線維腫，上衣腫などを疑い頭部MRI検査を施行するのは，①神経学的所見を認める，②治療に反応が乏しい，ときである[2,5]．

鑑別疾患 神経障害性のかゆみ（neuropathic itch）をきたすものとして，背部錯感覚症（→第2巻項目96参照），帯状疱疹後搔痒症がある[4]．

ピットフォール
- 両側性のこともある[1]．
- 皮脂欠乏性湿疹と診断されている中に，本疾患が紛れている可能性がある．

一発診断 腕橈骨性搔痒症

ワンポイントアドバイス 高齢女性に前腕背外側の痛み，知覚異常を伴ったかゆみをみたら腕橈骨性搔痒症を疑ってice pack signを確認する．

96 脇の下が腫れて痛いんです…

20歳代女性 頻度 ★★★

6 皮膚領域での一発診断

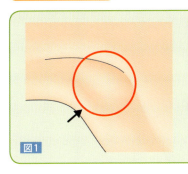
図1

症状 右の脇の下が腫れて痛くなることを繰り返していると訴えて受診した22歳の女性．月経前に痛み始め，月経開始後には軽快するという．

所見 右腋窩にわずかに隆起する，直径約20 mm大の皮下腫瘤を認めた（弾性・軟，可動性良好，圧痛あり）(図1)．診断は？

解説 月経周期に伴って腫脹を繰り返す腋窩の皮下腫瘤が乳腺堤線（ミルクライン）(図2) 上にみられることから副乳と診断した．

- 哺乳類は乳腺堤線（ミルクライン）に沿って乳房が発生し，人間では胸部に1対のみ発達する．
- 副乳は，胎生期に退化しきらずに遺残した乳腺組織である[1]．腋窩が最も多い[1]．
- 乳頭，乳輪はあってもなくてもよい[2]．
- 一般人口の0.4～6％の頻度でみられ，決してまれではない[1,3]．
- 日本人で多くみられる[1]．
- 大部分が両側性である[3]．
- 副乳の存在に気づいていないことが多い[1]．
- 性ホルモンの影響を受けて，初経，妊娠，授乳中に気づくことがある[1]．
- 月経周期に一致して出現・消失することもある[4,5]．
- 通常無症状だが，腫脹，不快感，上肢の運動制限，発赤，乳汁分泌がみられることがある[1,4,5]．
- 美容上の問題を訴えることもある[3-5]．
- 超音波検査で，辺縁が不整で境界不明瞭な低エコー像で，内部に粗雑な大小の高エコーを認める[5]．
- 良性疾患であるため，経過観察でよい．
- 美容上の問題で切除することもある．

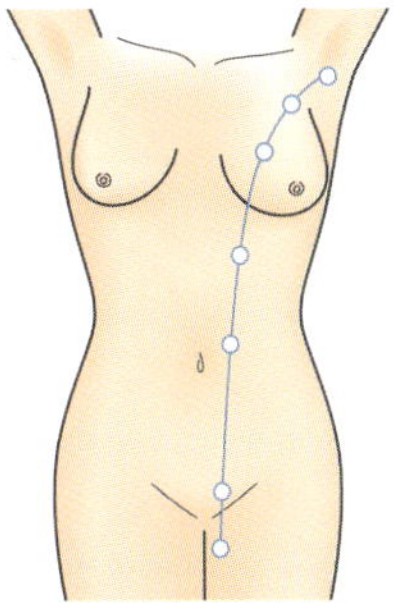

図2 乳腺堤線（ミルクライン）の走行
乳腺堤線は，腋窩，腋窩前膨隆部，乳房直上・直下，腹部，鼠径部，および大腿部を通る．

鑑別疾患 腋窩に腫瘤性病変をきたす疾患として，脂肪腫，リンパ節腫大，皮脂嚢胞（脂腺嚢胞），血管奇形，悪性腫瘍がある[1]．

ピットフォール
- 顔，後頸部，胸，中背，臀部，外陰部，脇腹，股関節，肩，上肢，後部および側部の大腿部にみられることがある[1]．
- 乳腺炎，線維嚢胞性疾患，悪性腫瘍など正常乳房に生じる疾患は副乳にも生じることがある[3]．

一発診断 副乳

ワンポイントアドバイス 月経周期に一致して腫脹する，乳腺堤線上の腋窩の皮下腫瘤は副乳．

97 顔にぶつぶつが出てきたんです…

20歳代女性　頻度 ★★☆

6　皮膚領域での一発診断

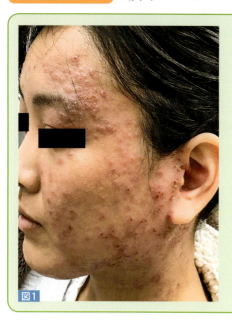

図1

症状 数日前からの顔面の皮疹を訴えて受診した28歳の女性．アトピー性皮膚炎で他院通院中．痛み，かゆみを伴っている．

所見 体温37.6℃．結膜の充血がみられる．顔面に水疱・紅色丘疹が多発し，一部に痂皮を認める（図1）．診断は？

解説 顔面・頸部に，三叉神経支配領域に一致しない，中心臍窩を伴う小水疱・紅色丘疹が多発しており，基礎疾患にアトピー性皮膚炎があることからカポジ水痘様発疹症と診断した．また，結膜の充血は眼科医によりヘルペス性角結膜炎と診断された．

- カポジ水痘様発疹症は，基礎疾患の皮膚病変上に小水疱が播種性に多発する皮膚ウイルス感染症をいう．
- 単純ヘルペスウイルス（通常1型）の初感染・再活性化によるものが多く，コクサッキーウイルスA16，水痘・帯状疱疹ウイルスなども原因となる[1,2]．
- 皮膚基礎疾患としてアトピー性皮膚炎が大部分を占め，脂漏性皮膚炎，接触性皮膚炎，熱傷，ダリエ病，尋常性天疱瘡などでも起こりうる[3,4]．
- 皮膚のバリア機能の障害や免疫不全が大きく関わっているが，病因ははっきりしていない[1]．
- 紫外線，発熱，月経，ストレスなどが誘因となる[2]．
- 小児に多いが，成人にもみられる[1]．
- ①重度のアトピー性皮膚炎，②早期発症のアトピー性皮膚炎，③IgEが高値，の患者で罹患しやすい[4,5]．
- 食物アレルギーや気管支喘息を合併する割合が高い[5]．
- ウイルス曝露後約10日で皮疹が出現してくる[3]．
- 顔面，頸部をはじめ上半身を中心に，中心臍窩を伴う小水疱が多発し，膿疱，びらんとなった後に痂皮化する[1,4]．
- 皮疹に痛みを伴うこともある[1,4]．
- 発熱，リンパ節腫脹，倦怠感もみられる[1]．
- あくまでも臨床診断であるが[1,6]，ウイルス抗体価の測定，Tzanck試験（ウイルス性巨細胞の証

明) も有用である.
- 抗ウイルス薬を全身投与する[6].
- 2～6週で治癒する[6].
- 細菌の二次感染が疑われる場合は抗菌薬を併用する[6].
- 致死率は6～10％で，免疫抑制状態では50％にもなる[3].

鑑別疾患 水疱をきたす皮膚疾患[7]

①アトピー性皮膚炎の悪化
・湿疹性変化による水疱で，中心臍窩を伴うことはない.
・湿疹三角といわれるさまざまな病期の皮疹が混在する.

②伝染性膿痂疹
・四肢・体幹などさまざまな部位に伝播する.
・Tzanck試験で好中球がみられる.

③水痘
・全身，頭皮にもみられる.
・さまざまな病期の皮疹が混在する.
・水疱は中心臍窩を認め，Tzanck試験でウイルス性巨細胞がみられる.

ピットフォール
・発熱，頭痛がある場合は，脳炎の合併に注意する[5].
・結膜充血，眼囲の皮疹がある場合は，ヘルペス性角結膜炎の合併に注意する[5].

一発診断：カポジ水痘様発疹症

ワンポイントアドバイス：アトピー性皮膚炎患者の顔面，頸部，上半身に，中心臍窩を伴う小水疱が多発したらカポジ水痘様発疹症.

98 背中に白い斑点ができたんです…

20歳代男性　頻度 ★★★

6　皮膚領域での一発診断

症状 2週間前の8月上旬から背中に白い斑点ができたことに気づき受診した28歳の男性（図1，図2）．かゆみはない．診断は？

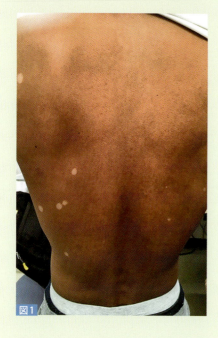
図1

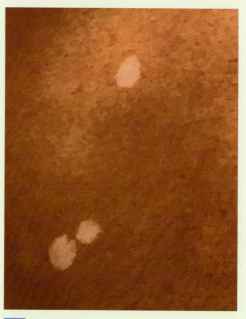
図2　図1の拡大図．

解説 背部に円形の白色斑が散在し，かゆみがなく，夏場に出現していることから癜風を疑った．病変部位をメスで擦過したところ鱗屑が生じ，メチレンブルー染色で鱗屑を観察したところ，短い菌糸と球状の胞子を認めたため確診した（図3）

- 癜風は，皮膚の常在真菌であるマラセチアが異常増殖することで発症する表在性の皮膚感染症である[1]．
- 常在菌であるため，伝染性はない[1]．
- 青年期〜若年者に好発するが，あらゆる年齢に起こる[2]．
- 不衛生とは無関係であり，約20％で家族歴がある[1]．
- 危険因子は，高温・多湿の環境への曝露，多汗症，スキンオイルの使用，免疫抑制状態など[1]．
- 上半身に好発し，上腕，頸部，顔面（特に額）にもみられる[2]．
- 境界が比較的明瞭な，小さな円形の色素斑から始まり，多発，拡大し，融合する．黒色癜風（淡褐色斑），白色癜風（不完全脱色素斑）の2種類がある[1〜3]．
- 通常無症状である[2]．
- かゆみはないか，あっても軽度である[2]．

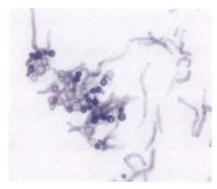
図3　メチレンブルー染色
（文献4より転載，清　佳浩氏提供）

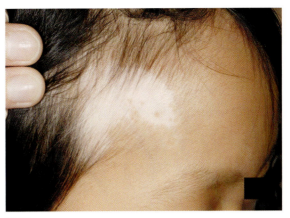

図4 尋常性白斑　　　　（文献6より転載，鈴木民夫氏提供）

- 美容上の問題を訴える[1]．
- 病変部位をメスなどで擦過すると鱗屑が生じる（Hobelspan現象［カンナ屑現象］）[1]．
- メチレンブルー染色で鱗屑を観察すると，短い菌糸と球状の胞子がみられる（spaghetti & meatball appearance）（図3）[2]．
- 夏季の室温の調節，発汗後の入浴，ミコナゾール硝酸塩配合ボディーソープの使用を勧める[5]．
- 軽症の場合は，抗真菌薬の外用から開始する[1,2]．
- 外用薬で改善が乏しい場合，もしくは病変が広範囲の場合は，抗真菌薬の内服を行う[1,2]．
- 再発率は高い（2年以内に80％）[2,5]．

鑑別疾患 白斑をきたす疾患[3]

①尋常性白斑（図4）
- 後天性の完全脱色素斑をきたす．
- 白斑をきたす疾患の60％を占める．
- 罹患率は全人口の0.5〜1.0％．
- 季節性がない．
- 擦過しても鱗屑はみられない．

②白色粃糠疹（単純性粃糠疹）
- 小児にみられる，限局性の不完全脱色素斑．
- 乾燥性湿疹，アトピー性皮膚炎でみられる．

ピットフォール 治癒後も数ヶ月間は色素沈着が続くことがある[1]．

一発診断 癜風

ワンポイントアドバイス 夏場に出現した体幹の淡褐色もしくは白色の色素斑で，擦過により鱗屑がみられたら癜風．

99 運動中にチクチクする発疹が出たんです…

20歳代男性 **頻度 ★★☆**

6 皮膚領域での一発診断

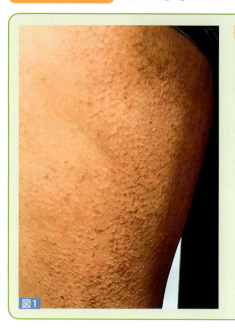

図1

症状 ランニング中に体幹，四肢にチクチクとした痛みを伴う発疹が出たため受診した22歳の男性．発疹は1時間ほどで消失したという．以前入浴時にも同様な発疹が出たことがある．スマートフォンで撮影した発疹の画像を見せてくれた（図1）．診断は？

解説 若年者の体幹，四肢に数mm大の膨疹を多数認め，運動や入浴で誘発され，1時間以内に消失することからコリン性蕁麻疹と診断した．

- コリン性蕁麻疹は，運動・入浴などの深部体温の上昇によって誘発される蕁麻疹である[1]．
- 病因として，アセチルコリン，ヒスタミンの関与，自己汗に対する汗アレルギー，汗管の閉塞などがいわれているが，はっきりしていない[2]．
- 10～30歳代に多い[2,3]．
- 刺激誘発型（特定刺激ないし負荷により皮疹を誘発することができる蕁麻疹：アレルギー性・食物依存性運動誘発アナフィラキシー・物理性など）の蕁麻疹の30％を占め[2]，全蕁麻疹の5.1％を占める[2]．
- アトピー性皮膚炎や気管支喘息の既往があることが多い[1]．
- 熱い，または辛い食物の摂取，精神的緊張，ストレスなどでも起こることがある[1]．
- 大部分の患者で，皮疹の出現前にかゆみ，灼熱感，ほてり感，チクチクした刺されるような刺激感・痛みがみられる[2〜4]．
- 皮疹は体幹，頸部から始まり，顔面，四肢に広がっていく[2]．
- あらゆる部位に起こりうる[2]．
- 手掌，足底，腋窩には少ない[4]．
- 周囲に紅斑を伴った直径1〜3 mmの小膨疹である[2,4]．
- 小膨疹は融合して大型になることもある[2,4]．
- 15〜60分で治まる[1]．
- 腹痛，嘔気，失神，喘鳴，血管性浮腫，アナフィラキシーを伴うこともある[3,4]．
- アナフィラキシーは女性に起こりやすい（男性の4倍）[2,5]．

表1 負荷試験からみた鑑別ポイント

	運動による誘発	入浴による誘発
コリン性蕁麻疹	あり	あり
食物依存性運動誘発アナフィラキシー	あり（特定の食物摂取下で）	なし
運動誘発アナフィラキシー	あり	なし

- 2ステップ・アプローチで診断する[1,2].
  ①運動負荷試験
  ・温かい服装をしたり，部屋を暖かくしたりして，汗をかくまで15分以上運動する.
  ②温熱負荷試験
  ・①が終了して24時間経過後に行う.
  ・42℃のお風呂に入り，体温が1℃以上上昇するまで15分以上入浴する.
- 誘因を避けるよう指導する[1,2].
- 第2世代の抗ヒスタミン薬を用いる[1,2].
- 効果が乏しい場合は，第1世代の抗ヒスタミン薬に変更する[2].
- 抗IgE抗体製剤（オマリズマブ），抗コリン薬，ダナゾールなどを用いることもある[2].
- 発症から平均7.5年で治癒する[2].

鑑別疾患 運動後に皮疹をきたす疾患（表1）

①**食物依存性運動誘発アナフィラキシー**（→第2巻項目98参照）
・特定の食物の摂取後に運動することで発症する.

②**運動誘発アナフィラキシー**
・食事摂取と関係なく，運動のみで発症する.

ピットフォール
・発汗低下を合併することがある（減汗性コリン性蕁麻疹）[1].
・5％は慢性化する[1].

一発診断 コリン性蕁麻疹

ワンポイントアドバイス 若年者の，運動や入浴後に出現したチクチクとした痛みを伴う数mm大の膨疹はコリン性蕁麻疹.

100　6　皮膚領域での一発診断

60歳代女性　頻度 ★★★

虫が体中を這っているんです…

症状 2ヶ月前から小さな虫が体中を這いずり回っていると訴えて受診した68歳の女性．パーキンソン病で通院中．近医の皮膚科を受診し，虫はいないから異常はないと言われたが納得できず，他院を受診するも同様であった．自分の皮膚から採取したという虫をビニール袋に入れて持参した．最近の内服薬の追加・変更はない．

所見 全身に搔爬痕を認める．感染症を疑う皮疹はない．ビニール袋内を観察したが虫はおらず，搔爬して皮膚から剥がれ落ちたものとゴミが混在していた．診断は？

解説 パーキンソン病で通院中の高齢女性にみられた，実際には存在しない虫に関する訴えである．虫が存在しないことを説明しても受け入れようとせず，修正不可能であることから妄想と考えた．最近の内服薬の追加・変更はないため，薬剤による幻覚は否定的である．虫に関する妄想以外の妄想・幻覚はみられず，（実際には存在しない）虫をビニール袋に入れて持参している（"specimen sign"）ことから寄生虫妄想（Ekbom症候群）と診断した．

- 寄生虫妄想（Ekbom症候群）は，実際には「虫」（昆虫，幼虫，寄生虫などと表現される）（まれに繊維などの無生物）がいないにもかかわらず，皮膚，体内，身近な環境（部屋，家の中，車内など）に「虫」が住み着いていると訴え，その「虫」の存在を確信して修正できないものをいう[1]．
- DSM-5では妄想性障害のうち身体型に分類される[2]．
- 異常体感（セネストパチー）の辺縁型と考えられている．
- 病因ははっきりしていない[2]．
- 原因は表1のとおり[1~4]．
- 配偶者との死別，単身，退職などが誘因となることがある[3,4]．
- 約半数が社会的な孤立状態にある[2]．
- 1年間の10万人あたりの発症率は1.9人である[2]．
- 10万人あたりの有病率は27.3人である[2]．
- 平均発症年齢は57歳であるが[2]，あらゆる年齢に起こる[1]．
- 50歳以上では女性に多い（男性の約3倍）．50歳未満では性差はない[5]．
- 虫に刺される，嚙まれる，虫が体内に巣を作っている，虫が皮膚を這いずりまわっているなどと訴える[1,2]．
- 発疹，かゆみがみられ，皮膚に搔爬痕を認める[1,2]．
- 何らかの器具を使用して自分の体を傷つける行為がみられる（20~30%）[4]．
- 典型的には皮膚科や一般内科を受診して異常がないといわれている[2]．初めから精神科を受診するのは11%のみである[4]．
- 飼っている動物のせいだと思い込んで，獣医に相談することもある[2]．
- その「虫」をつかまえて調べようと毎日何時間も費やしている[1]．
- 搔爬して皮膚から剥がれ落ちたもの，頭のふけ，ゴミ，糸くずなどを外来に持参してくる（"speci-

表1 寄生虫妄想の原因

①一次性：基礎疾患がないもの
②二次性（約60％）
・薬物乱用（コカイン，大麻など）
・薬剤性（ドパミン作動性，抗菌薬）
・せん妄
・認知症
・うつ病
・統合失調症
・脳卒中
・てんかん
・アルコール依存症
・糖尿病
・甲状腺機能亢進症
・副甲状腺機能低下症
・パーキンソン病
・人工透析など

- men sign" "match box sign"）（25〜75％）[1〜5].
- 「虫」に関して詳細に話すことができる（姿，形，体内への侵入部位など）[2].
- 精神疾患患者同士で「虫」が伝染すると訴えることがある（4〜26％）[1, 2].
- 患者自身ではなく，自分の子供やペットに「虫」がいると訴えることがある[1].
- 患者の精神状態や振る舞いは通常正常である[2].
- 精神疾患の可能性や精神科の受診を受け入れようとしないことが多いため[2]，衝突を避けるようなアプローチを行う（例：「虫はいない」ではなく，「今日は虫をみつけることができなかった」「以前の感染が原因で今回の症状が出ているかもしれない」と伝える）[6].
- リスペリドン，オランザピン，クエチアピン，ハロペリドールなどを使用する[1, 6].
- 二次性の場合は，基礎疾患の治療を行う[6].

鑑別疾患 ▶ 寄生虫感染
・血液検査，渡航歴，感染環境（疥癬・虫・ダニなど）への曝露，皮膚所見の有無を確認する[1, 2].

ピットフォール
・診断がつくまで少なくとも6ヶ月〜数年かかっている[2].
・二次性の寄生虫妄想が疑われても，真の寄生虫感染を見逃さないように注意する（疥癬の診断が遅れたケースが報告されている）[7].

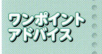

一発診断：寄生虫妄想（Ekbom症候群）

ワンポイントアドバイス：高齢女性が，実際にはいない「虫」が皮膚を這いずり回っていると訴え，搔爬して皮膚から剝がれ落ちたもの，頭のふけ，ゴミ，糸くずなどを外来に持参してきたら寄生虫妄想．

●参考文献

1 全身症状からの一発診断

1
1) Roujeau JC：Drug reaction with eosinophilia and systemic syndrome (DRESS). UpToDate
2) 中村和子 ほか：本邦におけるDrug-induced hypersensitivity syndrome 94例の臨床的検討．日皮会誌115：1779-1790, 2005
3) Cacoub P et al：The DRESS syndrome：a literature review. Am J Med 124：588-597, 2011
4) Kano Y et al：Utility of the lymphocyte transformation test in the diagnosis of drug sensitivity：dependence on its timing and the type of drug eruption. Allergy 62：1439-1444, 2007
5) 橋本公二 ほか：難治性皮膚疾患（重症多形滲出性紅斑（急性期）を含む）の画期的治療法に関する研究．厚生労働科学研究補助金難治性疾患克服研究事業 平成17年度総括・分担研究報告書, 7-15, 2006
6) 塩原哲夫：皮疹のみかたアトラス 眼囲蒼白．Visual Dermatology 15巻臨時増刊号, 93-95, 2016

2
1) Chapman EM, Maloof F：Bizarre clinical manifestations of hyperthyroidism. N Eng J Med 254：1-5, 1956
2) Friedman IH et al：Edema as presenting symptom of hyperthyroidism. N Y State J Med 65：1798-1801, 1965
3) 小西俊彰 ほか：甲状腺疾患にともなう浮腫．診断と治療 95：63-68, 2007
4) Forfar JC et al：Abnormal left ventricular function in hyperthyroidism：evidence for a possible reversible cardiomyopathy. N Eng J Med 307：1165-1170, 1982
5) Davies TF：Pretibial myxedema (thyroid dermopathy) in autoimmune thyroid disease. UpToDate
6) Sterns RH：Pathogenesis and clinical features of Graves' ophthalmopathy (orbitopathy). UpToDate
7) Smith TJ, Hegedüs L：Graves's disease. N Engl J Med 375：1552-1565, 2016

3
1) Wijdicks EF：Neuroleptic malignant syndrome. UpToDate
2) Strawn JR et al：Neuroleptic malignant syndrome. Am J Psychiatry 164：870-876, 2007
3) Caroff SN, Mann SC：Neuroleptic malignant syndrome. Med Clin North Am 77：185-202, 1993
4) Mills KC：Serotonin syndrome. Am Fam Physician 52：1475-1482, 1995
5) Ables AZ, Nagubilli R：Prevention, diagnosis, and management of serotonin syndrome. Am Fam Physician 81：1139-1142, 2010
6) Hatta K et al：Abnormal physiological conditions in acute schizophrenic patients on emergency admission. Dehydration, hypokalemia, leukocytosis and elevated serum muscle enzymes. Eur Arch Psychiatry Clin Neurosci 248：180-188, 1998

4
1) Melmed S：Diagnosis of acromegaly. UpToDate
2) Melmed S：Causes and clinical manifestations of acromegaly. UpToDate
3) Reid TJ et al：Features at diagnosis of 324 patients with acromegaly did not change from 1981 to 2006：acromegaly remains under-recognized and under-diagnosed. Clin Endocrinol 72：203-208, 2010
4) 厚生労働科学研究費補助金 難治性疾患克服研究事業 間脳下垂体機能障害における診療ガイドライン作成に関する研究班：先端巨大症および下垂体性巨人症の診断と治療の手引き（平成24年度改訂）
5) Nachtigall L et al：Changing patterns in diagnosis and therapy of acromegaly over two decades. J Clin Endocrinol Metab 93：2035-2041, 2008
6) 木下康之 ほか：先端巨大症の早期発見．日本内分泌学会雑誌92 supple：66-68, 2016
7) Rosario PW, Calsolari MR：Screening for acromegaly by application of a simple questionnaire evaluating the enlargement of extremities in adult patients seen at primary health care units. Pituitary15：179-183, 2012
8) Melmed S：Medical progress；Acromegaly. N Engl J Med 355：2558-2573, 2006
9) Melmed S, Katznelson L：Treatment of acromegaly. UpToDate
10) Schneider HJ et al：A novel approach to the detection of acromegaly：accuracy of diagnosis by automatic face classification. J Clin Endocrinol Metab 96：2074-2080, 2011

5
1) Barrett PV：Hyperbilirubinemia of fating. JAMA 217：1349-1353, 1971
2) 丸尾良浩：絶食後高ビリルビン血症．日本臨床別冊先天代謝異常症候群（下），369-371, 2012
3) 田澤雄作：絶食後高ビリルビン血症．日本臨床別冊先天代謝異常症候群（下），277-278, 1998

6
1) 日本鉄バイオサイエンス学会治療指針作成委員会編：鉄剤の適正使用による貧血治療指針（改訂第3版）．響文社, 2015
2) 中澤 満：眼科医にもわかる生理活性物質と眼疾患の基本36．強膜炎．臨眼66：1710-1713, 2012
3) Crop MJ et al：Blue sclerae：diagnosis at a glance. Neth J Med 74：215-217, 2016
4) Kalra L et al：Blue sclerae-a common sign of iron deficiency? Lancet 2 (8518)：1267-1269, 1986
5) Schrier SL, Auerbach M：Causes and diagnosis of iron deficiency and iron deficiency anemia in adults. UpToDate

7
1) Gutmann L, Conwit R：Thyrotoxic periodic paralysis. UpToDate
2) Salih M et al：Thyrotoxic periodic paralysis：an unusual presentation of hyperthyroidism. Neth J Med 75：315-320, 2017
3) Chang CC et al：A 10-year analysis of thyrotoxic periodic paralysis in 135 patients：focus on symptomatology and precipitants. Eur J Endocrinol 169：529-536, 2013

4) Falhammar H et al : Thyrotoxic periodic paralysis : clinical and molecular aspects. Endocrine 43 : 274-284, 2013
5) Lin SH : Thyrotoxic periodic paralysis. Mayo Clin Proc 80 : 99-105, 2005
6) Lin SH et al : Early diagnosis of thyrotoxic periodic paralysis : spot urine calcium to phosphate ratio. Crit Care Med 34 : 2984-2989, 2006
7) Rhee EP et al : Case records of the Massachusetts General Hospital. Case 4-2012. A 37-year-old man with muscle pain, weakness, and weight loss. NEJM 366 : 553-560, 2012

8
1) Helfgott SM : Diffuse idiopathic skeletal hyperostosis (DISH). UpToDate
2) Mader R et al : Diffuse idiopathic skeletal hyperostosis ; clinical features and pathogenic mechanisms. Nat Rev Rheumatol 9 : 741-750, 2013
3) Eviatar E, Harell M : Diffuse idiopathic skeletal hyperostosis with dysphagia (A review). J Laryngol Otol 101 : 627-632, 1987

9
1) 日本鉄バイオサイエンス学会治療指針作成委員会編：鉄剤の適正使用による貧血治療指針（改訂第3版）．響文社，2015
2) 張替秀郎：鉄代謝と鉄欠乏性貧血―最近の知見―．日内会誌104 : 1383-1388, 2015
3) Schrier SL, Auerbach M : Causes and diagnosis of iron deficiency and iron deficiency anemia in adults. UpToDate
4) Lopez A et al : Iron deficiency anaemia. Lancet 387 : 907-916, 2016
5) Sawada T et al : Iron deficiency without anemia is associated with anger and fatigue in young Japanese women. Biol Trace Elem Res 159 : 22-31, 2014
6) Vaucher P et al : Effect of iron supplementation on fatigue in nonanemic menstruating women with low ferritin : a randomized controlled trial. CMAJ 184 : 1247-1254, 2012
7) Short MW, Domagalski JE : Iron deficiency anemia : evaluation and management. Am Fam Physician 87 : 98-104, 2013

10
1) Vege SS : Approach to the patient with elevated serum amylase or lipase. UpToDate
2) Azzopardi E et al : Clinical applications of amylase : Novel perspectives. Surgery 160 : 26-37, 2016
3) Long WB, Kowlessar OD : A rapid thin layer test for macroamylase with observations on the nature of macroamylase in six patients. Gastroenterology 63 : 564-571, 1972
4) 三宅一徳：アミラーゼとリパーゼを読む．臨床検査 61 : 742-749, 2017

11
1) Graff-Radford NR : Normal pressure hydrocephalus. UpToDate
2) 日本正常圧水頭症学会特発性正常圧水頭症診療ガイドライン作成委員会：特発性正常圧水頭症診療ガイドライン第2版．メディカルレビュー社，1-183, 2011
3) Kuriyama N et al : Nationwide hospital-based survey of idiopathic normal pressure hydrocephalus in Japan epidemiological and clinical characteristics. Brain Behav 7 : e00635, 2017
4) Hashimoto M et al : Study of INPH on neurological improvement (SINPHONI) : Diagnosis of idiopathic normal pressure hydrocephalus is supported by MRI-based scheme : a prospective cohort study. Cerebrospinal Fluid Res 7 : 18, 2010
5) Stolze H et al : Comparative analysis of the gait disorder of normal pressure hydrocephalus and Parkinson's disease. J Neurol Neurosurg Psychiatry 70 : 289-297, 2001
6) Ogino A et al : Cognitive impairment in patients with idiopathic normal pressure hydrocephalus. Dement Geriatr Cogn Disord 21 : 113-119, 2006
7) Vanneste JA : Diagnosis and management of normal pressure hydrocephalus. J Neurol 247 : 5-14, 2000
8) Kanemoto H et al : Effect of lumbo-peritoneal shunt surgery on neuropsychiatric symptoms in patients with idiopathic normal pressure hydrocephalus. J Neurol Sci 361 : 206-212, 2016
9) Ishii K et al : Clinical impact of the callosal angle in the diagnosis of idiopathic normal pressure hydrocephalus. Eur Radiol 18 : 2678-2683, 2008
10) Kazui H et al : Lumboperitoneal shunt surgery for idiopathic normal pressure hydrocephalus (SINPHONI-2) : an open-label randomised trial. Lancet Neurol 14 : 585-594, 2015
11) Golomb J et al : Alzheimer's disease comorbidity in normal pressure hydrocephalus : prevalence and shunt response. J Neurol Neurosurg Psychiatry 68 : 778-781, 2000
12) Iseki C et al : Incidence of idiopathic normal pressure hydrocephalus (iNPH) : a 10-year follow-up study of a rural community in Japan. J Neurol Sci 339 : 108-112, 2014

12
1) Sexton DJ : Scrub typhus : Clinical features and diagnosis. UpToDate
2) Jeong YJ et al : Scrub typhus : Clinical, pathologic, and imaging findings. RadioGraphics 27 : 161-172, 2007
3) Kim DM et al : Distribution of eschars on the body of scrub typhus patients : a prospective study. Am J Trop Med Hyg 76 : 806-809, 2007
4) Taylor AJ et al : A systematic review of mortality form untreated scrub typhus (*Orientia tsutsugamushi*). PLoS Negl Trop Dis 9 : e0003971, 2015
5) Iwasaki H et al : Atypical lymphocytes with a multilobated nucleus from a patient with tsutsugamushi disease (scrub typhus) in Japan. Am J Hematol 36 : 150-151, 1991
6) Sando E et al : Distinguishing Japanese spotted fever and scrub typhus, Central Japan, 2004-2015.

Emerg Infect Dis 24：1633-1641, 2018
  7) Paris DH et al：State of the art of diagnosis of rickettsial diseases：the use of blood specimens for diagnosis of scrub typhus, spotted fever group rickettsiosis, and murine typhus. Curr Opin Infect Dis 29：433-439, 2016
  8) Kim DM et al：Clinical usefulness of eschar polymerase chain reaction for the diagnosis of scrub typhus；a prospective study. Clin Infect Dis 43：1296-1300, 2006
  9) Sexton DJ：Scrub typhus：Treatment and prevention. UpToDate
  10) 山藤栄一郎：つつが虫病. 今日の臨床サポート

13
  1) Crum-Cianflone NF：Bacterial, fungal, parasitic, and viral myositis. Clin Microbiol Rev 21：473-494, 2008
  2) Miller ML：Overview of viral myositis. UpToDate
  3) Ivan Y, Kelly BP：Bornholm disease：case report and a review of the literature. Infect Dis Clin Pract 22：75-77, 2014.
  4) Miller ML：Causes of rhabdomyolysis. UpToDate
  5) Huerta-Alardin AL et al：Bench-to-bedside review：Rhabdomyolysis - an overview for clinicians. Crit Care 9：158-169, 2005
  6) Ojeda J et al：Infective endocarditis initially presenting with a dermatomyositis-like syndrome. BMJ Case Rep 2014 Jan 10；2014. pii：bcr2013200865.
  7) Miller ML, Vleugels RA：Clinical manifestations of dermatomyositis and polymyositis in adults. UpToDate
  8) Miller ML：Diagnosis and differential diagnosis of dermatomyositis and polymyositis in adults. UpToDate
  9) Mizuta K et al：Epidemic myalgia and myositis associated with human parechovirus type 3 infections occur not only in adults but also in children：findings in children. Epidemiol Infect 144：1286-1290, 2016
  10) Mizuta K et al：Epidemic myalgia in adults associated with human parechovirus type 3 infection, Yamagata, Japan, 2008. Emerg Infect Dis 18：1787-1793, 2012
  11) Hwang E, Barkhuizen A：Update on rheumatologic mimics of fibromyalgia. Curr Pain Headache Rep 10：327-332, 2006

14
  1) Dalbeth N et al：Gout. Lancet 388：2039-2052, 2016
  2) Becker MA：Asymptomatic hyperuricemia. UpToDate
  3) Campion EW et al：Asymptomatic hyperuricemia. Risks and consequences in the Normative Aging Study. Am J Med 82：421-426, 1987

15
  1) 日本鉄バイオサイエンス学会治療指針作成委員会編：鉄剤の適正使用による貧血治療指針（改訂第3版）．響文社，2015
  2) Rich P：Overview of nail disorders. UpToDate
  3) Walker J et al：Koilonychia：an update on pathophysiology, differential diagnosis and clinical relevance. J Eur Acad Dermatol Venereol 30：1985-1991, 2016
  4) 東　禹彦：爪の異常. 今日の臨床サポート
  5) McGee S：Evidence-Based Physical Diagnosis 4rd ed, Elsevier, 2017
  6) Kalantri A et al：Accuracy and reliability of pallor for detecting anaemia：A hospital-based diagnostic accuracy study. PLos One 5：e8545, 2010
  7) Kalra et al：Blue sclerae a common sign of iron deficiency? Lancet 1986；2 (8518)：1267-1269, 1986

16
  1) Greydanus et al：The adolescent female athlete：current concepts and conundrums. Pediatr Clin North Am 57：697-718, 2010
  2) 蒲原一之：アスリート貧血. 日本臨床75巻増刊1：146-150，2017
  3) Rodriguez NR et al：Position of the American Dietetic Association, Dietitians of Canada, and the American College of Sports Medicine：Nutrition and athletic performance. J Am Diet Assoc 109：509-527, 2009
  4) Rowland T：Iron Deficiency in Athletes：An Update. Am J Lifestyle Med 6：319-327, 2012
  5) DellaValle DM：Iron supplementation for female athletes：effects on iron status and performance outcomes. Curr Sports Med Rep 12：234-239, 2013
  6) 宮崎　仁：思春期貧血. 日本臨床 75巻増刊1：136-140，2017

17
  1) Jacob G et al：Postural pseudoanemia：posture-dependent change in hematocrit. Mayo Clin Proc. 80：611-614, 2005
  2) Goldner F et al：The importance of recognizing postural pseudoanemia. Comp Ther 32：51-55, 2006

18
  1) Adachi T et al：Neuropathological asymmetry in argyrophilic grain disease. J Neuropathol Exp Neurol 69：737-744, 2010
  2) 日本神経学会監修：認知症疾患診療ガイドライン2017．「認知症疾患ガイドライン」作成委員会編．医学書院，2017
  3) Yokota O et al：Neuropathological comorbidity associated with argyrophilic grain disease. Neuropathology 38：82-97, 2018
  4) 齊藤祐子：嗜銀顆粒性認知症の臨床と診断. 老年精神医学雑誌27増刊Ⅰ：80-87，2016

19
  1) Chen WH：Cheiro-oral syndrome；a clinical analysis and review of literature. Yonsei Med 50：777-783, 2009
  2) Kim JS：Restricted acral sensory syndrome following minor stroke. Further observation with special reference to differential severity of symptoms among individual digits. Stroke 25：2497-2502, 1994
  3) 川崎一史，荒木信夫：手口感覚症候群. 神経内科88：71-75，2018

20
1) 大倉宏之：脚気心．臨床エコー図学第3版，吉川純一編，文光堂，449，2008
2) Wakabayashi A et al：A clinical study on thiamine dedficiency. Jpn Cir J 43：995-999, 1979
3) 大倉宏之：脚気心．心エコー 15：1188-1192，2014
4) Fozi K et al：Prevalence of thiamine deficiency at a drug rehabilitation centre in Malaysia. Med J Malaysia 61：519-525, 2006
5) Sica DA et al：Loop diuretic therapy, thiamine balance, and heart failure. Congest Heart Fail 13：244-247, 2007
6) Michael M et al：High-output heart failure. UpToDate
7) 澤田直子，川田貴之：脚気心．心エコー 19：161-164，2018

(Chen WH et al：Crossed Cheiro-oral syndrome. Clin Neurol Neurosurg 110：1008-1011, 2008 — listed as items 4) and 5) above section 20:)

4) Chen WH et al：Crossed Cheiro-oral syndrome. Clin Neurol Neurosurg 110：1008-1011, 2008
5) Arboix A et al：Clinical study of 99 patients with pure sensory stroke. J Neurol 252：156-162, 2005

21
1) Omura M et al：Prospective study on the prevalence of secondary hypertension among hypertensive patients visiting a general outpatient clinic in Japan. Hypertens Res 27：193-202, 2004
2) Rossi GP et al：A prospective study of the prevalence of primary aldosteronism in 1,125 hypertensive patients. J Am Coll Cardiol 48：2293-2300, 2006
3) Savard S et al：Cardiovascular complications associated with primary aldosteronism：a controlled cross-sectional study. Hypertension 62：331-336, 2013
4) Milliez P et al：Evidence for an increased rate of cardiovascular events in patients with primary aldosteronism. J Am Coll Cardiol 45：1243-1248, 2005
5) 日本内分泌学会：わが国の原発性アルドステロン症の診療に関するコンセンサスステートメント，日本内分泌学会雑誌92，2016
6) 上芝 元 ほか：副腎偶発腫瘍の全国調査−診断・治療指針の作成．厚生労働省科学研究費補助金難治性疾患克服研究事業 副腎ホルモン産生異常に関する調査研究 平成17年度総括・分担研究報告書：113-118, 2006
7) Nishikawa T et al：Guidelines for the diagnosis and treatment of primary aldosteronism--the Japan Endocrine Society 2009. Endocr J 58：711-721, 2011
8) Nishizaka MK et al：Validity of plasma aldosterone-to-renin activity ratio in African American and white subjects with resistant hypertension. Am J Hypertens 18：805-812, 2005
9) Seifarth C et al：Influence of antihypertensive medication on aldosterone and renin concentration in the differential diagnosis of essential hypertension and primary aldosteronism. Clin Endocrinol (Oxf) 57：457-465, 2002
10) Funder JW et al：The management of primary aldosteronism：Case detection, diagnosis, and treatment：An Endocrine Society Clinical Practice Guideline. J Clin Endocrinol Metab. 101：1889-1916, 2016
11) Gallay BJ et al：Screening for primary aldosteronism without discontinuing hypertensive medications：plasma aldosterone-renin ratio. Am J Kidney Dis：37：699-705, 2001
12) 日本高血圧学会日本高血圧治療ガイドライン作成委員会（編）：高血圧治療ガイドライン 2014．ライフサイエンス出版，2014
13) Tanabe A et al：Variability in the renin/aldosterone profile under random and standardized sampling conditions in primary aldosteronism. J Clin Endocrinol Metab 88：2489-2494, 2003
14) Turnbull JM：The rational clinical examination. Is listening for abdominal bruits useful in the evaluation of hypertension? JAMA 274：1299-1301,1995
15) William F Young：Clinical presentation and diagnosis of pheochromocytoma. Up ToDate.
16) Young WF Jr et al：Primary aldosteronism：adrenal venous sampling. Surgery 120：13-19, 1996

22
1) Reynen K：Frequency of primary tumors of the heart. Am J Cardiol 77：107, 1996
2) Reynen K：Cardiac myxomas. N Engl J Med 333：1610-1617, 1995
3) Gaasch WH, Vander Salm TJ：Cardiac tumors. UpToDate
4) Pinede L et al：Clinical presentation of left atrial cardiac myxoma. A series of 112 consecutive cases. Medicine (Baltimore) 80：159-172, 2001
5) Braun S et al：Myocardial infarction as complication of left atrial myxoma. Int J Cardiol 101：115-121, 2005
6) Meyer TE：Auscultation of heart sounds. UpToDate
7) Kakizaki R et al：Tumor Plop Sound. Circ J 80：2407-2408, 2016
8) Araoz PA, et al：CT and MR imaging of benign primary cardiac neoplasms with echocardiographic correlation. Radiographics 20：1303-1319, 2000
9) Nishio S et al：Multimodality imaging of biatrial myxomas in an asymptomatic patient. J Cardiol Cases10：85-87, 2014
10) Wood P：An appreciation of mitral stenosis. I. Clinical features. Br Med J 1：1051-1063, 1954
11) Etchells E et al：Does this patient have an abnormal systolic murmur? JAMA 277：564-571, 1997
12) Lembo NJ et al：Bedside diagnosis of systolic murmurs. N Engl J Med 318：1572-1578, 1988

2　頭頸部領域での一発診断

23
1) Pareja JA et al：Nummular headache：a coin-shaped cephalalgia. Neurology 58：1678-1679, 2002

2) The International Classification of Headache Disorders, 3rd edition (beta version). Headache Classification Committee of the International Headache Society (HIS). Cephalalgia 33 : 629-808, 2013
3) Cutrer FM : Nummular headache. UpToDate.
4) Dai W et al : Nummular headache : peripheral or central? One case with reappearance of nummular headache after focal scalp was removed, and literature review. Cephalalgia 33 : 390-397, 2013
5) Schwartz DP et al : Nummular headache update. Curr Pain Headache Rep 17 : 340, 2013
6) Pareja JA et al : Nummular headache update. Curr Neurol Neurosci Rep 12 : 118-124, 2012
7) Cutrer FM : Primary stabbing headache. UpToDate

24
1) Cutrer FM : Primary stabbing headache. UpToDate
2) The International Classification of Headache Disorders, 3rd edition (beta version). Headache Classification Committee of the International Headache Society (HIS). Cephalalgia 33 : 629-808, 2013
3) Chua AL, Nahas S : Ice pick headache. Curr Pain Headache Rep 20 : 30, 2016
4) Guerrero AL et al : Incidence and influence on referral of primary stabbing headache in an outpatient headache clinic. J Headache Pain 12 : 311-313, 2011
5) Hagler S et al : Primary stabbing headache in adults and pediatrics : a review. Curr Pain Headache Rep 18 : 450, 2014

25
1) Grover SA et al : Does this patient have splenomegaly? JAMA 270 : 2218-2221, 1993
2) Ebell MH et al : Does this patient have infectious mononucleosis? : The rational clinical examination systematic review. JAMA 315 : 1502-1509, 2016
3) Odumade OA et al : Progress and problems in understanding and managing primary Epstein-Barr virus infections. Clin Microbiol Rev 24 : 193-209, 2011
4) Cohen JI : Benign and malignant Epstein-Barr virus-associated B-cell lymphoproliferative diseases. Semin Hematol 40 : 116-123, 2003
5) van Hasselt W et al : Periorbital oedema. Neth J Med 67 : 338-339, 2009
6) Matoba AY : Ocular disease associated with Epstein-Barr virus infection. Surv Ophthalmol 35 : 145-150, 1990
7) Papier A et al : Differential diagnosis of the swollen red eyelid. Am Fam Physician 76 : 1815-1824, 2007
8) 伊佐敷靖 ほか：眼瞼浮腫を主徴とした伝染性単核症の2例．臨床眼科 62：1995-1998，2008

26
1) Sharpless BA : Exploding head syndrome. Sleep Med Rev 18 : 489-493, 2014
2) 田中伸明 ほか：耳鳴伴った頭内爆発音症候群の1例．耳鼻咽喉科・頭頸部外科 86：1097-1101，2014
3) American Academy of Sleep Medicine : International Classification of Sleep Disorders-Third Edition (ICSD-3). Darien, Illinois, 2014
4) Frese A et al : Exploding head syndrome : six new cases and review of the literature. Cephalalgia 34 : 823-827, 2014
5) Pearce JM : Clinical features of the exploding head syndrome. J Neurol Neurosurge Psychiatry 52 : 907-910, 1989
6) Ganguly G et al : Exploding head syndrome : a case report. Case Rep Neurol 5 : 14-17, 2013
7) Salih F et al : Acoustic sleep starts with sleep onset insomnia related to a brainstem lesion. Neurology 70 : 1935-1937, 2008
8) 中村真樹, 井上雄一：各科領域・疾患における睡眠障害 不安障害．日本臨床 71巻増刊5：645-651，2013

27
1) Detsky ME et al : Does this patient with headache have a migraine or need neuroimaging? JAMA 296 : 1274-1283, 2006
2) Angus-Leppan H : Migraine : mimics, borderlands and chameleons. Pract Neurol 13 : 308-318, 2013
3) Roldan CJ : Chest pain a manifestation of migraine. J Emerg Med 46 : 420-427, 2014
4) Evans RW : Migraine mimics. Headache 55 : 313-322, 2015
5) Bini A et al : Cardiac cephalalgia. J Headache Pain 10 : 3-9, 2009

28
1) Klug TE et al : Peritonsillar abscess : Complication of acute tonsillitis or Weber's glands infection? Otolaryngol Head Neck Surg 155 : 199-207, 2016
2) Galioto NJ : Peritonsillar abscess. Am Fam Physician 95 : 501-506, 2017
3) Wald ER : Peritonsillar cellulitis and abscess. UpToDate.
4) Johnson RF et al : An evidence-based review of the treatment of peritonsillar abscess. Otolaryngol Head Neck Surg 128 : 332-343, 2003
5) Chow AW, Doron S : Evaluation of acute pharyngitis in adults. UpToDate.
6) Spelman D : Suppurative (septic) thrombophlebitis. UpToDate.
7) Chow AW : Submandibular space infections (Ludwig's angina). UpToDate.
8) Spelman D : Retropharyngeal infections in children. UpToDate.
9) Galioto NJ : Peritonsillar abscess. Am Fam Physician 77 : 199-202, 2008

29
1) Robertson CE : Vestibular migraine. UpToDate
2) Dieterich et al : Vestibular migraine : the most frequent entity of episodic vertigo. J Neurol 263 : S82-89, 2016
3) Neuhauser H et al : The interrelation of migraine, vertigo, and migrainous vertigo. Neurology 56 : 436-441, 2001

4) O'Connell Ferster AP et al : The clinical manifestations of vestibular migraine : A review. Auris Nasus Larynx 44 : 249-252, 2017
5) The International Classification of Headache Disorders, 3rd edition (beta version). Headache Classification Committee of the International Headache Society (HIS). Cephalalgia 33 : 629-808, 2013
6) 日本頭痛学会・国際頭痛分類委員会（訳）：国際頭痛分類第3版β版．医学書院，2014
7) von Brevern M, Lempert T : Vestibular migraine. Hanfb Clin Neurol 137 : 301-316, 2016
8) Murdin L et al : Vertigo as a migraine trigger. Neurology 73 : 638-642, 2009
9) Welgampola MS et al : Bedside assessment of acute dizziness and vertigo. Neurol Clin 33 : 551-564, 2015

30
1) 一般社団法人日本めまい平衡医学会診断基準化委員会：めまいの診断基準化のための資料　診断基準2017年改定．Equilibrium Research 76 : 233-241, 2017
2) Anagnostou E et al : Diagnosis and treatment of anterior-canal benign paroxysmal positional vertigo : A systematic review. J Clin Neurol 11 : 262-267, 2015
3) Higashi-Shingai K et al : Diagnosis of the subtype and effected ear of benign paroxysmal positional vertigo using a questionnaire. Acta Otolaryngol 131 : 1264-1269, 2011
4) Han BI et al : Nystagmus while recumbent in horizontal canal benign paroxysmal positional vertigo. Neurology 66 : 706-710, 2006
5) Imai T et al : Classification, diagnostic criteria and management of benign paroxysmal positional vertigo. Auris Nasus Larynx 44 : 1-6, 2017
6) Kim JS, Zee DS : Benign paroxysmal positional vertigo. NEJM 370 : 1138-1147, 2014
7) Imai T et al : Natural course of the remission of vertigo in patients with benign paroxysmal positional vertigo. Neurology 64 : 920-921, 2005
8) Imai T et al : Natural course of positional vertigo in patients with apogeotropic variant of horizontal canal benign paroxysmal positional vertigo. Auris Nasus Larynx 38 : 2-5, 2011

31
1) Furman JM : Vestibular neuritis and labyrinthitis. UpToDate
2) Jeong SH et al : Vestibular neuritis. Semin Neurol 33 : 185-194, 2013
3) Goddard JC, Fayad JN : Vestibular neuritis. Otolaryngol Clin N Am 44 : 361-365, 2011
4) Huppert D et al : Phobic postural vertigo : a long-term follow up (5-15 years) of 106 patients. J Neurol 252 : 564-569, 2005
5) Kattah JC et al : HINTS to diagnose stroke in the acute vestibular syndrome : three-step bedside oculomotor examination more sensitive than early MRI diffusion-weighted imaging. Stroke 40 : 3504-3510, 2009
6) Lee H : Neuro-otological aspects of cerebellar stroke syndrome. J Clin Neurol 5 : 65-73, 2009

32
1) Eagle WW : Elongated styloid processes : report of two cases. Arch Otolaryngol 25 : 584-587, 1937
2) Bahgat M et al : Eagle's syndrome, a rare cause of neck pain. BMJ Case Rep Jul 25 : 2012, 2012
3) Murtagh RD et al : CT findings associated with eagle syndrome. AJNR Am J Neuroradiol 22 : 1401-1402, 2001
4) Badhey A et al : Eagle syndrome : A comprehensive review. Clin Neurol Neurosurg 159 : 34-38, 2017
5) Ferreira PC et al : Eagle syndrome. J Craniofac Surg 25 : e84-86, 2014
6) Costantinides F et al : Eagle's syndrome : signs and symptoms. Cranio 31 : 56-60, 2013
7) Reddy GD, Viswanathan A : Trigeminal and glossopharyngeal neuralgia. Neuol Clin 32 : 539-552, 2014

33
1) Weber PC : Sudden sensorineural hearing loss. UpToDate
2) Lin RJ et al : Systematic review and meta-analysis of the risk factors for sudden sensorineural hearing loss in adults. The Laryngoscope 122 : 624-635, 2012
3) Schreiber BE et al : Sudden sensorineural hearing loss. Lancet 375 : 1203-1211, 2010
4) 小川　郁：急性高度難聴の診断基準改訂について．Audiol Jpn 58 : 471-472, 2015
5) 佐藤宏昭：急性低音障害型感音難聴の診断と治療．日本耳鼻咽喉科学会会報 120 : 1366-1367, 2017
6) Sato H et al : Epidemiological survey of acute low-tone sensorineural hearing loss. Acta Otolaryngol 137 (sup565) : S34-S37, 2017
7) Sauvaget E et al : Sudden sensorineural hearing loss as a revealing symptom of vestibular schwannoma. Acta Otolaryngol 125 : 592-595, 2005
8) Stachler RJ et al : Clinical practice guideline : sudden hearing loss. Otolaryngol Head Neck Surg 146 (3 Suppl) : S1-35, 2012
9) McGee S : Evidence-Based Physical Diagnosis 4rd ed, Elsevier, 2017

34
1) Ducros A Wolff V : The typical thunderclap headache of reversible cerebral vasoconstriction syndrome and its various triggers. Headache 56 : 657-673, 2016
2) Singhal AB et al : Reversible cerebral vasoconstriction syndromes : analysis of 139 cases. Arch Neurol 68 : 1005-1012, 2011
3) Singhal A : Reversible cerebral vasoconstriction syndromes. UpToDate
4) Miller TR et al : Reversible cerebral vasoconstriction syndrome, part 1 : epidemiology, pathogenesis, and clinical course. AJNR Am J Neuroradiol 36 : 1392-1399, 2015

- 5) 山本文夫 ほか：雷鳴頭痛とRCVS．治療93：1601-1608，2011
- 6) Miller TR et al：Reversible cerebral vasoconstriction syndrome, part 2：diagnostic work-up, imaging evaluation, and differential diagnosis. AJNR Am J Neuroradiol 36：1580-1588, 2015
- 7) Ferro JM, Canhão P：Cerebral venous thrombosis：Etiology, clinical features, and diagnosis. UpToDate
- 8) Schwedt TJ, Dodick DW：Approach to the patient with thunderclap headache. UpToDate
- 9) 馬杉綾子 ほか：一般外来での頭痛診断における"最悪""増悪""突発"の問診の有用性．日本頭痛学会雑誌 33：30-33，2006
- 10) Locker TE et al：The utility of clinical features in patients presenting with nontraumatic headache an investigation of adult patients attending an emergency department. Headache 46：954-961, 2006

35
- 1) Ashour R, J Ankovic J：Joint and skeletal deformities in Parkinson's disease, multiple system atrophy, and progressive supranuclear palsy. Mov Disord 21：1856-1863, 2006
- 2) Kashihara K et al：Dropped head syndrome in Parkinson's disease. Mov Disord 21：1213-1216, 2006
- 3) Cauchi M, Marsh E：A practical approach to the patient presenting with dropped head. Pract Neurol 16：445-451, 2016
- 4) 赤石哲也 ほか：DDP-4阻害薬ほか薬剤による首下がり症候群．神経内科 81：88-92，2014
- 5) 渡辺宏久 ほか：錐体外路疾患による首下がり症候群：その病態と分類，治療．脊椎脊髄ジャーナル 31：1042-1048，2018
- 6) Srivanitchapoom P, Hallett M：Camptocormia in Parkinson's disease：definition, epidemiology, pathogenesis and treatment modalities. J Neurol Neruosurg Psychiatry 87：75-85, 2016

36
- 1) 泉　健次：口腔病理アトラス．106，文光堂
- 2) Yeatts D, Burns JC：Common oral mucosal lesions in adults. Am Fam Physician 44：2043-2050, 1991
- 3) 清水　宏：あたらしい皮膚科学第3版．362，中山書店
- 4) Goldstein BG, Goldstein AO：Oral lesions. UpToDate
- 5) Gans H, Maldonado YA：Measles：Clinical manifestations, diagnosis, treatment, and prevention. UpToDate
- 6) Karnes JB, Usatine RP：Management of external genital warts. Am Fam Physician 90：312-318, 2014

37
- 1) Stoopler ET et al：Benign Migratory Glossitis. J Emerg Med 54：e9-10, 2018
- 2) Mangold AR et al：Diseases of the tongue. Clin Dermatol 34：458-469, 2016
- 3) Reamy BV et al：Common tongue conditions in primary care. Am Fam Physician 81：626-634, 2010
- 4) Lodi G：Oral lesions. UpToDate
- 5) Chaubal T, Bapat R：Geographic tongue. Am J Med 130：e533-534, 2017

38
- 1) Reamy BV et al：Common tongue conditions in primary care. Am Fam Physician 81：626-634, 2010
- 2) Lodi G：Oral lesions. UpToDate
- 3) Lehman JS et al：Atrophic glossitis from vitamin B12 deficiency：a case misdiagnosed as burning mouth disorder. J Periodontol 77：2090-2092, 2006
- 4) Andrès E et al：Food-cobalamin malabsorption in elderly patients：clinical manifestations and treatment. Am J Med 118：1154-1159, 2005
- 5) Dali-Youcef N, Andrès E：An update on cobalamin deficiency in adults. QJM 102：17-28, 2009
- 6) Wun Chan JC et al：Pernicious anemia in Chinese：a study of 181 patients in a Hong Kong hospital. Medicine 85：129-138, 2006
- 7) Hunt A et al：Vitamin B12 deficiency. BMJ 349：g5226, 2014
- 8) Kuzminski AM et al：Effective Treatment of Cobalamin Deficiency With Oral Cobalamin. Blood 92：1191-1198, 1998
- 9) Lachner C et al：The neuropsychiatry of vitamin B12 deficiency in elderly patients. J Neuropsyhiatry Clin Neurosci 24：5-15, 2012

3　胸部領域での一発診断

39
- 1) Furuta GT, Katzka DA：Eosinophiic esophagitis. N Engl J Med 373：1640-1648, 2015
- 2) Kinoshita Y et al：Systematic review：Eosinophilic esophagitis in Asian countries. WJG 21：8433-8440, 2015
- 3) Kinoshita Y et al：Clinical characteristics of Japanese patients with eosinophilic esophagitis and eosinophilic gastroenteritis. J Gastroenterol 48：333-339, 2013
- 4) Kim HP et al：The prevalence and diagnostic utility of endoscopic features of eosinophilic esophagitis：a meta-analysis. Clin Gstroenterol Hepatol 10：988-996, 2012
- 5) Dellon ES et al：ACG clinical guideline：evidenced based approach to the diagnosis and management of esophageal eosinophilia and eosinophilic esophagitis (EoE). Am J Gastroenterol 108：679-692, 2013
- 6) 小野敏嗣：消化管内視鏡診断テキスト①．文光堂，40，2017
- 7) Müller S et al：Analysis of symptoms and endoscopic findings in 117 patients with histological diagnoses of eosinophilic esophagitis. Endoscopy 39：339-344, 2007

40
- 1) Semble EL, Wise CM：Chest pain：a rheumatologist's perspective. South Med J 81：64-68, 1988
- 2) Winzenberg T et al：Musculoskeletal chest wall pain. Aust Fam Physician 44：540-544, 2015

- 3) Verdon F et al：Chest wall syndrome among primary care patients：a cohort study. BMC Fam Pract 8：51, 2007
- 4) Wise CM：Major causes of musculoskeletal chest pain in adults. UpToDate
- 5) Ehara S：Manubriosternal joint：imaging features of normal anatomy and arthritis. Jpn J Radiol 28：329-334, 2010
- 6) Marcus GM et al：The utility of gestures in patients with chest discomfort. Am J Med 120：83-89, 2007

41
- 1) Visouli AN et al：Catamenial pneumothorax：a rare entity? Report of 5 cases and review of the literature. J Thorac Dis 4 (S1)：17-31, 2012
- 2) Joseph-Vempilly J：Thoracic endometriosis：Pathogenesis, epidemiology, and pathology. UpToDate
- 3) Joseph-Vempilly J：Clinical features, diagnostic approach, and treatment of adults with thoracic endometriosis. UpToDate
- 4) Korom S et al：Catamenial pneumothorax revisited：clinical approach and systematic review of the literature. J Thorac Cardiovasc Surg 128：502-508, 2004
- 5) Rousset-Jablonski C et al：Catamenial pneumothorax and endometriosis-related pneumothorax：clinical features and risk factors. Hum Reprod 26：2322-2329, 2011
- 6) 飛野和則 ほか：女性気胸の胸部CT画像所見の検討．日気胸会誌14：30-34，2014
- 7) Rousset P et al：Thoracic endometriosis syndrome：CT and MRI features. Clin Radiol 69：323-330, 2014
- 8) Haga T et al：Clinical pathological findings of catamenial pneumothorax：comparison between recurrent cases and non-recurrent cases. Ann Thorac Cardiovasc Surg 20：202-206, 2014
- 9) 林田美江 ほか：特定疾患治療研究事業対象疾患．リンパ脈管筋腫症（LAM）認定基準の解説．日呼吸会誌49：67-74，2011
- 10) Light RW：Primary spontaneous pneumothorax in adults. UpToDate
- 11) Alifano M et al：Endometriosis-related pneumothorax：clinicopathologic observations from a newly diagnosised case. J Thorac Cardiovasc Surg 127：1219-1221, 2004

42
- 1) Silvestri RC, Weinberger SE：Evaluation of subacute and chronic cough in adults. UpToDate
- 2) 日本呼吸器学会：咳嗽に関するガイドライン第2版．メディカルレビュー社，2012
- 3) Niimi A：Cough associated with gastro-oesophageal reflux disease (GORD)：Japanese experience. Pulm Pharmacol Ther 47：59-65, 2017
- 4) Morice AH et al：Recommendations for the management of cough in adults. Thorax 61 [Suppl 1]：i1-i24, 2006
- 5) Everett CF, Morice AH：Clinical history in gastroesophageal cough. Respiratory Medicine 101：345-348, 2007
- 6) Irwin RS：Chronic cough due to gastroesophageal reflux disease：ACCP evidence-based clinical practice guidelines. Chest 129：80S-94S, 2006
- 7) Lavorini F et al：The clinical value of deflation cough in chronic coughers with reflux symptoms. Chest 149：1467-1472, 2016
- 8) Michaudet C, Malaty J：Chronic cough：Evaluation and management. Am Fam Physician 96：575-580, 2017
- 9) Kahrilas PJ et al：Chronic cough due to gastroeophageal reflux in adults：CHEST Guideline and Expert Panel Report. Chest 150：1341-1360, 2016
- 10) Sontag SJ et al：Most asthmatics have gastroesophageal reflux with or without bronchodilator therapy. Gastroenterology 99：613-620, 1990

43
- 1) Smoliga JM et al：Exercise induced bronchoconstriction in adults：evidence based diagnosis and management. BMJ 352：h6951, 2016
- 2) O'Byrne PM：Exercise-induced bronchoconstriction. UpToDate
- 3) Rundell KW, Slee JB：Exercise and other indirect challenges to demonstrate asthma or exercise-induced bronchoconstriction in athletes. J Allergy Clin Immunol 122：238-246, 2008
- 4) 日本小児アレルギー学会：小児気管支喘息治療・管理ガイドライン2017．協和企画，2017
- 5) Aggarwal B et al：Exercise-induced bronchoconstriction：prevalence, pathophysiology, patient impact, diagnosis and management. NPJ Prim Care Respir Med 28：31, 2018
- 6) Parsons JP et al：An official American Thoracic Society clinical practice guideline：Exercise-induced bronchoconstriction. Am J Respir Crit Care Med 187：1016-1027, 2013
- 7) Dempsey JA, Wagner PD：Exercise-induced arterial hypoxemia. J Appl Physiol 87：1997-2006, 1999

44
- 1) Snyder MJ et al：Acute pericarditis：diagnosis and management. Am Fam Physician 89：553-560, 2014
- 2) Imazio M et al：Evaluation and treatment of pericarditis；A systemic review. JAMA 314：1498-1506, 2015
- 3) Hooper AJ, Celenza A：A descriptive analysis of patients with an emergency department diagnosis of acute pericarditis. Emerg Med J 30：1003-1008, 2013
- 4) Imazio M：Acute pericarditis：Clinical presentation and diagnostic evaluation. UpToDate
- 5) Baljepally R, Spodick DH：PR-segment deviation as the initial electrocardiographic response in acute pericarditis. Am J Cardiol 81：1505-1506, 1998

45
1) Mycoplasma pneumoniae clinical manifestations, microbiology and immunology. Front Microbiol, 2016
2) Baum SG : Mycoplasma pneumoniae infection in adults. UpToDate
3) Miyashita N et al : Clinical presentation of community-acquired Chlamydia pneumoniae pneumonia in adults. Chest 121 : 1776-1781, 2002
4) Sharma L et al : Atypical pneumonia : Updates on Legionella, Chlamydophila, and Mycoplasma pneumonia. Clin Chest Med 38 : 45-58, 2017
5) Mansel JK et al : Mycoplasma pneumoniae pneumonia. Chest 95 : 639-646, 1989
6) Norisue Y et al : Phasic characteristics of inspiratory crackles of bacterial and atypical pneumonia. Postgrad Med J 84 : 432-436, 2008
7) Ishida T et al : Clinical differentiation of atypical pneumonia using Japanese guidelines. Respirotory 12 : 104-110, 2007
8) Saraya T et al : The correlation between chest x-ray scores and the clinical findings in children and adults with Mycoplasma pneumoniae pneumonia. Intern Med 56 : 2845-2849, 2017
9) 藤田次郎：肺炎と画像診断．日内会誌 101：748-753，2012
10) Gotoh K et al : Detection of Mycoplasma pneumoniae by loop-mediated isothermal amplification (LAMP) assay and serology in pediatric community-acquired pneumonia. J Infect Chemother 18 : 662-667, 2012
11) 日本呼吸器学会成人肺炎診療ガイドライン2017 作成委員会：成人肺炎診療ガイドライン2017．日本呼吸器学会，2017
12) 石和田稔彦：マイコプラズマ迅速診断法 リボテストとプライムチェック．感染症 44：87-88，2014
13) Cunha BA : The atypical pneumonias : clinical diagnosis and importance. Clin Microbiol Infect 12 (Suppl 3) : 12-24, 2006
14) Miyashita N et al : Clinical potential of diagnostic methods for the rapid diagnosis of Mycoplasma pneumoniae pneumonia in adults. Eur J Clin Microbiol Infect Dis 30 : 439-446, 2011
15) 成田光生：マイコプラズマ感染症診断におけるIgM抗体迅速検出法の有用性と限界．感染症誌 81：149-154，2007

46
1) Templin C et al : Clinical features and outcomes of takotsubo (stress) cardiomyopathy. N Engl J Med 373 : 929-938, 2015
2) Prasad A et al : Incidence and angiographic characteristics of patients with apical ballooning syndrome (takotsubo/stress cardiomyopathy) in the HORIZONS-AMI trial : an analysis from a multicenter, international study of ST-elevation myocardial infarction. Catheter Cardiovasc Interv 83 : 343-348, 2014
3) Eitel L et al : Clinical characteristics and cardiovascular magnetic resonance findings in stress (takotsubo) cardiomyopathy. JAMA 306 : 277-286, 2011
4) Kosuge M, Kimura K : Electrocardiographic findings of takotsubo cardiomyopathy as compared with those of anterior acute myocardial infarction. J Electrocardiol 47 : 684-689, 2014
5) Scantlebury DC, Prasad A : Diagnosis of takotsubo cardiomyopathy. Circ J 78 : 2129-2139, 2014
6) Kosuge M et al : Simple and accurate electrocardiographic criteria to differentiate takotsubo cardiomyopathy from anterior acute myocardial infarction. J Am Coll Cardiol 55 : 2514-2516, 2010
7) Kosuge M, Kimura K : Clinical implications of electrocardiograms for patients with anterior wall ST-segment elevation acute myocardial infarction in the interventional era. Circ J 76 : 32-40, 2012
8) Kosuge M et al : Differences in negative T waves among acute coronary syndrome, acute pulmonary embolism, and takotsubo cardiomyopathy. Eur Heart J Acute Cardiovasc Care 1 : 349-357, 2012
9) Reeder GS, Prasad A : Clinical manifestations and diagnosis of stress (takotsubo) cardiomyopathy. UpToDate
10) Reeder GS, Prasad A : Management and prognosis of stress (takotsubo) cardiomyopathy. UpToDate

47
1) Arroyo JF et al : Costovertebral joint dysfunction : another misdiagnosed cause of atypical chest pain. Postgrad Med J 68 : 655, 1992
2) Winzenberg T et al : Musculoskeletal chest wall pain. Aust Fam Physician 44 : 540-544, 2015
3) Jensen S : Musculoskeletal causes of chest pain. Aust Fam Physician 30 : 834-839, 2001
4) Wise CM : Major causes of musculoskeletal chest pain in adults. UpToDate

48
1) Black JH, Manning WJ : Clinical features and diagnosis of acute aortic dissection. UpToDate
2) Momiyama Y et al : Chest radiographic diagnosis of dissecting thoracic descending aorta. J Cardiol 29 : 157-162, 1997
3) Hagan PG et al : The International Registry of Acute Aortic Dissection (IRAD) new insights into an old disease. JAMA 283 : 897-903, 2000
4) De leon Ayala IA et al : Acute aortic dissection : An update. Kaohsiung J Med Sci 28 : 299-305, 2012
5) 循環器病の診断と治療に関するガイドライン．大動脈瘤・大動脈解離診療ガイドライン．2011年改訂版
6) von Kodolitsch Y et al : Clinical prediction of acute aortic dissection. Arch Intern Med 160 : 2977-2982,

7) Nienaber CA, Clough RE：Management of acute aortic dissection. Lancet 385：800-811, 2015

49
1) Elizari MV et al：Hemiblocks revisited. Circulation 115：1154-63, 2007
2) 琴岡憲彦，野出孝一：心電図リテラシーＱ＆Ａ完全右脚ブロックに軸変位を伴った場合，どのような病態を考えますか？ CIRCULATION Up-to-Date 8：357-361, 2013
3) Jones ME et al：Frequency and significance of conduction defects in acute myocardial infarction. Am Heart J 94：163-7, 1997
4) 加藤貴雄：脚ブロック，脚枝ブロック．Heart View 5：72-74, 2001
5) McAnulty JH et al：Natural history of "high-risk" bundle-branch block：final report of a prospective study. N Engl J Med 307：137-143, 1982

50
1) Nikus KC et al：Electrocardiogram patterns in acute left main coronary artery occlusion. J Electro Cardiol 41：626-629, 2008
2) Kosuge M et al：Predictors of left main or three-vessel disease in patients who have acute coronary syndromes with non-ST-segment elevation. Am J Cardiol 95：1366-1369, 2005
3) Kosuge M et al：An early and simple predictor of severe left main and/or three-vessel disease in patients with non-ST-segment elevation acute coronary syndrome. Am J Cardiol 107：495-500, 2011
4) Hori T et al：Factors predicting mortality in patients after myocardial infarction caused by left main coronary artery occlusion：significance of ST segment elevation in both aVR and aVL leads. Jpn Heart J 41：571-581, 2000
5) Hooper AJ, Celenza A：A descriptive analysis of patients with an emergency department diagnosis of acute pericarditis. Emerg Med J 30：1003-1008, 2013
6) Kireyev D et al：Clinical utility of aVR-The neglected electrocardiographic lead. Ann Noninvasive Electrocardiol 15：175-180, 2010

51
1) 横井　明 ほか：日本人正常者における心電図Ｕ波の性差および年齢差の検討臨床病理27：1053-1057, 1979
2) Gerson M et al：Exercise-induced U-wave inversion as a marker of the left anterior descending coronary artery. Circulation 60：1014-1020, 1979
3) 下野武俊 ほか：運動負荷後に出現する陰性Ｕ波の臨床的意義について．日内会誌76：810-817, 1987
4) Mark DB et al：Localizing coronary artery obstructions with the exercise treadmill test. Ann Intern Med 106：53-55, 1987
5) PALMER JH：U wave inversion. Br Heart J 10：247-51, 1948
6) Kishida H et al：Prognosis of patients with persistent negative U wave following myocardial infarction. Jpn Heart J 28：15-25, 1987
7) Goldberger AL：Basic principles of electrocardiographic interpretation. UpToDate

52
1) Thibodeau JT et al：Characterization of a novel symptom of advanced heart failure：bendopnea. J Am Coll Cardiol HF 2：24-31, 2014
2) Thibodeau JT, Drazner MH：The role of the clinical examination in patients with heart failure. JACC Heart Fail 6：543-551, 2018
3) Baeza-Trinidad R et al：Prevalence of bendopnea in general population without heart failure. Eur J Intern Med 50：e21-e22, 2018
4) Thibodeau JT et al：Bendopnea and risk of adverse clinical outcomes in ambulatory patients with systolic heart failure. Am Heart J 183：102-107, 2017

4　腹部・腰部領域での一発診断

53
1) Swanson SL et al：Umbilical mass. Omphalolith. Arch Dermatol 128：1265-1270, 1992
2) Gallouj S et al：Omphalolith：a rare entity but important to recognize. Dermatol Online 20：22641, 2014
3) Mahdi HR, El Hennawy HM：Omphalolith presented with peritonitis：a case report. Cases J 2：8191, 2009

54
1) Ross JR, Chacko MR：Pelvic inflammatory disease：Clinical manifestations and diagnosis. UpToDate
2) Peter NG et al：Fitz-Hugh-Curtis syndrome：a diagnosis to consider in women with right upper quadrant pain. Cleve Clin J Med 71：233-239, 2004
3) Woo SY et al：Clinical outcome of Fitz-Hugh-Curtis syndrome mimicking acute biliary disease. World J Gastroenterol 14：6975-6980, 2008
4) 鈴木　彩 ほか：一般内科外来におけるFitz-Hugh-Curtis症候群の検討．家庭医療11：4-9, 2005
5) McCormack WM：Pelvic inflammatory disease. N Eng J Med 330：115-119, 1994
6) You JS et al：Clinical features of Fitz-Hugh-Curtis syndrome in the emergency department. Yonsei Med J 53：735-738, 2012
7) Counselman FL：An unusual presentation of Fitz-Hugh-Curtis syndrome. J Emerg Med 12：167-470, 1994
8) 小関一英（訳）：急性腹症の早期診断―病歴と身体所見による診断技能をみがく．第2版MEDSi, 2012
9) Matsuura T et al：Fitz-Hugh-Curtis syndrome：radiologic manifestation. J Comput Assist Tomogr 27：

786-791, 2003
10) Antopolsky M et al：Renal infarction in the ED：10-year experience and review of the literature. Am J Emerg Med 30：1055-1060, 2012

55
1) Hatjipetrou A et al：Rectus sheath hematoma：a review of the literature. Int J Surg 13：267-271, 2015
2) James RF：Rectus sheath haematoma. Lancet 365：1824, 2005
3) Rosen M, Haskins IN：Rectus sheath hematoma. UpToDate
4) 豊田泰弘 ほか：腹直筋血腫の1例および本邦報告142例の検討. 救急医学 29：622-625, 2005

56
1) Okamoto R et al：Diagnosis and treatment of microscopic colitis. Clin J Gastroenterol 9：169-174, 2016
2) Christoph F Dietrich et al：Microscopic (lymphocytic and collagenous) colitis：Clinical manifestations, diagnosis, and management. UpToDate
3) Pardi DS：Diagnosis and management of microscopic colitis. Am J Gastroenterol 112：78-85, 2017
4) 工藤恵子 ほか：典型的な経過を辿ったcollagenous colitisの1例. Progress of Digestive Endoscopy 82：184-185, 2013
5) Keszthelyi D et al：Is microscopic colitis a drug-induced disease? J Clin Gastroenterol 46：811-822, 2012
6) Bohr J et al：Collagenous colitis：a retrospective study of clinical presentation and treatment in 163 patients. Gut 39：846-851, 1996
7) Limsui D et al：Symptomatic overlap between irritable bowel syndrome and microscopic colitis. Inflamm Bowel Dis 13：175-181, 2007
8) Abboud R et al：Symptomatic overlap between microscopic colitis and irritable bowel syndrome：a prospective study. Inflamm Bowel Dis 19：550-553, 2013

57
1) Gelrud A et al：Epiploic appendagitis. UpToDate
2) van Breda Vriesman AC：The hyperattenuating ring sign. Radiology 226：556-557, 2003
3) Hwang JA et al：Differential diagnosis of left-sided abdominal pain：primary epiploic appendagitis vs colonic diverticulitis. World J Gastroenterol 19：6842-6848, 2013
4) Ng KS et al：CT features of primary epiploic appendagitis. Eur J Radiol 59：284-288, 2006
5) Singh AK et al：CT appearance of acute appendagitis. AJR Am J Roentgenol 183：1303-1307, 2004
6) Rao PM et al：Misdiagnosis of primary epiploic appendagitis. Am J Surg 176：81-85, 1998
7) Singh AK et al：Acute epiploic appendagitis and its mimics. Radiographics 25：1521-1534, 2005

58
1) 日本頭痛学会・国際頭痛分類委員会 (訳)：国際頭痛分類第3版beta版. 医学書院, 2014
2) Woodruff AE et al：Abdominal migraine in adults：a review of pharmacotherapeutic options. Ann Pharmacother 47：e27, 2013
3) Roberts JE, deShazo RD：Abdominal migraine, another cause of abdominal pain in adults. Am J Med 125：1135-1139, 2012
4) Cervellin G, Lippi G：Abdominal migraine in the differential diagnosis of acute abdominal pain. Am J Emerg Med 33：864, e3-5, 2015
5) Headache Classification Committee of the International Headache Society (IHS)：The International Classification of Headache Disorders, 3rd edition (beta version). Cephalalgia 33：629-808, 2013
6) Charles A：Migraine. NEJM 377：553-561, 2017
7) Kunishi Y et al：Abdominal migraine in a middle-aged woman. Intern Med 55：2793-2798, 2016
8) 急性腹症診療ガイドライン出版委員会：急性腹症ガイドライン2015. 医学書院, 2015

59
1) 井上幹夫：脾彎曲症候群. 日本臨床別冊領域別症候群 6：636-637, 1994
2) Machella TE et al：Observations on the splenic flexure syndrome. Ann Intern Med 37：543-552, 1952
3) Palmer ED et al：Clinical experiences with the splenic flexure syndrome and the hepatic flexure syndrome. Am J Dig Dis 22：194-197, 1955

60
1) Nakao N et al：Retroperitoneal hematoma associated with femoral neuropathy：a complication under antiplatelet therapy. Acta Med Okayama 55：363-366, 2001
2) Wada Y et al：Bilateral Iliopsoas hematomas complicating anticoagulant therapy. Intern Med 44：641-643, 2005
3) Bartelt RB, Sierra RJ：Recurrent hematomas within the iliopsoas muscle caused by impingement after total hip arthroplasty. J Arthroplasty 26：665：e1-5, 2011
4) Ozkan OF et al：Iliopsoas haematoma：a rare complication of warfarin therapy. J Coll Physicians Surg Pak 22：673-674, 2012
5) Yegen SF et al：Spontaneous iliopsoas haematoma presenting with groin pain under warfarin therapy. Pain Physician 18：E1145-1146, 2015
6) Tsai JL et al：Spontaneous iliopsoas hematoma. J Emerg Med 51：e53-54, 2016
7) Mant MJ et al：Haemorrhagic complications of heparin therapy. Lancet 1：1133-1135, 1977
8) Leon L et al：CT of the iliopsoas compartment：Value in differentiating tumor, abscess, and hematoma. Am J Roentgenol 162：83-86, 1994

61
1) Roberts P et al：Practice parameters for sigmoid diverticulitis. The Standards Task Force American Society of Colon and Rectal Surgeons. Dis Colon Rectum 38：125-132, 1995

2) Pemberton JH : Colonic diverticulosis and diverticular disease : Epidemiology, risk factors, and pathogenesis. UpToDate
3) Pemberton JH : Clinical manifestations and diagnosis of acute diverticulitis in adults. UpToDate
4) Wilkins T et al : Diagnosis and management of acute diverticulitis. Am Fam Physician 87 : 612-620, 2013
5) Pemberton JH : Acute colonic diverticulitis : Medical management. UpToDate
6) Lau KC et al : Is colonoscopy still mandatory after a CT diagnosis of left-sided diverticulitis : can colorectal cancer be confidently excluded? Dis Colon Rectum 54 : 1265-1270, 2011
7) McKay R, Shepherd J : The use of the clinical scoring system by Alvarado in the decision to perform computed tomography for acute appendicitis in the ED. Am J Emerg Med 25 : 489-493, 2007
8) Alvarado A : A practical score for the early diagnosis of acute appendicitis. Ann Emerg Med 15 : 557-564, 1986
9) Flum DR : Clinical practice. Acute appendicitis : appendectomy or the "antibiotics first" strategy. NEJM 372 : 1937-1943, 2015

62
1) Brunham RC et al : Pelvic inflammatory disease. N Engl J Med 372 : 2039-2048, 2015
2) Workowski KA, Bolan GA : Centers for Disease Control and Prevention : Sexually transmitted diseases treatment guidelines, 2015. MMWR Recomm Rep 64 : 78-82, 2015
3) Mitchell C, Prabhu M : Pelvic inflammatory disease : current concepts in pathogenesis, diagnosis and treatment. Infect Dis Clin North Am 27 : 793-809, 2013
4) Ross J : Pelvic inflammatory disease : clinical manifestations and diagnosis. UpToDate
5) Morishita K et al : Clinical prediction rule to distinguish pelvic inflammatory disease from acute appendicitis in women of childbearing age. Am J Emerg Med 25 : 152-157, 2007
6) Bhavsar AK et al : Common questions about the evaluation of acute pelvic pain. Am Fam Physician 93 : 41-48A, 2016
7) 大澤まりえ，田村綾子：骨盤部炎症性疾患（PID）に関連するサイン．画像診断 37：936-939，2017
8) Wiesenfeld HC : Pelvic inflammatory disease : Treatment. UpToDate
9) Wagner JM et al : Does this patient have appendicitis? JAMA 276 : 1589-1594, 1996
10) Drescher MJ et al : Family history is a predictor for appendicitis in adults in the emergency department. West J Emerg Med 13 : 468-471, 2012 (Heydari A, Emami Zeydi A : Can family history be used as a predictor in patients with suspected acute appendicitis at the emergency department? Bull Emerg Trauma 2 : 99-100, 2014)

63
1) Leder K, Weller PF : Miscellaneous nematodes. UpToDate
2) 石崎 彰 ほか：腸閉塞症状で発症した小腸アニサキス症の1例．日臨外会誌 64：366-369，2003
3) Takabayashi T et al : Anisakiasis presenting to the ED : clinical manifestations, time course, hematologic tests, computed tomographic findings, and treatment. Am J Emerg Med 32 : 1485-1489, 2014
4) Chai JY et al : Fish-borne parasitic zoonoses : status and issues. Int J Parasitol 35 : 1233-1254, 2005
5) 唐澤洋一 ほか：最近の消化管アニサキス症について．第2回全国集計報告．日本医事新報 4386：68-74，2008
6) Audicana MT, Kennedy MW : Anisakis simplex : from obscure infectious worm to inducer of immune hypersensitivity. Clin Microbiol Rev 21 : 360-379, 2008
7) Shibata E et al : CT findings of gastric and intestinal anisakiasis. Abdom Imaging 39 : 257-261, 2014
8) 吉田雄介，杉山英二：ループス腸炎の診断．日本医事新報 4894：42-47，2018

64
1) Kyere KA et al : Schmorl's nodes. Eur Spine J 21 : 2115-2121, 2012
2) Samartzis D et al : Classification of Schmorl's nodes of the lumbar spine and association with disc degeneration : a large-scale population-based MRI study. Osteoarthritis Cartilage 24 : 1753-1760, 2016
3) Mattei TA, Rehman AA : Schmorl's nodes : current pathophysiological, diagnostic, and therapeutic paradigms. Neurosurg Rev 37 : 39-46, 2014
4) Williams FMK et al : Schmorl's nodes : common, highly heritable, and related to lumbar disc disease. Arthritis Rheum 57 : 855-860, 2007
5) 末松篤樹：転移性骨腫瘍．今日の臨床サポート

65
1) Kuniya H et al : Prospective study of superior cluneal nerve disorder as a potential cause of low back pain and leg symptoms. J Orthop Surg Res 9 : 139, 2014
2) Isu T et al : Superior and middle cluneal nerve entrapment as a cause of low back pain. Neruospine 15 : 25-32, 2018
3) Maigne JY, Doursounian L : Entrapment neuropathy of the medial superior cluneal nerve. Nineteen cases surgically treated, with a minimum of two year's follow-up. Spine 22 : 1156-1159, 1997
4) Iwamoto N et al : Low back pain caused by superior cluneal nerve entrapment neuropathy in patients with Parkinson disease. World Neurosurg 87 : 250-254, 2016
5) Strong EK, Davila JC : The cluneal nerve syndrome ; a distinct type of low back pain. Ind Med Surg 26 : 417-429, 1957

66
1) McGee SR : Referred scrotal pain : case reports and review. JGIM 8 : 694-701, 1993
2) Eyre RC : Evaluation of acute scrotal pain in adults. UpToDate
3) Portis AJ, Sundaram CP : Diagnosis and initial management of kidney stones. Am Fam Physician 63 :

1329-1338, 2001
4) Ingimarsson JP et al：Diagnosis and management of nephrolithiasis. Surg Clin North Am 96：517-532, 2016
5) Eskelinen M et al：Usefulness of history-taking, physical examination and diagnostic scoring in acute renal colic. Eur Urol 34：467-473, 1998
6) Curhan GC et al：Diagnosis and acute management of suspected nephrolithiasis in adults. UpToDate
7) Wang RC et al：External validation of the STONE score, a clinical prediction rule for ureteral stone：An observational multi-institutional study. Ann Emerg Med 67：423-432, e2, 2016
8) Daniels B et al：STONE PLUS：Evaluation of emergency department patients with suspected renal colic, using a clinical prediction tool combined with point-of-care limited ultrasonography. Ann Emerg Med 67：439-448, 2016
9) Pathan SA et al：Delivering safe and effective analgesia for management of renal colic in the emergency department：a double-blind, multigroup, randomised controlled trial. Lancet 387：1999-2007, 2016
10) Singh A et al：A systematic review of medical therapy to facilitate passage of ureteral calculi. Ann Emerg Med 50：552-563, 2007
11) Ha M, MacDonald RD：Impact of CT scan in patients with first episode of suspected nephrolithiasis. J Emerg Med 27：225-231, 2004
12) Borrero E, Queral LA：Symptomatic abdominal aortic aneurysm misdiagnosed as nephroureterolithiasis. Ann Vas Surg 2：145-149, 1988
13) Bultitude M：Management of renal colic. BMJ 345：e5499, 2012

67
1) 日本泌尿器科学会（編）：急性陰嚢症診療ガイドライン2014年度版. 金原出版，2014
2) Brenner JS, Ojo A：Causes of scrotal pain in children and adolescents. UpToDate
3) Eyre RC：Evaluation of acute scrotal pain in adults. UpToDate
4) Fehér ÁM, Bajory Z：A review of main controversial aspects of acute testicular torsion. Journal of Acute Disease 5：1-8, 2016
5) Sessions AE et al：Testicular torsion：direction, degree, duration and disinformation. J Urol 169：663-665, 2003
6) Cass AS et al：Immediate exploration of the unilateral acute scrotum in young male subjects. J Urol 124：829-832, 1980
7) Schmitz D, Safranek S：Clinical inquiries. How useful is a physical exam in diagnosing testicular torsion？ J Fam Pract 58：433-434, 2009
8) Barbosa JA et al：Development and initial validation of a scoring system to diagnose testicular torsion in children. J Urol 189：1859-1864, 2013
9) Vijayaraghavan SB：Sonographic differential diagnosis of acute scrotum：real-time whirlpool sign, a key sign of torsion. J Ultrasound Med 25：563-574, 2006
10) Davis JE, Silverman M：Scrotal emergencies. Emerg Med Clin N Am 29：469-484, 2011

68
1) Gralnek IM et al：Acute lower gastrointestinal bleeding. NEJM 376：1054-1063, 2017
2) Pemberton JH：Colonic diverticular bleeding. UpToDate
3) Niikura R et al：Recurrence of colonic diverticular bleeding and associated risk factors. Colorectal Dis 14：302-305, 2012
4) Strate LL, Gralnek IM：ACG Clinical Guideline：Management of patients with acute lower gastrointestinal bleeding. Am J Gastroenterol 111：459-474, 2016
5) Nagata N et al：Impact of discontinuing non-steroidal antiinflammatory drugs on long-term recurrence in colonic diverticular bleeding. World J Gastroenterol 21：1292-1298, 2015

69
1) Runyon BA：Pathogenesis of spontaneous bacterial peritonitis. UpToDate
2) Hou W, Sanyal AJ：Ascites：diagnosis and management. Med Clin North Am 93：801-817, 2009
3) European Association for the Study of the Liver：EASL clinical practice guidelines on the management of ascites, spontaneous bacterial peritonitis, and hepatorenal syndrome in cirrhosis. J Hepatol 53：397-417, 2010
4) Runyon BA：Spontaneous bacterial peritonitis in adults：Diagnosis. UpToDate
5) Runyon BA：Spontaneous bacterial peritonitis in adults：Treatment and prophylaxis. UpToDate
6) Runyon BA：Spontaneous bacterial peritonitis in adults：Clinical manifestations. UpToDate
7) Ginès P et al：Management of cirrhosis and ascites. NEJM 350：1646-1654, 2004
8) Chinnock B et al：Gram's stain of peritoneal fluid is rarely helpful in the evaluation of the ascites patient. Ann Emerg Med 54：78-82, 2009
9) Koulaouzidis A et al：Spontaneous bacterial peritonitis. World J Gastroenterol 15：1042-1049, 2009
10) Akriviadis EA et al：Utility of an algorithm in differentiating spontaneous from secondary bacterial peritonitis. Gastroenterology 98：127-133, 1990
11) Chinnock B et al：Physician clinical impression does not rule out spontaneous bacterial peritonitis in patients undergoing emergency department paracentesis. Ann Emerg Med 52：268-273, 2008

70
1) Chang HC et al：Pearls and pitfalls in a diagnosis of ovarian torsion. Radiographics 28：1355-1368, 2008

2) Houry D, Abbott JT : Ovarian torsion : a fifteen year review. Ann Emerg Med 38 : 156-159, 2001
3) Laufer MR : Ovarian and fallopian tube torsion. UpToDate
4) Spinelli C et al : Adnexal torsion in adolescents : update and review of the literature. Curr Opin Obstet Gynecol 27 : 320-325, 2015
5) Dupuis CS, Kim YH : Ultrasonography of adnexal causes of acute pelvic pain in pre-menopausal non-pregnant women. Ultrasonography 34 : 258-267, 2015
6) Lourenco AP et al : Ovarian and tubal torsion : imaging findings on US, CT, and MRI. Emerg Radiol 21 : 179-187, 2014
7) Iraha Y et al : CT and MR imaging of gynecologic emergencies. Radiographics 37 : 1569-1586, 2017
8) Huchon C et al : Adnexal torsion : a predictive score for pre-operative diagnosis. Hum Reprod 25 : 2276-2280, 2010

71
1) 山野寿久 ほか：胆嚢捻転症の臨床的検討．日本腹部救急医学会雑誌 37：531-535, 2017
2) 安田秀喜, 高田忠敬：遊走胆嚢．胆と膵 23：743-747, 2002
3) Lau WY et al : Acute torsion of the gall bladder in the aged : a re-emphasis on clinical diagnosis. Aust N Z J Surg 52 : 492-494, 1982
4) Peñacoba LM et al : Torsion of the gallbladder. J Gastrointest Surg 20 : 1784-1786, 2016
5) Gross RE : Congenital anomalies of the gallbladder. Arch Surg 32 : 131-162, 1936
6) Reilly DJ et al : Torsion of the gallbladder : a systematic review. HPB 14 : 669-672, 2012
7) Nakao A et al : Gallbladder torsion : a case report and review of 245 cases reported in the Japanese literature. J Hepatobiliary Pancreat Surg 6 : 418-421, 1999
8) Haines FX, Kane JT : Acute torsion of the gallbladder. Ann Surg 128 : 253-256, 1948
9) 急性胆道炎の診療ガイドライン作成出版委員会編：科学的根拠に基づく急性胆管炎・胆嚢炎の診療ガイドライン（第2版）．医学図書出版，53-54, 2013

72
1) 荒木 力：ここまでわかる急性腹症のCT 第3版．メディカル・サイエンス・インターナショナル，30, 2018
2) Brooks DC, Hawn M : Classification, clinical features and diagnosis of inguinal and femoral hernias in adults. UpToDate
3) Suzuki S et al : Differential of femoral versus inguinal hernia : CT findings. AJR Am J Roentgenol 189 : W78-W83, 2007
4) Naude GP et al : Femoral hernia-The dire consequences of a missed diagnosis. Am J Emerg Med 15 : 680-682, 1997
5) 日本ヘルニア学会ガイドライン委員会編：鼠径部ヘルニア診療ガイドライン2015，金原出版，2015
6) Alimoglu O et al : Femoral hernia : a review of 83 cases. Hernia 10 : 70-73, 2006

73
1) Hopayian K et al : The clinical features of the piriformis syndrome : a systematic review. Eur Spine J 19 : 2095-2109, 2010
2) Cass SP : Piriformis syndrome : a cause of nondiscogenic sciatica. Curr Sports Med Rep 14 : 41-44, 2015
3) Hopayian K, Danielyan A : Four symptoms define the piriformis syndrome : an updated systematic review of its clinical features. Eur J Orthop Surg Traumatol 28 : 155-164, 2018
4) Boyajian-O'Neill LA et al : Diagnosis and management of piriformis syndrome : An osteopathic approach. J Am Osteopath Assoc 108 : 657-664, 2008
5) Johnson R : Approach to hip and groin pain in the athlete and active adult. UpToDate
6) Fishman LM et al : Piriformis syndrome : Diagnosis, treatment, and outcome : A 10-year study. Arch Phys Med Rehabil 83 : 295-301, 2002
7) Robinson DR : Piriformis syndrome in relation to sciatic pain. Am J Surg 73 : 435-439, 1947
8) Filler AG et al : Sciatica of nondisc origin and piriformis syndrome : diagnosis by magnetic resonance neurography and interventional magnetic resonance imaging with outcome study of resulting treatment. J Neurosurg Spine 2 : 99-115, 2005
9) Robinson ES et al : Piriformis syndrome versus radiculopathy following lumbar artificial disc replacement. Spine 36 : E282-E287, 2011

74
1) Lacroix VJ : A complete approach to groin pain. Phys Spotsmed 28 : 66-86, 2000
2) Elkins N et al : Neurogenic Pelvic Pain. Phys Med Rehabil Clin N Am 28 : 551-569, 2017
3) Steven D. Waldman（著），太田光泰（翻訳），川崎彩子（翻訳）：臨床でよく出会う痛みの診療アトラス，医学書院
4) Cesmebasi A et al : Genitofemoral neuralgia : a review. Clin Anat 28 : 128-135, 2015
5) Starling JR, Harms BA : Diagnosis and treatment of genitofemoral and ilioinguinal neuralgia. World J Surg 13 : 586-591, 1989
6) Anderson BC : Meralgia paresthetica lateral femoral cutaneous nerve entrapment UpToDate

75
1) Maatman RC, et al : Lateral Cutaneous Nerve Entrapment Syndrome (LACNES) : A previously unrecognized cause of intractable flank pain. Scand J Pain 17 : 211-217, 2017
2) Boelens OB, et al : Chronic Localized Back Pain Due to Posterior Cutaneous Nerve Entrapment Syndrome (POCNES) : A New Diagnosis. Pain Physician 20 : E455-E458, 2017
3) Breivik H, Stubhaug A : A new treatable chronic pain diagnosis? Flank pain caused by entrapment of posterior cutaneous branch of intercostal nerves, lateral ACNES coined LACNES. Scand J Pain 17 : 201-202,

76
1) Lavy C et al：Cauda equina syndrome. BMJ 338：b936, 2009
2) Patient education：Cauda equina syndrome (The Basics). UpToDate
3) Todd NV, Dickson RA：Standards of care in cauda equina syndrome. Br J Nerusurg 30：518-522, 2016
4) Podnar S：Epidemiology of cauda equina and conus medullaris lesions. Muscle Nerve 35：529-531, 2007
5) Andrew Eisen Anatomy and localization of spinal cord disorders. UpToDate
6) Todd NV Guidelines for cauda equina syndrome. Red flags and white flags. Systematic review and implications for triage. Br J Neurosurg 31：336-339, 2017
7) T Strigenz Cauda equina syndrome. J Pain Palliat Care Pharmacother 28：75-77, 2014
8) 安藤哲朗：脊髄円錐上部症候群，脊髄円錐症候群．脊椎脊髄ジャーナル28：185-190，2015
9) 西村行政：L1/L2外側ヘルニアによるL1神経根症．整形外科65：1023-1027，2014
10) 塩尻俊明：非専門医が診るしびれ．腰椎，腰部脊柱管内疾患．羊土社，59-67，2018
11) Bell DA et al：Cauda equina syndrome：what is the correlation between clinical assessment and MRI scanning? Br J Neurosurg 21：201-203, 2007

77
1) Lyer HV：Boas's sign revisited. Ir J Med Sci 180：301, 2011
2) Gunn A, Keddie N：Some clinical observations on patients with gallstones. Lancet 2：239-241, 1972
3) Trowbridge RL et al：Does this patient have acute cholecystitis? JAMA 289：80-86, 2003
4) Gilani SN, et al：Collins' sign：validation of a clinical sign in cholelithiasis. Ir J Med Sci 178：397-400, 2009
5) Zakko SF：Overview of gallstone disease in adults. UpToDate
6) Zakko SF, Afdhal NH：Acute calculous cholecystitis：Clinical features and diagnosis. UpToDate
7) Steven MS：Acute calculous cholecystitis. NEJM 358：2804-2811, 2008
8) Akriviadis EA, et al：Treatment of biliary colic with diclofenac：A randomized, double-blind, placebo-controlled study. Gastroenterology 113：225-231, 1997
9) 日本消化器病学会：胆石症診療ガイドライン2016改訂第2版．南江堂，2016

78
1) Zakko SF, Afdhal NH：Acute calculous cholecystitis：Clinical features and diagnosis. UpToDate
2) Abraham S et al：Surgical and nonsurgical management of gallstones. Am Fam Physician 89：795-802, 2014
3) Ueda T, Ishida E：Indirect fist percussion of the liver Is a more sensitive technique for detecting hepatobiliary infections than Murphy's sign. Curr Gerontol Geriatr Res 2015：431638, 2015
4) Lyer HV：Boas's sign revisited. Ir J Med Sci 180：301, 2011
5) Trowbridge RL et al：Does This Patient Have Acute Cholecystitis? JAMA 289：80-86, 2003
6) 急性胆管炎・胆嚢炎診療ガイドライン改定出版委員会編：急性胆管炎・胆嚢炎診療ガイドライン2018．医学図書出版，2018
7) Steven MS：Acute calculous cholecystitis. NEJM 358：2804-2811, 2008
8) An C et al：Usefulness of the tensile gallbladder fundus sign in the diagnosis of early acute cholecystitis. AJR Am J Roentgenol 201：340-346, 2013

5　四肢領域での一発診断

79
1) Uhthoff HK et al：Calcifying tendinitis：a new concept of its pathogenesis. Clin Orthop Relat Res 118：164-168, 1976
2) Doumas C et al：Acute calcific periarthritis of the hand and wrist：a series and review of the literature. Emerg Radiol 14：199-203, 2007
3) Holt PD, Keats TE：Calcific tendinitis：a review of the usual and unusual. Skeletal Radiol 22：1-9, 1993
4) Moradi A et al：Acute calcium deposits in the hand and wrist. J Hand Surg Am 39：1854-1857, 2014
5) 樋口富士男 ほか：Cimetidineが功を奏した石灰沈着症．整形外科46：1549-1554，1995

80
1) Hench PS, Rosenberg EF：Palindromic rheumatism：A "new", oft recurring disease of joints (arthritis, periarthritis, para-arthritis) apparently producing no articular residues-report of 34 cases：its relation to "angioneural arthrosis", "allergic rheumatism" and rheumatoid arthritis. Arch Intern Med 73：292-321, 1944
2) Iyer VR, Cohen GL：Palindromic rheumatism. South Med J 104：147-149, 2011
3) Sanmarti R et al：Palindromic rheumatism and other relapsing arthritis. Best Pract Res Clin Rheumatol 18：647-661, 2004
4) Guerne PA, Weisman MH：Palindromic rheumatism：part of apart from the spectrum of rheumatoid arthritis. Am J Med 93：451-460, 1992
5) Gonzalez-Lopez L et al：Prognostic factors for the development of rheumatoid arthritis and other connective tissue diseases in patients with palindromic rheumatism. J Rheumatol 26：540-545, 1999
6) Mankia K, Emery P：What can palindromic rheumatism tell us? Best Pract Res Clin Rheumatol 31：90-98, 2017
7) Eggebeen AT：Gout：an update. Am Fam Physician 76：801-808, 2007
8) Dalbeth N et al：Gout. Lancet 388：2039-2052, 2016

81
1) Davis MD et al：Natural history of erythromelalgia：presentation and outcome in 168 patients. Arch Dermatol 136：330-336, 2000

2) Cohen JS : Erythomelalgia : New theories and new therapies. J Am Acad Dermatol 43 : 841-847, 2000
3) Davis MD : Erythromelalgia. UpToDate
4) Parker LK et al : Clinical features and management of erythromelalgia : long term follow-up of 46 cases. Clin Exp Rheumatol 35 : 80-84, 2017
5) Latessa V : Erythromelalgia : a rare microvascular disease. J Vasc Nurs 28 : 67-71, 2010
6) Berlin AL, Pehr K : Coexistence of erythromelalgia and Raynaud's phenomenon. J Am Acad Dermatol 50 : 456-460, 2004
7) Abdi S : Complex regional pain syndrome in adults : Pathogenesis, clinical manifestations, and diagnosis. UpToDate

82
1) Sharpey-Schafer EP : Venous tone. Br Med J 2 : 1588-1595, 1961
2) Sechi G, Serra A : Wernicke's encephalopathy : new clinical settings and recent advances in diagnosis and management. Lancet Neurol 6 : 442-455, 2007
3) Galvin R et al : EFNS guidelines for diagnosis, therapy and prevention of Wernicke encephalopathy. European Journal of Neurology 17 : 1408-1418, 2010
4) Bailey RK : Thiamine deficiency and delirium. Innov Clin Neurosci 10 : 26-32, 2013
5) Hanninen SA et al : The prevalence of thiamin deficiency in hospitalized patients with congestive heart failure. J Am Coll Cardiol 47 : 354-361, 2006
6) Rose BD : Pathophysiology and etiology of edema in adults. UpToDate

83
1) 間宮繁夫：血管障害による出血傾向 単純性紫斑病．日本臨床 別冊血液症候群第2版Ⅱ，488-489，2013
2) 清水　宏：あたらしい皮膚科学．第2版，中山書店，172，2011
3) 間瀬勘史：血管障害による出血傾向 単純性紫斑病．日本臨床 別冊血液症候群第2版Ⅱ，416-417，1998
4) Davis E : Hereditary familial purpura simplex review of twenty-seven families. Lancet 1 : 145-146, 1941
5) Kelton JG et al : A prospective study of the usefulness of the measurement of platelet-associated IgG for the diagnosis of idiopathic thrombocytopenic purpura. Blood 60 : 1050-1053, 1982
6) 厚生労働省特発性凝固異常症研究班：血液凝固異常症に関する調査研究（平成19年度），2007
7) 久保田恭子 ほか：鉄棒懸垂によって生じた怒責性紫斑の原因に関する文献的考察．日小皮会誌 21 : 21-23，2002
8) 沢田美彦 ほか：起立性紫斑病の2例．臨床血液 32 : 1569-1573，1991
9) Geisler BP, Dezube BJ : Psychogenic purpura. UpToDate
10) Ratnoff OD : Psychogenic purpura (autoerythrocyte sensitization) : an unsolved dilemma. Am J Med 87 : 16, 1989
11) Davis E : Purpura of the skin. A review of 500 cases. Lancet 2 : 160-161, 1943

84
1) Crawford P, Zimmerman EE : Differentiation and diagnosis of tremor. Am Fam Physician 83 : 697-702, 2011
2) Bhatia KP, Schneider SA : Psychogenic tremor and related disorders. J Neurol 254 : 569-574, 2007
3) Deuschi G et al : Diagnostic and pathophysiological aspects of psychogenic tremors. Mov Disord 13 : 294-302, 1998
4) Schwingenschuh P, Deuschl G : Functional tremor. Handb Clin Neurol 139 : 229-233, 2016
5) Tarsy D : Overview of tremor. Uptodate
6) Alty JE, Kempster PA : A practical guide to the differential diagnosis of tremor. Postgrad Med J 87 : 623-629, 2011
7) van Poppelen D et al : Attention to self in psychogenic tremor. Mov Disord 14 : 2575-2576, 2011
8) Kenney C et al : Distinguishing psychogenic and essential tremor. J Neurol Sci 263 : 94-99, 2007
9) Koller W et al : Psychogenic tremors. Neurology 39 : 1094-1099, 1989
10) Puschmann A, Wszolek ZK : Diagnosis and treatment of common forms of tremor. Semin Neurol 31 : 65-77, 2011

85
1) Raff AB, Kroshinsky D : Cellulitis : A review. JAMA 316 : 325-337, 2016
2) Spelman D, Baddour LM : Cellulitis and skin abscess : Clinical manifestations and diagnosis. UpToDate
3) Becker MA : Clinical manifestations and diagnosis of gout. UpToDate
4) Stevens DL et al : Practice guidelines for the diagnosis and management of skin and soft tissue infections : 2014 update by the infectious diseases society of America. Clin Infect Dis 59 : 147-159, 2014
5) Dalbeth N et al : Gout. Lancet 388 : 2039-2052, 2016
6) Logan JA et al : Serum uric acid in acute gout. Ann Rheum Dis 56 : 696-697, 1997
7) Taylor WJ et al : Study for updated gout classification criteria : Identification of features to classify gout. Arthritis Care Res 67 : 1304-1315, 2015

86
1) Sheehy MP, Marsden CD : Writer's cramp : a focal dystonia. Brain 105 : 461-480, 1982
2) Goldman JG : Writer's cramp. Toxicon 107 : 98-104, 2015
3) 岸本利一郎：ジストニアをめぐって ジストニアの疫学―地域別調査―．神経内科 67 : 57-61，2007
4) Das CP et al : Botulinum toxin therapy of writer's cramp. Eur J Neurol 13 (suppl I) : 55-59, 2006
5) Loyola DP et al : Sensory tricks in focal dystonia and hemifacial spasm. Eur J Neurol 20 : 704-707, 2013
6) Marsden CD, Sheehy MP : Writer's cramp. Trends in Neuroscience 13 : 148-153, 1990
7) Murase N et al : Nicotine-sensitive writer's cramp. Mov Disord 15 : 1276-1279, 2000
8) Comella C : Treatment of dystonia. UpToDate

9) Rothwell JC et al : Primary writing tremor. J Neurol Neurosurg Psychiatry 42 : 1106-1114, 1979

87
1) Grada AA, Phillips TJ : Lymphedema : Pathophysiology and clinical manifestations. J Am Acad Dermatol 77 : 1009-1020, 2017
2) Trayes KP et al : Edema : diagnosis and management. Am Fam Physician 88 : 102-110, 2013
3) Rockson SG : Diagnosis and management of lymphatic vascular disease. J Am Coll Cardiol 52 : 799-806, 2008
4) Mehrara B : Clinical features and diagnosis of peripheral lymphedema. UpToDate
5) Ely JW : Approach to leg edema of unclear etiology. J Am Broad Fam Med 19 : 148-160, 2006
6) McGee S : Evidence-Based Physical Diagnosis 4th edition, Elsevier, 2017
7) Eberhardt RT, Raffetto JD : Chronic venous insufficiency. Circulation 130 : 333-346, 2014
8) Mihara M et al : Lymphaticovenous anastomosis releases the lower extremity lymphedema associated pain. Plast Reconstr Surg Glob Open 5 : e1205, 2017
9) Topham EJ, Mortimer PS : Chronic lower limb oedema. Clin Med 2 : 28-31, 2002
10) Grada AA, Phillips TJ : Lymphedema : diagnostic workup and management. J Am Acad Dermatol 77 : 995-1006, 2017
11) Suehiro K et al : Significance of ultrasound examination of skin and subcutaneous tissue in secondary lower extremity lymphedema. Ann Vasc Dis 6 : 180-188, 2013

88
1) Perron AD et al : Orthopedic pitfalls in the ED : scaphoid fracture. Am J Emerg Med 19 : 310-316, 2001
2) deWeber K : Scaphoid fracture. UpToDate
3) Phillips TG et al : Diagnosis and management of scaphoid fractures. Am Fam Physician 70 : 879-884, 2004
4) Carpenter CR et al : Adult scaphoid fracture. Acad Emerg Med 21 : 101-121, 2014
5) Parvizi J et al : Combining the clinical signs improves diagnosis of scaphoid fractures. J Hand Surg Br 23 : 324-327, 1998

89
1) Nance JR, Mammen AL : Diagnostic evaluation of rhabdomyolysis. Muscle Nerve 51 : 793-810, 2015
2) Alpers JP, Jones LK Jr : Natural history of exertional rhabdomyolysis a population-based analysis. Muscle Nerve 42 : 487-491, 2010
3) Kim J et al : Exercise-induced rhabdomyolysis mechanisms and prevention : A literature review. J Sport Health Sci 5 : 324-333, 2016
4) Criddle LM : Rhabdomyolysis. Pathophysiology, recognition, and management. Crit Care Nurse 23 : 14-22, 24-26, 28 passim ; quiz 31-32, 2003
5) Cheney P : Early management and physiologic changes in crush syndrome. Crit Care Nurs Q 17 : 62-73, 1994
6) Moratalla MB et al : Importance of MRI in the diagnosis and treatment of rhabdomyolysis. Eur J Radiol 65 : 311-315, 2008
7) Keah Sh, Chng K : Exercise-induced rhabdomyolysis with acute renal failure after strenuous push-UPS. Malys Fam Physician 4 : 37-39, 2009
8) Goshima K : Primary (spontaneous) upper extremity deep vein thrombosis. UpToDate

90
1) Carlson N et al : Radial neuropathy. Neurol Clin 17 : 499-523, 1999
2) 中野　隆ほか：機能解剖学 第45回 末梢神経系の機能解剖 (6)．理学療法 24：750-771，2007
3) Barton NJ : Radial nerve lesion. Hand 5 : 200-208, 1973
4) Lowe JB 3rd et al : Current approach to radial nerve paralysis. Plast Reconstr Surg 110 : 1099-1113, 2002
5) Kimbrough DA et al : Case of the season : Saturday Night Palsy. Semin Roentgenol 48 : 108-110, 2013
6) 北村英二 ほか：Pure motor isolated syndromeを呈した脳梗塞の1例．臨神経 50：572-577，2010

91
1) Moneta G : Classification of lower extremity chronic venous disorders. UpToDate
2) Alguire PC, Mathes BM : Clinical manifestations of lower extremity chronic venous disease. UpToDate
3) Eklof B et al : Updated terminology of chronic venous disorders : the VEIN-TERM transatlantic interdisciplinary consensus document. J Vasc Surg 49 : 498-501, 2009
4) Eberhardt RT, Raffetto JD : Chronic venous insufficiency. Circulation 130 : 333-346, 2014
5) Ely JW et al : Approach to leg edema of unclear etiology. J Am Broad Fam Med 19 : 148-160, 2006
6) Trayes KP et al : Edema : diagnosis and management. Am Fam Physician 88 : 102-110, 2013
7) Bergan JJ et al : Chronic venous disease. N Engl J Med 355 : 488, 2006
8) Suehiro K et al : Risk factors in patients with venous stasis-related skin lesions without major abnormalities on duplex ultrasonography. Ann Vasc Dis 9 : 201-204, 2016
9) Hamdan A : Management of varicose veins and venous insufficiency. JAMA 308 : 2612-2621, 2012

92
1) Fields KB : Evaluation and diagnosis of common causes of forefoot pain in adults. UpToDate
2) Espinosa N et al : Current concept review : Metatarsalgia. Foot Ankle Int 29 : 871-879, 2008
3) Charen DA et al : Overview of metatarsalgia. Orthopedics 11 : 1-6, 2018
4) Martinez Sellers VC, Herman DC : Pad placement pearl for metatarsalgia. Curr Sports Med Rep 16 : 306, 2017
5) 香取庸一，山本謙吾：中足部痛 (metatarsalgia) の病態と治療．整形・災害外科 53：1409-1415，2010

6) Joong MA, El-Khoury GY：Radiologic evaluation of chronic foot pain. Am Fam Physician 76：975-983, 2007

93
1) Lubahn JD, Bachoura A：Enchondroma of the hand：Evaluation and management. J Am Acad Orthop Surg 24：625-633, 2016
2) Henderson M et al：Hand tumors：Ⅱ. Benign and malignant bone tumors of the hand. Plast Reconstr Surg 133：814e-821e, 2014
3) Tang C et al：Current management of hand enchondroma：a review. Hand Surg 20：191-195, 2015
4) Noordin S et al：Unicameral bone cysts：Current concepts. Ann Med Surg 34：43-49, 2018

94
1) Callaghan BC et al：Distal symmetric polyneuropathy：A review. JAMA 314：2172-2181, 2015
2) Pop-Busui R et al：Diabetic neuropathy：A position statement by the American Diabetes Association. Diabetes Care 40：136-154, 2017
3) Feldman EL：Screening for diabetic polyneuropathy. UpToDate
4) Feldman EL：Pathogenesis and prevention of diabetic polyneuropathy. UpToDate
5) Callaghan BC et al：Diabetic neuropathy：clinical manifestations and current treatments. Lancet Neurol 11：521-534, 2012
6) 長谷川修 ほか：糖尿病性多発ニューロパチー評価のための振動覚検査はどこで行うとよいか．神経内科 63：547-550, 2005
7) Kanji JN et al：Does this patient with diabetes have large-fiber peripheral neuropathy? JAMA 303：1526-1532, 2010
8) Lee S et al：Clinical usefulness of the two-site Semmes-Weinstein monofilament test for detecting diabetic peripheral neuropathy. J Korean Med Sci 18：103-107, 2003
9) 馬場正之：Ⅲ．合併症対策の進歩 3．糖尿病性神経障害．日内会誌 98：779-786, 2009
10) Lithner F et al：Extensor digitorum brevis in diabetic neuropathy：a controlled evaluation in diabetic patients aged 15-50 years. J Intern Med 230：449-53, 1991
11) Munakomi S, Kumar BM：Wasting of extensor digitorum brevis as a decisive preoperative clinical indicator of lumbar canal stenosis：A single-center prospective cohort study. Ann Med Health Sci Res 6：296-300, 2016
12) Mélissa Nadeau et al：The reliability of differentiating neurogenic claudication from vascular claudication based on symptomatic presentation. Can J Surg 56：372-377, 2013
13) 三村恵里 ほか：伝導速度正常者にみられる短趾伸筋単独障害．脳神経 52：969-972, 2000

95
1) Shumway NK et al：Neurocutaneous disease：Neurocutaneous dysesthesias. J Am Acad Dermatol 74：215-228, 2016
2) Stumpf A, Ständer S：Neuropathic itch：diagnosis and management. Dermatol Ther 26：104-109, 2013
3) Lane JE et al：Brachioradial pruritus：a case report and review of the literature. Cutis 81：37-40, 2008
4) Yosipovitch G, Bernhard JD：Clinical practice. Chronic pruritus. N Engl J Med 368：1625-1634, 2013
5) Fazio SB, Yosipovitch G：Pruritus：Etiology and patient evaluation. UpToDate

6 皮膚領域での一発診断

96
1) DeFilippis EM, Arleo EK：The ABCs of accessory breast tissue：basic information every radiologist should know. AJR Am J Roentgenol 202：1157-1162, 2014
2) Patel RV et al：Adolescent right axillary accessory breast with galactorrhoea. BMJ Case Rep 12：2014
3) Husain M et al：Accessory breast tissue mimicking pedunculated lipoma. BMJ Case Rep 8：2014
4) Alghamdi H, Abdelhadi M：Accessory breasts：when to excise? Breast J 11：155-157, 2005
5) Kogut M et al：Axillary accessory breast tissue：case report and review of literature. J Dtsch Dermatol Ges 12：499-500, 2014

97
1) Ferrari B et al：Kaposi's varicelliform eruption：a case series. Indian Dermatol Online J 6：399-402, 2015
2) Klein RS：Clinical manifestations and diagnosis of herpes simplex virus type 1 infection. UpToDate
3) Studdiford JS et al：Eczema herpeticum：Making the diagnosis in the emergency department. J Emerg Med 40：167-169, 2011
4) Vora RV et al：Kaposi varicelliform eruption. Indian Dermatol Online J 6：364-366, 2015
5) Sun D, Ong PY：Infectious complications in atopic dermatitis. Immunol Allergy Clin North Am 37：75-93, 2017
6) Cooper BL：Eczema herpeticum. J Emerg Med 53：412-413, 2017
7) 佐々木一, 本田まりこ：カポジ水痘様発疹症の診断と治療．感染症 40：64-68, 49-52, 2010

98
1) Goldstein BG, Goldstein AO：Tinea versicolor (Pityriasis versicolor)．UpToDate
2) Kaushik N et al：Superficial fungal infections. Prim Care Clin Office Pract 42：501-516, 2015
3) 鈴木民夫 ほか：日本皮膚科学会ガイドライン 尋常性白斑診療ガイドライン．日本皮膚科学会雑誌 122：1725-1740, 2012
4) 清 佳浩：皮膚疾患診療実践ガイド．文光堂，593, 2009
5) 清 佳浩：教育シリーズ Superficial mycosis マラセチア感染症．Medical Mycology Journal 53：7-11, 2012
6) 鈴木民生：皮膚疾患診療実践ガイド，文光堂，720, 2009

99
1) Abajian M et al：Physical urticarias and cholinergic urticaria. Immunol Allergy Clin N Am 34：73-88, 2014
2) Dice JP, Gonzalez-Reyes E：Physical (inducible) forms of urticaria. UpToDate
3) Horikawa T et al：New concepts of hive formation in cholinergic urticaria. Curr Allergy Asthma Rep 9：273-279, 2009
4) Hirschmann JV et al：Cholinergic urticaria. A clinical and histologic study. Arch Dermatol 123：462-467, 1987
5) Vadas P et al：Cholinergic urticaria with anaphylaxis：an underrecognized clinical entity. J Allergy Clin Immunol Pract 4：284-291, 2016

100
1) Lepping P et al：How to approach delusional infestation. BMJ 350：h1328, 2015
2) Suh KN, Keystone JS：Delusional infestation：Epidemiology, clinical presentation, assessment and diagnosis. UpToDate
3) 林　拓二 ほか：稀な精神症状群ないし状態像 皮膚寄生虫妄想（Ekbom症候群）症例報告と本邦で報告された102症例の検討．精神科治療学12：263-273，1997
4) 佐山英美，大石　智：エクボーム症候群（寄生虫妄想）．Clin Neurosci 31：1268-1269, 2013
5) Vulink NC：Delusional infestation：State of the art. Acta Derm Venereol 217：58-63, 2016
6) Suh KN, Keystone JS：Treatment of delusional infestation. UpToDate
7) 梁間　真 ほか：皮膚寄生虫妄想症を思わせる言動のため疥癬症の診断確定に困難を生じた腹膜透析患者の1例．透析会誌24：1571-1574，1991

●索引

※太字は用語の主要解説があるページ

欧文索引

A
ACCR　17
ACNES　133
AGD　30
anterior cutaneous nerve entrapment syndrome　133
argyrophilic grain disease　**30**
ARR　36

B
Beatty徴候　128
bendopnea　**92**
biliary colic　136
Boas徴候　136, 138
BPPV　50

C
Cabvera配列　89
Castell点　45
CEAP分類　164
chronic venous insufficiency　**164**
Collins徴候　136
Complete Right Bundle Branch Block　86
complex regional pain syndrome　145
costovertebral joint dysfunction　**82**
CRBBB　86
CRPS　145
CVI　**164**

D
Dahl（ダール）徴候　92
DESH　19
diabetic polyneuropathy　**170**
diffuse idiopathic skeletal hyperostosis　14
DIHS　3
DISH　15
disproportionately enlarged subarachnoid-space hydrocephalus　19
distal symmetrical polyneuropathy　170
DNP　170
DPN　**171**
drug-induced hypersensitivity syndrome　2
DSPN　170

E
Eagle症候群　**56**
EIB　**75**
EILO　**75**
Ekbom症候群　**181**
exercise induced laryngeal obstruction　75

exercise-induced bronchoconstriction　74

F
FCM　66
FHCS　**94**
Fitz-Hugh-Curtis症候群　**94**
five killer sore throat　49
food-cobalamin malabsorption　66
FOOSH　158
Forestier病　15
Fothergill徴候　95
Freiberg徴候　128

G
Gardner-Diamond症候群　149
gastro esophageal reflux disease　**72**
GERD　68, **72**
Gilbert症候群　10
Grey Turner徴候　95
Gufoni法　52

H
Hainesの4徴　125
HC-BPPV　**53**
head impulse test　54
hyperattenuating ring sign　98

I
idiopathic normal pressure hydrocephalus　18
initial r wave　86
iNPH　18

K
Kaposi-Stemmer徴候　156

L
LACNES　**132**
LAM　71
LAMP法　78
lateral cutaneous nerve entrapment syndrome　**132**
Lemierre症候群　49
Ludwig's angina　49
lymphangioleiomyomatosis　71

M
Marfan症候群　11
mask phenomenon　149
MCI　31
mild cognitive impairment　31
MMSE　18, 30
multiple small peripheral follicles　123

P
PA　36
Paget-Shroetter症候群　161

PC-BPPV　52
pelvic inflammatory disease　**108**
PID　94, **108**
POCNES　133
posterior cutaneous nerve entrapment syndrome　133
primary aldosteronism　36
progressive supranuclear palsy　19
psoas position　104
PSP　19

R
RCVS　**60**
Rinne試験　58

S
SAAG　121
Saturday night palsy　**162**
SBP　120
scaphoid longitudinal compression test　158
SFS　**102**
SIRS　153
slipping rib syndrome　83
sonographic Murphy's sign　136, 138, 139
spaghetti & meatball appearance　177
specimen sign　180
splenic flexure syndrome　**102**
sternalis syndrome　69, 83
STONEスコア　114
supine head roll試験　52, 54
systemic inflammatory response syndrome　153

T
TACs　43
TEN　3
tensile gallbladder fundus sign　139
thyrotoxic periodic paralysis　**12**
toxic epidermal necrolysis　3
TPP　**12**
Traube三角　45
trigeminal autonomic cephalalgias　43
TRPG　35
TWISTスコア　116

U
UACS　73
upper airway cough syndrome　72

W
Weber試験　58
whirl sign　123, 125
whirlpool sign　117

和文索引

あ
悪性症候群　6
アクロチアノーゼ　145
アスリート貧血　28
アトピー性皮膚炎　68, 175
アナフィラクトイド紫斑病　149
アミラーゼ・クレアチニンクリアランス比　17
アルツハイマー病　31
アルドステロン濃度/レニン活性比　36
アレルギー性紫斑病　149
アロディニア　41, 43, 47

い
胃食道逆流症　72
一次性穿刺様頭痛　41, 42
咽後膿瘍　49
陰部大腿神経痛　131
インフルエンザ　22

う
ウイルス性筋炎　23
運動誘発アナフィラキシー　179
運動誘発性横紋筋融解症　160
運動誘発性気管支攣縮　74
運動誘発性喉頭閉塞　75

え
遠位対称性多発神経障害　170
円錐症候群　135
円錐上部症候群　135

お
オーバーフロー現象　154

か
回帰性リウマチ　142
咳喘息/気管支喘息　73
外側大腿皮神経痛　131
外側皮神経絞扼症候群　132
可逆性脳血管攣縮症候群　60
顎関節症　57
脚気心　35
褐色細胞腫　37, 81
カーネット徴候　95
貨幣状頭痛　40
カポジ水痘様発疹症　174
カルシウム・サイン　84
感覚トリック　154
眼瞼炎　45
カンジダ性口内炎　64
完全右脚ブロック　86
嵌頓ヘルニア　127

き
気管支喘息　75
寄生虫感染　181
偽性虫垂炎　107
寄生虫妄想　180
偽痛風　141, 143
急性冠症候群　81, 90
急性喉頭蓋炎　49
急性心筋炎　81
急性心膜炎　76
急性胆石症胆嚢炎　138
急性虫垂炎　109
急性低音障害型感音難聴　58
強直性脊椎炎　15
起立性紫斑病　149

く
首下がり症候群　62
クプラ結石症　52
くも膜下出血　60
クラミジア　94, 108
クラミドフィラ肺炎　79

け
憩室炎　106
憩室出血　118
茎状突起過長症　56
軽度認知機能障害　31
血管浮腫　45
月経随伴性気胸　71
原発性アルドステロン症　13, 36
原発性鎖骨下静脈血栓症　161

こ
高位（上位）型橈骨神経麻痺　163
口腔底蜂窩織炎　49
膠原線維性大腸炎　96
後骨間神経麻痺　163
好酸球性食道炎　68
甲状腺機能亢進症　4, 35
甲状腺中毒性周期性四肢麻痺　12
後頭神経痛　41, 43
後半規管型・良性発作性頭位めまい症　52
後皮神経絞扼症候群　133
絞扼性ヘルニア　127
国際頭痛分類　50, 100
腰曲がり　63
骨盤内炎症性疾患　94, 108
コプリック斑　64
コリン性蕁麻疹　178
根性坐骨神経痛　129

さ
臍石　93
匙状爪　26
左房粘液腫　38
三叉神経痛　43
三叉神経・自律神経性頭痛　43

し
嗜銀顆粒性認知症　31
自己赤血球感作性紫斑病　149
ジストニア　6, 150, 154
自然気胸　71
肢端紅痛症　144
肢端紫藍症　145
脂肪性浮腫　157, 165
重症筋無力症　13, 62
舟状骨骨折　158
シュモール結節　111
上気道咳嗽症候群　73
小腸アニサキス症　110
上殿皮神経障害　113
食物依存性運動誘発アナフィラキシー　179
書痙　154
心因性紫斑病　149
心因性振戦　150
心筋梗塞　77
腎血管性高血圧症　37
進行性核上性麻痺　19
尋常性白斑　177
心臓性頭痛　47

す
水痘　175
ステロイド紫斑病　149
スポーツ貧血　28

せ
青色強膜　11, 27
精巣上体炎　117
精巣捻転症　116
精巣付属器捻転症　117
生理的振戦　151
舌咽神経痛　57
石灰沈着性アキレス腱炎　140
絶食後高ビリルビン血症　10
セロトニン症候群　7
全身性炎症反応症候群　153
先端肥大症　9
前庭神経炎　54
前庭性片頭痛　50
前皮神経絞扼症候群　133

そ
爪甲層状分裂症　26
爪床の蒼白　26
僧帽弁狭窄症　39
鼠径ヘルニア　127

た
体位性偽性貧血　29
大腿ヘルニア　126
大動脈解離　84
大動脈弁狭窄症　39
大網梗塞　99
タウオパチー　30
たこつぼ型心筋症　80, 89
多発性筋炎　23
単細菌性非好中球性腹水　120
単純性紫斑病　149
単純性粃糠疹　177
胆石発作　136
胆道疝痛　136

丹毒 153
胆嚢捻転症 125
単発性骨嚢腫 169

ち
地図状舌 65
中足骨頭痛 166
中毒性表皮壊死症 3
腸骨鼠径神経痛 131
腸腰筋血腫 105
腸腰筋肢位 104
腸腰筋膿瘍 105
陳旧性前壁梗塞 87

つ
椎骨動脈解離 61
痛風 141, 143, 153
ツツガムシ病 20

て
低位型橈骨神経麻痺 163
手口感覚症候群 32
鉄欠乏性貧血 11, 16, 26
転移性骨腫瘍 111, 169
伝染性単核球症 44
伝染性膿痂疹 175
癜風 176

と
頭内爆発音症候群 46
糖尿病性神経疼痛 170
糖尿病性多発神経障害 170
糖尿病による遠位対称性多発神経障害 171
特発性血小板減少性紫斑病 148
特発性細菌性腹膜炎 120
特発性正常圧水頭症 18
怒責性紫斑 149
突発性難聴 58

な
内軟骨腫 168

に
乳腺堤線 173
尿管結石 114
認知症を伴うパーキンソン病 19

の
脳梗塞 61
脳卒中 55

は
培養陰性好中球性腹水 120
パーキンソン病 6, 62, 180
白色粃糠疹 177
白苔 64
バセドウ病 4, 12
馬尾症候群 135
バビンスキー反射 135
パルボウイルスB19感染症 45
パレコウイルス3型 23
半規管結石症 52

ひ
非外傷性腹直筋血腫 95
非還納性ヘルニア 127
ビタミンB_1欠乏による下腿浮腫 146
ビタミンB_{12}欠乏症による萎縮性舌炎 66
左外側半規管型・良性発作性頭位めまい症 52
左冠動脈主幹部病変による狭心症 88
非貧血性鉄欠乏 16
びまん性特発性骨増殖症 14
脾彎曲症候群 102

ふ
フォーダイス斑（顆粒）64
複合性局所疼痛症候群 145
副乳 173
腹部片頭痛 100
腹膜垂炎 98
フライバーグ病 167

へ
閉鎖孔ヘルニア 127
閉塞性肥大型心筋症 39
ヘルペス性角結膜炎 174
変形性関節症 169
変形性脊椎症 15
片頭痛による胸痛 47
扁桃周囲膿瘍 49

ほ
蜂窩織炎 45, 152
ボルンホルム病 23
本態性書字振戦 155
本態性振戦 151, 155

ま
マイコプラズマ肺炎 78
マクロアミラーゼ血症 17

麻疹 3, 64
慢性静脈不全 157
慢性静脈不全による下腿浮腫 164

み
ミオクローヌス 46, 150
ミルクライン 173

む
無症候性高尿酸血症 24

め
メニエール病 51

も
モートン病 167

や
夜間パニック 46
薬剤性過敏症症候群 2
薬剤性浮腫 157

よ
腰部脊柱管狭窄症 171

ら
ラクナ梗塞 33
卵巣腫瘍茎捻転 122

り
リケッチア感染症 21
梨状筋症候群 128
良性発作性頭位めまい症 50
淋菌 108
リンパ浮腫 156, 160, 165
リンパ脈管平滑筋腫症 71

れ
レイノー現象 145
レヴィー小体型認知症 19

ろ
肋椎関節の機能障害 82
肋軟骨炎 83

わ
腕橈骨性掻痒症 172

| 数字 |
2枝ブロック 86
5.07モノフィラメント検査 171

検印省略

プライマリ・ケアの現場で役立つ
さらに！ 一発診断100
すばやく診断に迫るコツと技

定価（本体 5,000円＋税）

2019年5月12日　第1版　第1刷発行
2022年3月1日　　同　　第2刷発行

編著者　宮田 靖志・中川 紘明
発行者　浅井 麻紀
発行所　株式会社 文光堂
　　　　〒113-0033　東京都文京区本郷7-2-7
　　　　TEL（03）3813-5478（営業）
　　　　　　（03）3813-5411（編集）

Ⓒ宮田靖志・中川紘明, 2019　　　　　印刷・製本：真興社

ISBN978-4-8306-1027-1　　　　　Printed in Japan

・本書の複製権，翻訳権・翻案権，上映権，譲渡権，公衆送信権（送信可能化権を含む），二次的著作物の利用に関する原著作者の権利は，株式会社文光堂が保有します．
・本書を無断で複製する行為（コピー，スキャン，デジタルデータ化など）は，私的使用のための複製など著作権法上の限られた例外を除き禁じられています．大学，病院，企業などにおいて，業務上使用する目的で上記の行為を行うことは，使用範囲が内部に限られるものであっても私的使用には該当せず，違法です．また私的使用に該当する場合であっても，代行業者等の第三者に依頼して上記の行為を行うことは違法となります．
・JCOPY〈出版者著作権管理機構 委託出版物〉
本書を複製される場合は，そのつど事前に出版者著作権管理機構（電話 03-5244-5088, FAX 03-5244-5089, e-mail：info@jcopy.or.jp）の許諾を得てください．